Kohlhammer

Die Autoren

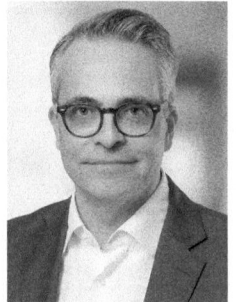

Prof. Dr. med. Marc Walter, Arzt für Psychiatrie, Psychosomatische Medizin und Psychotherapie, ist Klinikleiter und Chefarzt der Klinik für Psychiatrie und Psychotherapie der Psychiatrischen Dienste Aargau AG (PDAG) sowie Titularprofessor an der Universiät Basel.

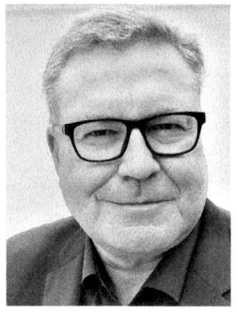

Dr. med. Oliver Bilke-Hentsch, MBA, LL.M., Arzt für Kinder- und Jugendpsychiatrie und Psychotherapie FMH, ist Chefarzt des Kinder- und Jugendpsychiatrischen Dienstes der Luzerner Psychiatrie AG sowie Co-Präsident der Foederatio Medicorum Psychiatricorum et Psychotherapeuticorum (FMPP).

Marc Walter
Oliver Bilke-Hentsch

Narzissmus

Grundlagen – Formen – Interventionen

2., erweiterte und überarbeitete Auflage

Mit Illustrationen von Patrick Walter

Verlag W. Kohlhammer

Dieses Werk einschließlich aller seiner Teile ist urheberrechtlich geschützt. Jede Verwendung außerhalb der engen Grenzen des Urheberrechts ist ohne Zustimmung des Verlags unzulässig und strafbar. Das gilt insbesondere für Vervielfältigungen, Übersetzungen und für die Einspeicherung und Verarbeitung in elektronischen Systemen.

Pharmakologische Daten verändern sich ständig. Verlag und Autoren tragen dafür Sorge, dass alle gemachten Angaben dem derzeitigen Wissensstand entsprechen. Eine Haftung hierfür kann jedoch nicht übernommen werden. Es empfiehlt sich, die Angaben anhand des Beipackzettels und der entsprechenden Fachinformationen zu überprüfen. Aufgrund der Auswahl häufig angewendeter Arzneimittel besteht kein Anspruch auf Vollständigkeit.

Die Wiedergabe von Warenbezeichnungen, Handelsnamen und sonstigen Kennzeichen berechtigt nicht zu der Annahme, dass diese frei benutzt werden dürfen. Vielmehr kann es sich auch dann um eingetragene Warenzeichen oder sonstige geschützte Kennzeichen handeln, wenn sie nicht eigens als solche gekennzeichnet sind.

Es konnten nicht alle Rechtsinhaber von Abbildungen ermittelt werden. Sollte dem Verlag gegenüber der Nachweis der Rechtsinhaberschaft geführt werden, wird das branchenübliche Honorar nachträglich gezahlt.

Dieses Werk enthält Hinweise/Links zu externen Websites Dritter, auf deren Inhalt der Verlag keinen Einfluss hat und die der Haftung der jeweiligen Seitenanbieter oder -betreiber unterliegen. Zum Zeitpunkt der Verlinkung wurden die externen Websites auf mögliche Rechtsverstöße überprüft und dabei keine Rechtsverletzung festgestellt. Ohne konkrete Hinweise auf eine solche Rechtsverletzung ist eine permanente inhaltliche Kontrolle der verlinkten Seiten nicht zumutbar. Sollten jedoch Rechtsverletzungen bekannt werden, werden die betroffenen externen Links soweit möglich unverzüglich entfernt.

Mit Illustrationen von Patrick Walter

2., erweiterte und überarbeitete Auflage 2025

Alle Rechte vorbehalten
© W. Kohlhammer GmbH, Stuttgart
Gesamtherstellung: W. Kohlhammer GmbH, Heßbrühlstr. 69, 70565 Stuttgart
produktsicherheit@kohlhammer.de

Print:
ISBN 978-3-17-044551-2

E-Book-Formate:
pdf: ISBN 978-3-17-044552-9
epub: ISBN 978-3-17-044553-6

Für Beata
Für Susanne

Geleitwort zur 1. Auflage

von Gerhard Dammann

Narzisstische Phänomene bis hin zu den schweren Persönlichkeitsstörungen sind ein prägendes Element der modernen Gesellschaften und wurden schon als die »Leitneurosen unserer Zeit« bezeichnet. Es gibt Hinweise aus der soziologischen Forschung, dass zumindest mildere narzisstische Phänomene zuzunehmen scheinen.

Auch wenn psychiatrische Klassifikationssysteme die konzeptuell immer schwierigen und auch gelegentlich umstrittenen Persönlichkeitsstörungen gerade neu ordnen (ICD-11), so sind es doch die klinischen Phänomene beim einzelnen Patienten ebenso wie die unterschwelligen subklinischen Verhaltensweisen, die über zwischenmenschliche Kontakte Zufriedenheit und Wohlbefinden erheblich beeinflussen können.

Klinik und Forschung der letzten 50 Jahre haben einen großen Beitrag zum Verständnis der narzisstischen Störungsbilder erbracht, wenn auch die metapsychologische Einordung der narzisstischen Regulation bis heute keinem einheitlichen Modell folgt. Marc Walter und Oliver Bilke-Hentsch fassen diesen Forschungsstand systematisch zusammen und geben einen gleichzeitig gut zu lesenden, kliniknahen und pragmatischen, aber auch breit angelegten Überblick mit einem besonderen Fokus auf der psychodynamischen Theoriebildung. Sie verbinden diesen klinischen Blick mit Beobachtungen über gesellschaftliche Entwicklungen und entwicklungspsychologische und genderorientierte Sichtweisen. Es wird in diesem Buch besonders deutlich, dass Narzissmus kein rein männliches Phänomen ist, sondern sich in vielfältigen Weisen auch bei Kindern, älteren Menschen und unterschiedlich über die Geschlechter verteilt zeigt.

Ein wichtiges Anliegen ist den beiden Autoren, auf dem Boden der Theoriebildung die in den letzten Jahrzehnten entwickelten Interventions- und Therapiemethoden und deren empirische Ergebnisse darzustellen. Die narzisstischen Störungen zeichnen sich aus verschiedenen Gründen durch besondere Behandlungsschwierigkeiten aus, für die es jedoch bedenkenswerte behandlungstechnische Hinweise gibt, die in dem Buch dargestellt werden.

Geleitwort zur 1. Auflage

Es ist erfreulich zu sehen, welche unterschiedlichen Ansätze sich entwickelt haben, um den jeweiligen Erscheinungsformen und Schweregraden der narzisstischen Störungen bis hin zur schwersten Persönlichkeitspathologie heute therapeutisch gerecht zu werden.

Münsterlingen, im Januar 2020
Gerhard Dammann
(1963–2020)

Geleitwort zur 2. Auflage

von Franz Resch

In einer »Gesellschaft der Singularitäten« (Andreas Reckwitz) ist es für den Einzelnen von Bedeutung, sich zu präsentieren, die eigene Leistung ins richtige Licht zu rücken und sich im unübersehbaren Feld der Anderen sichtbar zu positionieren. Und so ist es für die Jugendlichen nicht nur die Frage »Wer bin ich eigentlich?«, die im Zentrum ihrer adoleszentären Entwicklung steht, sondern auch die Frage »Was ist mein Platz in diesem Dasein?«. Selbstwert und Selbstachtung stehen auf dem Prüfstand, Selbstbestätigungen werden gesucht. Mediale Welten bieten ein vermeintlich großes Echo, erreichen aber oft den Kern der eigenen Zweifel nicht. Den Selbstbespiegelungen kommt eine wachsende Bedeutung zu. Woher kommt das?

Es klingt fatal: In einer Welt, in der jede/r das Eigene zeigen und darstellen will, gibt es kaum jemanden mehr, der zuhört und zusieht. Es fehlt das validierende Element. Es fehlt das Echo, die notwendige tiefgehende Spiegelung durch Andere. Wir scheinen also – wie die Autoren dieses Buches bescheinigen – alle ein bisschen narzisstisch zu sein. Wo aber beginnt in diesem breiten Spektrum der Bedeutungen des schillernden Begriffs »Narzissmus« das Pathologische? Wird nicht mit der zunehmenden Integration des Begriffs in die Umgangssprache dessen diagnostische Bedeutung verwässert? Wird der Begriff obsolet?

Um solchen Abnutzungstendenzen vorzubeugen, ist es wichtig, klare Definitionen vorzunehmen und die narzisstischen Störungen von dem allgemeinen gesellschaftlichen Trend zunehmender Selbstverliebtheit und Kränkbarkeit deutlich abzuheben. Das ist die Zielsetzung dieses Buches.

Narzisstische Probleme mit Krankheitscharakter entwickeln sich über die Lebensspanne. Sie zeigen sich in prodromalen Symptomen und durchlaufen verschiedene Zwischenstufen bis zur Ausprägung eines Vollbildes. Eine entwicklungspsychopathologische Sichtweise ist also angezeigt. Risikofaktoren, Vulnerabilitäten und situative Rahmenbedingungen sind zu beachten. Hat sich im Übergang zum jungen Erwachsenenalter einmal das Vollbild einer narzisstischen Persönlichkeit ausgebildet, bleibt aber die Entwicklung nicht stehen. Berufliche Anerkennungen, Konkurrenz und der materielle Erwerb

Geleitwort zur 2. Auflage

von Besitz können private Problemstellungen in den Hintergrund treten lassen, bis diese sich als parasitäre oder autoritäre Ausgestaltungen von Liebesbeziehungen stabilisieren oder zu Trennungen führen. Eine neue Herausforderung stellt der Alterungsprozess dar. Erfolg und Misserfolg stehen auf der Kippe.

Dieses Buch leistet einen wertvollen Beitrag zur gängigen Diskussion. Es kommt nun wegen des positiven Echos in einer 2. Auflage heraus. Neben erhellenden Definitionen des Narzissmus-Begriffs und einer Einbettung in historische Kontexte werden die narzisstischen Störungen klar abgegrenzt und in den Kanon der Persönlichkeitsstörungen gestellt. Gesellschaftliche Relevanz und Epidemiologie der Störungen werden hervorgehoben. Nicht nur die Beschreibung klinischer Störungsbilder ist relevant – besonders hervorzuheben ist die Beschreibung des Narzissmus über unterschiedliche Lebensphasen vom Kindesalter bis ins Senium. Auch der Therapie wird ein eigenes Kapitel gewidmet. In der 2. Auflage wird das Buch um eine neurobiologische Perspektive erweitert und dem Bereich der Beratung wird besonderes Augenmerk geschenkt.

Ein Buch, das sich von den Unkenrufen vor einer narzisstischen Epidemie wohltuend abhebt und durch seine Klarheit, Stringenz und Wissenschaftlichkeit sich auch in den weiteren Auflagen behaupten wird.

Heidelberg, im Januar 2025
Franz Resch

Inhalt

Geleitwort zur 1. Auflage   7
von Gerhard Dammann

Geleitwort zur 2. Auflage   9
von Franz Resch

Vorwort   15

1 Einleitung   17

2 Konzeptionen des Narzissmus   36

2.1	Narzissmus-Definitionen	36
2.2	Der psychoanalytische Narzissmus-Begriff	37
2.2.1	Freud	37
2.2.2	Kohut	39
2.2.3	Kernberg	43
2.3	Die psychiatrische Narzissmus-Klassifikation	49
2.3.1	Die narzisstische Persönlichkeitsstörung	50
2.3.2	Die antisoziale Persönlichkeitsstörung	54
2.4	Der psychologische Narzissmus-Begriff	59

3 Gesellschaftliche Relevanz des Narzissmus   62

3.1	Die Sage von Narziss	62
3.2	Medialer Narzissmus	64
3.3	Privatleben und Familie	65
3.4	Soziologische und Arbeitsmarkt-Perspektive	67
3.5	Besitz und Materielles	71
3.6	Prosozialer Narzissmus	72
3.7	Antisozialer Narzissmus	73
3.8	Transkulturelle Aspekte	75
3.9	Gender-Aspekte	76

4	**Ätiologie des Narzissmus**	**79**
4.1	Persönlichkeitsstörungen im Allgemeinen	79
4.1.1	Genetik	79
4.1.2	Bindungsstörungen	81
4.1.3	Mentalisierungsstörungen	82
4.1.4	Traumatisierungen	85
4.2	Narzisstische Störungen	86
5	**Epidemiologie des Narzissmus**	**90**
5.1	Persönlichkeitsstörungen	90
5.2	Die narzisstische Persönlichkeitsstörung	90
5.3	Die antisoziale Persönlichkeitsstörung	92
6	**Klinische Phänomene des Narzissmus**	**94**
6.1	Psychopathologie	94
6.1.1	Problemstellungen	94
6.1.2	Narzisstische Kernsymptomatik	99
6.1.3	Kränkung als zentraler Prozess	103
6.2	Diagnostik	104
6.2.1	Diagnostik von Persönlichkeitsstörungen nach DSM-5	104
6.2.2	Diagnostik von Persönlichkeitsstörungen im DSM-5, Sektion III	108
6.2.3	Persönlichkeitsstörung und Narzissmus im ICD-11	110
6.2.4	Testpsychologie bei narzisstischen Störungen	114
6.3	Komorbidität	116
6.3.1	Andere psychische Störungen	116
6.3.2	Andere Persönlichkeitsstörungen	121
7	**Narzissmus in den Lebensphasen**	**122**
7.1	Kindheit	122
7.2	Jugend	124
7.3	Junges Erwachsenenalter/Emerging Adulthood	126

7.4	Reifephase (25–40 Jahre)	128
7.5	Generativität (40–60 Jahre)	130
7.6	Beginnende Altersphase (60–70 Jahre)	131
7.7	Höheres und hohes Alter (ab 70 Jahren)	132
8	**Therapie des Narzissmus**	**134**
8.1	Störungsspezifische Psychotherapie der Persönlichkeitsstörungen	134
8.1.1	Allgemeine Behandlungsprinzipien	134
8.1.2	Therapiemethoden	137
8.1.3	Empirische Evidenz	140
8.2	Pharmakotherapie bei Persönlichkeitsstörungen	141
8.3	Besonderheiten in der Therapie narzisstischer Störungen	142
8.3.1	Indikationsprüfung	142
8.3.2	Interventionsplanung	147
8.3.3	Interventionsmethoden	151
8.3.4	Stolpersteine und Fallstricke	159
8.3.5	Therapieende	162
8.4	Besonderheiten in der Beratung narzisstischer Probleme	164
8.4.1	Diagnose Narzissmus	164
8.4.2	Narzisstische Konflikte und Beziehungen	167
9	**Ausblick**	**171**
Literatur		**175**
Stichwortverzeichnis		**193**

Vorwort

Der Begriff Narzissmus ist allgegenwärtig. Jeder Mensch weiß auf Anhieb dazu etwas zu sagen.

Meistens beziehen sich spontane Äußerungen zu diesem Thema auf Internetplattformen, soziale Medien oder Fernsehberichte, in denen das grandiose körperliche und seelische Selbst eigentlich Normalsterblicher für alle sichtbar zur Schau gestellt wird. Man fragt sich: Ist das heutzutage »normaler Narzissmus«?

Gleichzeitig gibt es in der klinischen Psychiatrie und Psychotherapie und ihren jeweils aktualisierten internationalen Klassifikationssystemen die etablierte Diagnose der narzisstischen Persönlichkeitsstörung sowie die schwere narzisstische Psychopathologie mit Größenvorstellungen und Dissozialität.

Theoretische Grundlagen zu diesen Störungen sind von Sigmund Freud bis Otto Kernberg ausgearbeitet und detailliert beschrieben worden. Erste Schwierigkeiten in der Selbstregulation und ein typisch »grandioses Selbst« mit einem mehr oder weniger ausgeprägten Empathiemangel liegen der narzisstischen Psychopathologie zu Grunde.

Weniger bekannt sind die neueren empirischen Befunde zum pathologischen Narzissmus sowie die spezifischen Therapieansätze bei narzisstischen Störungen, die in den letzten Jahren vermehrt evaluiert und publiziert wurden.

In diesem Buch, welches nun in 2. Auflage vorliegt, zeichnen wir die Phänomene des Narzissmus von ihren normalen Ausdrucksformen bis hin zur schweren narzisstischen Psychopathologie nach und zeigen spezifische Interventionsmöglichkeiten bei narzisstischen Störungen auf.

Dabei fokussieren wir konsequent auf den beachtlichen Wandel, dem der Narzissmus unterworfen war und ist. Dieser Wandel beinhaltet die Veränderung der klinischen Diagnostik und Klassifikation von ihren ersten theoretischen Beschreibungen bis zu den modernen empirischen Forschungsbefunden. Dieser Wandel betrifft aber auch die narzisstischen Phänomene in der Gesellschaft und in der individuellen Entwicklung über die Lebensspanne sowie die Veränderung der Interventionen und Therapien. Dem Buch vorangestellt ist ein ausführliches zusammenfassendes Einleitungskapitel, am

Ende findet der wissenschaftlich interessierte Leser[1] umfangreiche Sekundärliteratur.

Basel und Luzern, im Frühling 2025
Marc Walter und Oliver Bilke-Hentsch

---

1 Der besseren Lesbarkeit wegen haben sich die Autoren entschlossen, das generische Maskulinum zu verwenden. Hier wie im Folgenden sind stets *alle* Geschlechter eingeschlossen und angesprochen.

1 Einleitung

Warum dieses Buch über »Narzissmus«?

Narzissmus ist aktueller denn je in der Wissenschaft, in der Umgangssprache und in den Medien. Es gibt ausgezeichnete Bücher über Narzissmus, dennoch bleiben Fragezeichen für behandelnde Psychiater und Psychotherapeuten bestehen.

Das Konzept vom pathologischen Narzissmus scheint den meisten Klinikern nicht immer klar zu sein. Was beinhaltet eine narzisstische Störung, welche Ausprägungen kann diese haben und wo ist der Übergang vom normalen zum pathologischen Narzissmus zu verorten? Beschreiben die diagnostischen Kriterien der aktuellen Klassifikationssysteme das klinische Phänomen ausreichend gut, so dass auf dieser Grundlage die Diagnose einer narzisstischen Persönlichkeitsstörung valide gestellt werden kann? Kliniker und Wissenschaftler betonen die Schwierigkeit, den normalen Narzissmus vom pathologischen Narzissmus abzugrenzen und die somit narzisstischen Störungen diagnostizieren zu können. Um narzisstische Störungen klarer fassen zu können, braucht es eine Theorie und Empirie der Narzissmus-Forschung.

Schon der Begriff Narzissmus wird nicht einheitlich verwendet. Umgangssprachlich wird Narzissmus häufig mit Selbstverliebtheit gleichgesetzt. Dabei ist eine gewisse Eigenliebe nicht nur normal, sondern wünschenswert. Ein gesunder Narzissmus ist wahrscheinlich notwendig für ein gesundes Selbstwertgefühl (Kohut 1968). Trotzdem ist der Begriff »narzisstisch« umgangssprachlich mehrheitlich negativ besetzt und wird in der Regel für unliebsame oder irritierende Menschen verwendet. Betrachten wir die Tatsache, dass wir vermutlich »alle etwas narzisstisch« sind, ist der Ausdruck gegenüber anderen ggf. sogar heuchlerisch. Er verweist mehr auf eigene narzisstische Persönlichkeitsanteile, wenn beispielsweise Erfolge anderen nicht gegönnt werden und diese Personen dann als narzisstisch bezeichnet werden (Gabbard 2010).

Auf die Medien bezogen scheint eine noch größere Konfusion beim Thema Narzissmus zu herrschen. Hier sind alle mehr oder weniger narzisstisch – ein Präsident und ein Popstar genauso wie ein Massenmörder, wie kann das sein?

Diese Fragen sind vertieft anzugehen. Nur wenn Begriff und Phänomenologie des Narzissmus ausreichend klar sind, können relevante narzisstische

Störungen diagnostiziert und entsprechende Therapien entwickelt und erfolgreich durchgeführt werden.

Wie hat sich die psychiatrische Klassifikation narzisstischer Störungen entwickelt?

Die relativ neue Entwicklung von einem allgegenwärtigen Narzissmus schien so nicht absehbar zu sein. Anfangs des neuen Jahrtausends sollte die »narzisstische Persönlichkeitsstörung« (DSM-IV) zunächst nicht mehr als Persönlichkeitsstörung in das Klassifikationssystem DSM-5 der American Psychiatric Association (APA) aufgenommen werden. Zu wenig war in den vergangenen Jahren zur narzisstischen Persönlichkeitsstörung geforscht worden (Widiger et al. 2006). Offensichtlich gab es zu dieser Zeit wenig Interesse an der wissenschaftlichen Untersuchung zur Diagnostik und Behandlung der narzisstischen Persönlichkeitsstörung. Nachdem die »narzisstische Neurose« (Battegay 1977) als Begriff aus der Psychiatrie verschwunden war, spiegelte diese unklare Situation zur narzisstischen Persönlichkeitsstörung das Problem des Narzissmus-Konzeptes wider. Das Phänomen Narzissmus erwies sich als sehr komplex, empirisch schwer zugänglich, mit fließendem Übergang vom normalen zum pathologischen Narzissmus.

Allein der Entscheid der American Psychiatric Association, die narzisstische Persönlichkeitsstörung im DSM-5 doch zu berücksichtigen und (vorerst) das kategoriale Klassifikationssystem der Persönlichkeitsstörungen zu erhalten, führte wieder zu einer intensiveren Form der wissenschaftlichen Auseinandersetzung mit dem Phänomen Narzissmus und den narzisstischen Störungen (APA 2013).

In der ICD-11 der WHO verschwindet der Begriff »Narzissmus« mit dem Wegfall des kategorialen Systems zugunsten eines dimensionalen Modells der Persönlichkeitsstörung. Es gibt in der ICD-11 nur noch eine Persönlichkeitsstörung unterschiedlichen Schweregrades. Die Schwere der Persönlichkeitsstörung wird anhand der Funktionsbeeinträchtigung und der Selbst- und Fremdgefährdung eingeschätzt und durch verschiedene Persönlichkeitsdomänen ergänzt. Die entsprechenden (narzisstischen) Domänen »negative Affektivität« und »Dissozialität« werden voraussichtlich einerseits eine Aufwertung der vulnerablen narzisstischen Symptomatik (Selbstwertprobleme) zur Folge haben und anderseits den Fokus wie bisher auch auf die grandiose und mehr antisoziale Seite (Empathiemangel) des pathologischen Narzissmus legen. Es bleibt abzuwarten, welche therapeutischen Konsequenzen das hat.

Wann ist eine Person »narzisstisch« und wann wird dies zu einem psychischen Problem?

Wir scheinen also im Sinne eines Spektrums alle ein bisschen narzisstisch zu sein. Wir haben es mit einem Begriff zu tun, der von einem normalen Narzissmus bis zu einem pathologischen Narzissmus reicht, wo aber ist diese Grenze genau anzusiedeln?

Eine naheliegende Vermutung wäre, dass den »Narzissmus« das gleiche fachliche Schicksal ereilen wird wie »Hysterie«. Spezifische Psychopathologie einer Generation geht im Zuge der gesellschaftlichen Entwicklung in ein mehr oder weniger negativ gefärbtes aber noch toleriertes Normalverhalten in der Allgemeinbevölkerung über. Der Begriff wird im Laufe der Zeit unverständlicher und ungenauer, bis schließlich einzelne wichtige charakterisierende Merkmale nur noch umgangssprachlich verwendet werden. »Hysterisch« heißt (primär bei Frauen) vielleicht emotional und dramatisierend, »narzisstisch« bedeutet (primär bei Männern) wohl selbstverliebt und egoistisch.

Narzissmus sollte deshalb zuerst klar definiert werden und als Begriff von der pathologischen Form des Narzissmus – der narzisstischen Persönlichkeitsstörungen abgegrenzt werden.

Normaler Narzissmus ist zunächst ein Persönlichkeitsmerkmal ohne Krankheitswert. Narzisstische Personen werden als ehrgeizig und leistungsbetont beschrieben. Obwohl Neid und Kränkungsgefühle auch schon beim normalen Narzissmus auftreten können, liegt hier keine narzisstische Psychopathologie im engeren Sinne vor. Die *narzisstische Persönlichkeitsstörung* kann dagegen in den psychiatrischen Klassifikationssystemen klar von dem normalen Narzissmus abgegrenzt werden. Hierzu bietet die Arbeit von M. Bach die aktuelle Grundlage, der die prosozialen bzw. nicht direkt schädlichen Aspekte ausführlich herausarbeit (Bach 2023).

Die narzisstische Persönlichkeitsstörung war seit Freud und der frühen Psychoanalyse und vor allem seit der Konzeption von Kohut und von Kernberg ein fester Bestandteil der Psychiatrie und Psychotherapie und eine etablierte Diagnose als Persönlichkeitsstörung in den psychiatrischen kategorialen Klassifikationssystemen (DSM-5, ICD-10).

Aber wo beginnt die narzisstische Störung, die anhand strukturierter Interviews valide zu diagnostizieren und durch moderne Psychotherapieverfahren zu behandeln ist?

Auch wenn die empirische Wissenschaft letztlich überschaubare Ergebnisse zur narzisstischen Persönlichkeitsstörung hervorgebracht hat, ist das Wissen zum pathologischen Narzissmus seit Freud vor allem mit Kernberg in den letzten Jahrzehnten stark angewachsen. Es gibt eine gut fundierte und mehrfach replizierte Theorie zur Ätiologie und Psychopathologie der narzisstischen Störungen.

Durch Traumatisierungen (Kohut) und narzisstischen Missbrauch der Eltern bei entsprechender Konstitution (Kernberg) wird das Kind im Verlauf der Entwicklung kein stabiles Selbstwertgefühl aufbauen können. Das Besondere an der Entwicklung ist der psychoanalytischen Theorie zufolge, dass aus dieser Not heraus nur durch Aggressionen der Wert der eigenen Person geschützt und gesichert werden kann. Dies geht auf Kosten der Beziehungen zu anderen Menschen, die ausgegrenzt und bildlich gesprochen zerstört werden. Kontrolle und die Unabhängigkeit von anderen sichert das fragile narzisstische Gleichgewicht. Je mehr das Kind in seinem Erleben beeinträchtigt ist, desto stärker sind diese Schutzmechanismen am Werk.

Vor diesem Hintergrund ist es nachvollziehbar, dass Unsicherheiten und Ängste sowie unsichere Beziehungen zu anderen Menschen eine leichte narzisstische Beeinträchtigung bedeuten und dass ein Mangel an prosozialer Empathie und antisoziales Verhalten im Allgemeinen eine stärkere Abschottung von anderen Menschen befördern – und dies dann mit einer schweren narzisstischen Beeinträchtigung einhergeht. Damit wird auch verständlich, warum die antisoziale Persönlichkeitsstörung narzisstisch schwerer beeinträchtigt ist als die narzisstische Persönlichkeitsstörung im engeren Sinne – beide aber zu den narzisstischen Störungen gezählt werden.

Die narzisstische Persönlichkeitsstörung im engeren Sinne wird aktuellen empirischen Studien zufolge hauptsächlich in zwei Idealtypen aufgeteilt – in einen vulnerabel narzisstischen Typus und in einen grandios narzisstischen Typus. Während der vulnerable Typus zunächst gar nicht als narzisstische Persönlichkeitsstörung in Erscheinung tritt und andere Merkmale wie Unsicherheiten und Ängstlichkeit im zwischenmenschlichen Kontakt im Vordergrund stehen oder auch die psychiatrische Komorbidität, wie beispielsweise die einer Depression oder die einer Suchtproblematik, ist der grandiose Typus derjenige, der alle psychopathologischen Merkmale einer narzisstischen Störung auf den ersten Blick erfüllt und deshalb in der Regel auch diagnostiziert werden kann. Die narzisstische Persönlichkeitsstörung ist allgemein durch ein Muster von Großartigkeit, durch ein ausgeprägtes Bedürfnis nach Bewunderung durch andere Menschen und durch einen Mangel an Einfühlungsvermögen gekennzeichnet. Diesen Merkmalen liegt das zentrale Problem des Selbstwertes und der *Selbstregulation* zugrunde, das – im Kindesalter angelegt – in der Adoleszenz und im frühen Erwachsenenalter als narzisstische Persönlichkeitsstörung zum Ausdruck kommt. Das Selbstwertproblem zeigt sich insbesondere beim *vulnerabel narzisstischen Typus*. Die Kränkungsbereitschaft ist hier ein zentraler Punkt.

Die antisoziale Persönlichkeitsstörung wird auch zu den narzisstischen Störungen gezählt. Allerdings wird die Selbstwertproblematik wie beim grandios narzisstischen Typus hier nicht vordergründig zu entdecken sein. Auffällig ist bei den betroffenen Personen ein antisoziales Verhalten, in dem sie lügen und betrügen und kein Mitgefühl für andere Menschen aufbringen können. Je schwerer die Störung ausgeprägt ist, desto stärker sind der Mangel an positiver Empathie und die Beziehungsstörung ausgeprägt. Häufig werden sie kriminell. Die Antisozialität steht zwar im Vordergrund und ist deshalb wegweisend für das Störungsbild der antisozialen Persönlichkeitsstörung – eine schwere narzisstische Störung ist aber die Grundlage.

Es kann daher ein narzisstisches Kontinuum/Spektrum angenommen werden, das von einem normalen Narzissmus über die narzisstische Persönlichkeitsstörung im engeren Sinne bis zur schweren antisozialen Persönlichkeitsstörung reicht. Die schwere antisoziale Persönlichkeit wird von einigen Autoren (Hare, Sevecke) auch als psychopathische Persönlichkeit bezeichnet. Das charakteristische Muster des pathologischen Narzissmus – von Großartigkeit und dem Bedürfnis nach ständiger Bewunderung – wird von der narzisstisch akzentuierten Persönlichkeit bis zur antisozialen Persönlichkeitsstörung immer deutlicher ausgeprägt. Zudem nehmen offene Aggressivität, antisoziales Verhalten und Gleichgültigkeit gegenüber anderen Menschen, von der narzisstischen Persönlichkeitsstörung bis zur antisozialen Persönlichkeitsstörung, auch weiter zu. Aus diesem Grund ist der Mangel an prosozialer Empathie gegenüber anderen Menschen neben dem antisozialen Verhalten ein deutliches Kriterium, um die Schwere der jeweiligen narzisstischen Psychopathologie einschätzen zu können.

Wie zeigt sich ein pathologischer Narzissmus in der Gesellschaft?

Obwohl schon bei den Sumerern (3. Jahrtausend v.Chr.) und in sokratischen Dialogen (Sokrates 469–399 v.Chr.) über die Eitelkeit der Jugend oder deren moralischen Verfall gesprochen und deren Arroganz teilweise lamentiert wurde, mehren sich in den letzten 20 Jahren die empirischen sozialpsychologischen Befunde, dass Kränkbarkeit, Irritabilität und ein stärkerer Selbstbezug zunehmen (Twenge und Campbell 2009, Twenge 2017, Twenge 2023). Während diese Phänomene für manche Autoren (Lukianoff und Haidt 2018) als Verweichlichung der anglo-amerikanisch geprägten Gesellschaften (»Coddling of the American Society«) gelten, sind nach Ansicht der selben Autoren stärker kollektive oder kooperativ-organisierte Gesellschaften (Skandinavien, Australien, Schweiz, viele asiatische Länder) vor einem überzogenen gesellschaftlichen Narzissmus geschützt.

1 Einleitung

Entscheidend bei der Gesamtüberlegung ist der Unterschied zwischen pathologischen und destruktiven Verhaltensweisen Einzelner, die am einen Ende des narzisstischen Spektrums auftauchen und gesamtgesellschaftlichen Basisprozessen. Eine erhöhte Selbstbezogenheit, Selbstverliebtheit und Individuumsorientierung wurde und wird in diesem Kontext stark durch die Medien vermittelt. Die permanente Selbstbewertung durch »likes und dislikes« in bestimmten sozialen Medien, die seit ca. 2010 bereits in frühester Kindheit und Jugend beginnen, tragen einen Teil dazu bei, dass der eigene Selbstwert stark durch die (unmittelbare und direkte) Rückmeldung vieler anderer mitdefiniert wird.

Diese Phänomene wurden naturgemäß durch die früheren Autoren wie Kohut oder Kernberg, die sich stärker auf familiäre und dyadische Prozesse konzentrierten, nicht entsprechend konzeptualisiert und integriert. Insbesondere im Jugendalter dürften die unmittelbar responsiven Rückkopplungsschleifen der sozialen Medien aber eine Bedeutung haben, wie sich mittlerweile auch klinisch zeigt.

Ob diese medialen Phänomene allerdings kausal einen Großteil der narzisstischen Problematik erklären, bleibt offen, auch wenn von der deutschen Gesellschaft bereits als einer »kränkbaren Gesellschaft« gesprochen wird (Strohschein 2015). Hiermit ist aber auch das Phänomen der permanenten leichten Empörung über angebliche gesellschaftliche Missstände und eine Erregungskultur gemeint, die unter psychodynamischem Aspekt vielleicht eher den hysterischen Zuständen zuzuordnen sind als einem Narzissmus.

Ein erziehungs- und familiäres Rückmeldungsverhalten, das Kindern dauernd regelhaft und bei kleinsten »Leistungen« hochgradige direkte positive Rückmeldung und damit Belohnung liefert, dürfte sicherlich das ihrige dazu beitragen, eine grundsätzliche Überbewertung der eigenen Leistungen und des eigenen Selbstwertgefühls vorzubereiten.

Es sind Kindergarten, Schule und weiterführende Ausbildungseinrichtungen sowie Sportvereine und andere Institutionen, die dem heranreifenden Kind und Jugendlichen und seinem Selbstwertgefühl realistisch-kritische und wertschätzende Rückmeldungen geben sollten. Bleibt das Kind und der Jugendliche in einer »Filterblase« von ungerechtfertigten, aber positiven Rückmeldungen für Triviallleistungen, so wird es manchmal ganz am Ende einer Schulausbildung nötig, die notwendige Realität einzublenden. Dass dieser Zeitpunkt zu spät im Lebenslauf sein kann, betont der Beitrag eines amerikanischen College-Direktors, der den jungen Berufs-, Ausbildungs- und Studieneinsteigern einen kritischen Spiegel vorhält (»Ihr seid nichts Besonderes«, McCullough 2014).

Aus Sicht der Autoren dieses Buches über Narzissmus gestalten gesellschaftliche und mediale Rahmenbedingungen im Kontext der familiären Erziehung sowie der individuellen genetischen Disposition ein komplexes Wechselspiel, das einerseits eine erhöhte Kränkbarkeit und einzelne narzisstische Persönlichkeitszüge, andererseits aber auch einen schweren pathologischen Narzissmus mit Antisozialität hervorbringt.

Wie entsteht eine narzisstische Störung und wie häufig tritt diese auf?

Zur Ätiologie der narzisstischen Störungen gibt es wenig empirische Literatur. Gesicherte Daten zu Ursachen der narzisstischen Störungen fehlen weitgehend. Es ist aber anzunehmen, dass, wie auch bei den anderen Persönlichkeitsstörungen, eine narzisstische Störung weniger durch Genetik als solcher als vielmehr durch pathologische Umwelteinflüsse i. S. der Epigenetik entstehen, die auf eine bestimmte angeborene Konstitution der Person treffen. Traumatisierungen und daraus entstehende Bindungs- und Mentalisierungsstörungen haben wahrscheinlich den größten Anteil an der Entwicklung einer narzisstischen Störung. Vermutlich hat die antisoziale Persönlichkeitsstörung mit ca. 40 % die größte genetisch erklärbare Varianz von allen Persönlichkeitsstörungen. Neurobiologische Befunde zeigen vor allem für die antisoziale und psychopathische Persönlichkeitsstörung eine eingeschränkte emotionale Reagibilität und Defizite im Hirnvolumen, die früh in der Entwicklung nachweisbar sind und die antisoziale Psychopathologie teilweise erklären können.

Die Angaben zu Epidemiologie der narzisstischen Störungen schwanken stark, je nachdem welche Stichprobe untersucht worden ist. In der Allgemeinbevölkerung scheint die narzisstische Persönlichkeitsstörung in 1 % bis 6 %, die antisoziale Persönlichkeitsstörung in 1 % bis 3 % der Menschen aufzutreten. Männer sind von einer narzisstischen Persönlichkeitsstörung dreimal so häufig, von einer antisozialen Persönlichkeitsstörung drei- bis fünfmal häufiger betroffen als Frauen. Mit zunehmendem Alter scheinen beide Persönlichkeitsstörungen zumindest teilweise zu remittieren. Für die antisoziale Persönlichkeitsstörung ist dieser Befund gut abgesichert.

Wie ist eine narzisstische Störung festzustellen und zu diagnostizieren?

Die klinischen Phänomene des Narzissmus sind vielfältig, teilweise theoretisch komplex und nicht immer einfach zu verstehen. Es gibt durchaus Probleme, bestimmte narzisstische Phänomene festzustellen und diese von einem normalen Narzissmus abzugrenzen. Das gilt besonders für jene Fälle, bei denen keine schwere narzisstische oder antisoziale Persönlichkeitsstörung vorliegt.

Der *normale Narzissmus* als Persönlichkeitsmerkmal lässt sich grundsätzlich von dem *pathologischen Narzissmus* unterscheiden. Narzisstische Personen sind ehrgeizig und imponieren teilweise aggressiv und selbstbewusst. Beim normalen Narzissmus liegen aber keine realitätsfernen Größenvorstellungen über sich selbst und die eigenen Leistungen vor. Zudem ist das Einfühlungsvermögen in andere Menschen nicht stark beeinträchtigt (vgl. Back 2023). Ein ausgeprägtes Größen-Selbst und ein schwerer Empathiemangel finden sich erst bei der narzisstischen Persönlichkeitsstörung.

In den letzten Jahren wurden in der Literatur verschiedene narzisstische Typen beschrieben. Besonders betont wurde dabei, dass neben einem grandiosen Typus auch ein vulnerabler narzisstischer Typus von klinischer Relevanz ist. Leider fokussieren die diagnostischen Kriterien (ICD-10, DSM-5) nur auf den grandios narzisstischen Typus, so dass viele Personen mit narzisstischen Störungen nicht erkannt werden und deshalb auch nicht adäquat behandelt werden können.

Neben den beschriebenen häufigen ängstlich-depressiven Symptomen imponiert der vulnerable Typus als schüchtern, selbstunsicher und introvertiert und entspricht damit so gar nicht der allgemeinen Vorstellung von einer narzisstischen Psychopathologie. Dabei scheint dieser narzisstische Typus besonders häufig in klinischen Settings aufzutreten. Allein die phänomenologische Unterscheidung in die beiden narzisstischen Typen reicht vermutlich nicht aus, um eine geeignete Verdachtsdiagnose einer narzisstischen Persönlichkeitsstörung zu stellen. Das Phänomen der ausgeprägten Kränkbarkeit ist hier besonders zu beachten (Haller 2020).

Ein typisches Merkmal narzisstischer Psychopathologie sind Probleme in der Selbstregulation. Im introvertierten Modus drückt sich diese Schwierigkeit in der Selbstregulation eher als vulnerabel narzisstisch aus, im extrovertierten Modus eher als grandios narzisstisch. Dem teilweise »brüchigen« Selbstwert liegt aber immer ein grandioses Selbst zugrunde, so dass die Person ständige Bewunderung zur Stabilisierung dieses grandiosen Selbst benötigt. Grundsätzlich kann die narzisstische Psychopathologie *offen* oder *verdeckt* zum Ausdruck kommen.

Wird das grandiose Selbst bedroht, durch Kritik oder Ablehnung, entsteht das typische uns bekannte Kränkungserleben der narzisstischen Patienten. Dieses Kränkungserleben zeigt die narzisstische Selbstregulationsstörung, die meist erst in kritischen Situationen zum Tragen kommt. Durch die Beschädigung des grandiosen Selbst entstehen Gefühle von Hilflosigkeit und Ohnmacht, die an frühere Traumatisierungen erinnern, aber meist unbewusst bleiben. Als Reaktion entsteht entweder Ärger und Wut verbunden mit Rachegefühlen gegenüber dem Verursacher, oder eher Scham und Angst, die mit Entwertungen und Rückzug assoziiert sein können. Die auslösenden Kränkungen können akut oder auch chronisch auftreten, wenn sie immer wieder genährt werden. Die grundlegenden Arbeiten von Haller zeigen dies detailliert.

Wird allein das Verhalten betrachtet, das wir unabhängig von bedrohlichen Kränkungssituationen beobachten können, so sind folgende psychopathologische Symptome als besonders bedeutsam für die Klinik des pathologischen Narzissmus zu nennen und für beide narzisstischen Typen als charakteristisch anzunehmen: Eine hohe Anspruchshaltung, die durch das grandiose Selbst bedingt ist, mit dem ständigen Bedürfnis nach Bewunderung, ein großer Widerstand in Beziehungen, der durch die Antizipation von Kritik und Ablehnung verstehbar wird, und eine große Aggressivität mit Entwertung anderer Menschen, die auch durch scheinbar leichte Formen von Kränkungen entstehen kann.

Der charakteristische Mangel an Empathie ist bei narzisstischen Störungen durchgehend vorhanden, lässt sich nicht primär durch die situative Selbstregulationsstörung erklären und ist deshalb auch als ein trait-Merkmal zu verstehen. Ist die mangelnde Empathie stark ausgeprägt, zeigt sich nicht selten durchgehend ein antisoziales Verhalten, und wir sprechen bald von einer antisozialen Persönlichkeitsstörung im engeren Sinn. Der Empathiemangel zeigt sich besonders deutlich in der Beziehungsgestaltung der betroffenen Personen. Dadurch, dass Personen mit narzisstischen Störungen kein Interesse für die Gefühle von anderen Menschen haben, bleiben ihre Beziehungen oft oberflächlich. Die Beziehungen werden häufig auch ausgebeutet, ohne Rücksicht auf die Gefühle anderer, und aufgegeben, wenn sie nicht mehr nützlich sind.

Obwohl bei beiden narzisstischen Typen (grandios und vulnerabel narzisstisch) eine Selbstregulationsstörung mit unterschiedlichen Reaktionsmustern als state-Psychopathologie zugrunde liegen, zeigt sich die häufig auftretende trait-Psychopathologie bei beiden Typen: Eine hohe Anspruchshaltung (grandioses Selbst) und ein Empathiemangel mit Ausnutzung und Entwertung anderer Menschen.

Die narzisstische Persönlichkeitsstörung (DSM-5) kann wie alle Persönlichkeitsstörungen am besten mit einem strukturierten Interview diagnostiziert werden (z. B. mittels SKID-II oder SCID-5-PD). Die DSM-5-Kriterien bilden die Grundlage für eine mögliche Diagnose, die durch das anschließende Interview bestätigt werden kann. Psychologische Testverfahren zum Narzissmus (z. B. PNI) können ergänzend eingesetzt werden, um die narzisstischen

Phänomene (z.B. vulnerabel narzisstisch oder grandios narzisstisch) noch besser abbilden zu können. Die Testverfahren sind als self-reports verfügbar und können das klinische Bild vervollständigen oder in wissenschaftlichen Studien eingesetzt werden. Zur Diagnostik einer Persönlichkeitsstörung im kategorialen System DSM-5 sind sie allein nicht geeignet.

Neue Entwicklungen zeigen, dass es einen Trend weg vom kategorialen System und hin zu einem dimensionalen Modell der Persönlichkeitsstörungen gibt. Sowohl im alternativen Modell im DSM-5 (Sektion III) als auch in der ICD-11 wird eine Persönlichkeitsstörung nach der sozialen Funktionsbeeinträchtigung in Schweregrade eingeteilt, zusätzlich wird Identität und Empathie (DSM-5) oder das selbst- und fremdgefährdende Verhalten (ICD-11) beurteilt. Zudem werden Merkmalsdomänen bewertet, in denen der Begriff »narzisstisch« nicht mehr auftaucht. Dafür wird in den Domänen zum einen die vulnerable narzisstische Psychopathologie betont (geringes Selbstwertgefühl, ängstlich-depressive Symptomatik), die als »negative Affektivität« bezeichnet wird, und zum anderen ist die antisoziale narzisstische Psychopathologie des narzisstischen Kontinuums (Empathiemangel, aggressives und manipulatives Verhalten), hin zur antisozialen Persönlichkeitsstörung, weiter berücksichtigt, die als »Dissozialität« (ICD-11) beschrieben ist. Natürlich bleibt, auch wenn der Begriff »narzisstisch« aus der ICD-11 vorderhand verschwindet, eine narzisstische Problematik als klinisches Phänomen grundsätzlich bestehen.

Wie verändert sich die narzisstische Problematik über die Lebensspanne?

Das Konzept des »narzisstischen Säuglings« – so interessant es auch klingen mag – dürfte nicht unbedingt die Basis einer weiteren narzisstischen Entwicklung sein, sondern stellt eine vorübergehende Entwicklungsphase dar. Das Gleiche gilt für Phasen der Kränkbarkeit und der Irritabilität beispielsweise in der Präpubertät rund um das zehnte Lebensjahr, es zeigt sich in der Frühpubertät vom 13. bis 14. Lebensjahr als häufiges Phänomen. Auch vorübergehende Phasen der Kränkbarkeit bei beruflichen Misserfolgen, mangelnden Aufstiegsmöglichkeiten oder dem Verlust von Ansehen und sozialer Rückmeldung am Ende der Berufskarriere sind als vorübergehende Phänomene zwar individuell belastend, aber nicht unbedingt pathologisch.

Anders gestaltet es sich bei Individuen, die bereits im jungen Alter auf Irritationen und Kritik hochgradig aggressiv und angespannt reagieren und die bereits im Alter von drei bis fünf Jahren eine oppositionelle Verhaltensstörung (ICD-10, F91.3) aufweisen, die ggf. dann über verschiedene Zwischenstufen in eine Dissozialität (ICD-11) oder antisoziale Persönlichkeitsstörung (DSM-5) übergeht. Es zeigen sich narzisstische Störungsbilder bereits in der späten Kindergarten- und Vorschulzeit, wie dies Paulina Kernberg (Kernberg et al. 2008) eindrucksvoll und im Hinblick auf eine Frühintervention dargestellt hat.

Differentialdiagnostisch wird Narzissmus im Kindes- und Jugendalter auch häufig als Aufmerksamkeitsdefizit-Hyperaktivitätssyndrom oder als reine Störung des Sozialverhaltens (ICD-10, F90.0 bzw. F91.0 oder ICD-11, 6C91) verkannt. Die erhöhte Kränkbarkeit, der soziale Rückzug, vor allem aber die Entwertung anderer in Konfliktsituationen sind Vorzeichen eines pathologischen Narzissmus, die häufig schwer als solche zu erkennen sind.

Es hängt hier stark vom familiären und (Grund-)Schul-Milieu ab, ob das Kind realistische Rückmeldungen zu seinem überzogen gekränkten und aggressiven Verhalten bekommt oder eben nicht bzw. gar in diesem verstärkt wird.

Eine pubertäre Kränkbarkeit, die bei Mädchen wie bei Jungen quasi zu dieser Entwicklungsphase dazu gehört, stellt sich bei der narzisstischen Persönlichkeit weiterhin als wenig bis gar nicht reflektierbar, häufig ausagierend gegen den Anderen und vor allem als dauerhaft und situationsübergreifend dar. Während der durchschnittliche Pubertierende häufig klare Unterschiede zwischen seiner Peergroup und der Erwachsenenwelt und vor allem dem Elternmilieu zeigt, ist die narzisstische Persönlichkeit in der Spätpubertät durch ein die Lebensfelder übergreifendes Kränkungs- und Aggressionsniveau gekennzeichnet.

Im Übergang zum jungen Erwachsenenalter (emerging adulthood) zeigt sich häufig das Vollbild der narzisstischen Problematik in Kombination mit der weitgehend gewonnenen Autonomie, der vielfältigen gesellschaftlichen und sozialen Gestaltungsmöglichkeiten und der relativen Unabhängigkeit von der Herkunftsfamilie und den sozialen Rahmenbedingungen, die die Kindheit bestimmten.

Die sexuelle Attraktivität, die körperliche Fitness, eine gewisse finanzielle Unabhängigkeit im frühen Erwachsenenalter durch eigenen Gelderwerb etc. werden zu einer Kombination, die es der narzisstischen Persönlichkeit ermöglicht, ein eigenes »narzisstisches Milieu« für sich zu schaffen, sich mit entsprechenden anderen Personen zu umgeben (Bewunderer oder Ko-Narzissten) und damit eine Lebensphase einzuläuten, die die szenische und interaktionelle Ausgestaltung des Narzissmus weitgehend ohne »lästige« negative Rückmeldungen ermöglicht.

Das Gestalten bestimmter Freundeskreise, bestimmter sozialer Aktivitäten sowie das Ausprobieren von Substanzen und Drogen, von Gruppendelinquenz und pathologischen Beziehungsmustern ist in der Altersphase von 18 bis 25 Jahren weitgehend akzeptiert.

Problematischer wird die Entwicklung der narzisstischen Persönlichkeit wieder ab der 4. Lebensdekade, wenn berufliche Festlegung und Verantwortungsübernahme, die Stabilität von Zweierbeziehungen und die Familiengründung biologisch und sozial stärker in den Vordergrund treten. Während in der 3. Lebensdekade pathologische Beziehungsmuster insbesondere in Paarbeziehungen weitgehend ohne Konsequenzen und ein häufiges Phänomen sind, verdichten sich die dyadischen Beziehungen ab Beginn der 4. Lebensdekade und die narzisstische Beziehungsgestaltung wird auf die Probe gestellt. Insbesondere für diese Lebensphase gibt es stets aktuelle, z.T systematische Ratgeberliteratur (Grüttefien 2018, Koch 2019), da die frühe Familiengründung und die berufliche Etablierung eine wichtige Phase in der menschlichen Entwicklung darstellen, deren Scheitern das weitere Leben stark prägt.

Gelingt es dem Narzissten oder der Narzisstin, in dieser Phase beruflich großen Erfolg zu haben, können private Probleme kaschiert bzw. ausgeblendet werden. Der libidinöse Fokus richtet auf materiellen Erwerb von Gütern bzw. sozialem Prestige. Die (teilweise destruktive) Konkurrenz zu Mitbewerbern und Kollegen prägt u.U. hauptsächlich die Beziehungsgestaltung.

Gelingt eine Stabilisierung bis in die 5. Lebensdekade hinein, so treten narzisstische Kränkbarkeiten und kleine Irritationen in den Hintergrund und es zeigt sich eine Art zweite Hochphase der narzisstischen Persönlichkeitsgestaltung mit sozialer Stabilität durch materiellen Wohlstand bzw. Status oder beides und eine mittlerweile etablierte Beziehungsgestaltung, die ggf. einen parasitären oder ausbeuterischen bzw. unterdrückerischen Charakter hat, aber stabil sein kann.

Ab dem 50. Lebensjahr stellt sich dann heraus, ob auch ein pathologischer Narzissmus letztlich eine (wenn auch lange) Lebensphase und Phase der Beziehungs- und Leistungsgestaltung war, oder ob die Persönlichkeit in der Lage ist, von Kränkbarkeiten, Grandiositätserleben und latenter antisozialer Destruktivität abzulassen. Die eigenen Kinder als narzisstische Selbstobjekte, der eigene Betrieb oder soziale Status als narzisstische Materialisierung der eigenen Größenideen, der ggf. neue zumeist jüngere Partner als narzisstisch »vorzeigbares« Objekt – alle diese Phänomene können bedingen, dass der eigene Narzissmus quasi »ausgelagert« wird und die entsprechende Persönlichkeit sich eine narzisstische Welt geschaffen hat, in der die unweigerlich beginnende eigene Alterung ertragen werden kann.

Ist dies nicht der Fall und hat auch nicht ein komorbider Alkohol- oder Drogenkonsum mittlerweile die narzisstische Problematik durch eine Abhängigkeitserkrankung i.e.S. völlig überlagert, beginnt für die narzisstische Persönlichkeit spätestens ab dem 60. Lebensjahr eine schwierige Konstellation. Abgewehrte Depressivität bis hin zu manifester Depression, Suizidalität und vielfältige somatische Erkrankungen, zunächst unklarer Genese, belasten die alternde narzisstische Persönlichkeit. Die naturgemäß geringere sexuelle Leistungs- und Erlebensfähigkeit, geringere Konzentrations- und Auffassungsgabe, reale Alterungsprozesse beispielsweise des motorischen Systems oder auch der Wahrnehmungsorgane können eine schwere körpernahe Kränkung hervorrufen, die immer weniger durch grandiose Gedanken und Einzeltaten ausgeglichen werden kann. Gelingt der Rückzug in eine positiv besetze Vergangenheit durch Erinnerungen und ein mentales Wiederaufleben der grandiosen Phasen, so kann eine gewisse Balance entstehen. Im anderen Fall wird die Umwelt zunehmend als entwertend, feindselig oder schlicht unerträglich empfunden. Die Übergänge zur mittelgradigen bis schweren Depression bis hin zur Suizidalität sind hier phänomenologisch schwer zu trennen, dabei therapeutisch von großer Bedeutung.

Über narzisstische Störungen im hohen Alter oder im Greisenalter ist empirisch nur ganz wenig bekannt, die Thematik wird interessanterweise auch in der Gerontopsychiatrie kaum aufgenommen, dürfte aber die Interaktionen in manchen Alten- und Pflegeheimen oder auch bei ambulanter Hauspflege und in den Familien im Einzelfall bestimmen. Hirnorganische Alterungsprozesse dürften nicht zu einer Flexibilisierung des narzisstischen Denkens, Fühlens und Handelns beitragen, sondern diese eher verstärken.

Wie wird eine narzisstische Störung behandelt?

Wenn eine narzisstische Persönlichkeitsstörung (DSM-5) oder eine Persönlichkeitsstörung mit negativer Affektivität (Selbstwertprobleme und emotionale Schwankungen) (ICD-11) diagnostiziert ist, erfolgt nach Diagnostik der Persönlichkeitsstörung eine psychotherapeutische Behandlung. Eine narzisstische Persönlichkeitsstörung ist immer psychotherapeutisch zu behandeln.

Für eine störungsspezifische Psychotherapie der Borderline-Störungen liegen umfangreiche kontrollierte Studien vor, die den positiven Effekt der Dialektisch-Behavioralen Therapie (DBT), der übertragungsfokussierten Psychotherapie (TFP), der Mentalisierungsbasierten Therapie (MBT) und der Schematherapie nachweisen konnten und deshalb als Therapie der Wahl bei schweren Persönlichkeitsstörungen empfohlen werden. Für die beiden störungsspezifischen Psychotherapiemethoden psychodynamischen Ursprungs, TFP und MBT, konnten erfolgreiche Therapien bei narzisstischen Störungen – der narzisstischen und antisozialen Persönlichkeitsstörung – beschrieben werden.

1 Einleitung

Der Begriff »Borderline-Störungen« wird hier nicht nur auf die Borderline-Persönlichkeitsstörung, sondern auf das Borderline-Organisationsniveau nach Kernberg bezogen, das alle schweren Persönlichkeitsstörungen vor allem des Cluster B (DSM-5) umfasst.

In jeder Behandlung wird eine gute und teilweise umfangreiche (Differential-)Diagnostik der Persönlichkeit benötigt. Liegt eine narzisstische Persönlichkeitsstörung im engeren Sinn gesichert vor, sollte ein manualisiertes und evidenzbasiertes Therapieverfahren für Persönlichkeitsstörungen angewandt werden.

Grenzen der evidenzbasierten störungsspezifischen Psychotherapie stellt auf der einen Seite die Diagnose einer schweren antisozialen Persönlichkeitsstörung dar. Die Prognose für eine erfolgreiche Therapie verschlechtert sich allgemein mit Zunahme der narzisstischen Psychopathologie und des antisozialen Verhaltens. Wenn die Dissozialität (ICD-11) im Vordergrund steht, und das Vollbild einer antisozialen Persönlichkeitsstörung (DSM-5) diagnostiziert wird, müssen die Therapieziele ggf. auch vom juristisch definierten Kontext angepasst werden. Eine Reduktion des aggressiven Verhaltens und Verbesserung der Impulskontrolle werden als Therapieziele von der MBT formuliert. TFP kann versucht werden, wird aber für die antisoziale Persönlichkeitsstörung nicht empfohlen. Die Ziele sollten realistisch sein und früh in der Therapie kommuniziert werden. Dem Therapierahmen und dem strukturierten Vorgehen in der Therapie kommen bei der antisozialen Persönlichkeitsstörung eine besonders wichtige Rolle zu. Auch wenn diese störungsspezifische Psychotherapieverfahren für Persönlichkeitsstörungen angewendet werden, sollten die narzisstischen Besonderheiten in der Therapie immer klar berücksichtigt werden.

Patienten mit narzisstischen Persönlichkeitszügen oder Persönlichkeitsakzentuierung (ICD-10) sowie mit leichten oder mittelgradigen Persönlichkeitsstörungen mit negativer Affektivität (ICD-11) können auch mit verhaltenstherapeutisch orientierter Psychotherapie oder psychodynamischer Psychotherapie gut behandelt werden, wenn die Therapie für narzisstische Problemkonstellationen modifiziert wird und dabei spezifische Besonderheiten in der Therapie berücksichtigt werden. Diese Besonderheiten sind als schulenübergreifende Überlegungen zu verstehen und sollten für alle Psychotherapieverfahren gelten können.

Der Therapiebeginn ist eine besonders wichtige Phase in der Behandlung der narzisstischen Störungen. Hier geht es darum, für eine Psychotherapie zu motivieren, die Diagnose, die Therapieziele und die Therapievereinbarungen zu besprechen und dabei bereits eine vertrauensvolle therapeutische Beziehung aufzubauen. Wichtige konfrontierende Techniken werden erst zu einem späteren Zeitpunkt systematisch in die Therapie eingeführt. Auch kann die Diagnose erst später in der Behandlung thematisiert werden, zumal wenn der Patient mit einer akuten narzisstischen Krise in Behandlung kommt und zunächst eine psychische Stabilisierung von der Therapie erwartet. Erst wenn die therapeutische Beziehung ausreichend gefestigt ist, können Verletzungen und Kränkungen reflektiert werden, die von den narzisstischen Patienten im Alltag und in der Therapie erlebt werden, erst dann kann intensiv und erfolgreich an den Folgen des fragilen Selbstwertgefühls und der Selbstregulationsstörung gearbeitet werden. Zuvor müssen die Patienten sich noch schützen. Deshalb brechen sie häufig bei den ersten Konfrontationen die Psychotherapie ab. Wichtig ist es deshalb, die Patienten zunächst in der Therapie zu halten. Auf Konfrontationen der narzisstischen Äußerungen sollte bei Therapiebeginn verzichtet werden (eine anspruchsvolle Aufgabe!).

Die Therapieziele bei narzisstischen Störungen beinhalten die Verbesserung des Selbstwertgefühls und die Verbesserung der Beziehungen zu anderen Menschen. Daraus resultiert eine Abnahme des Gefühls der chronischen Leere und die Entwicklung von mehr Lebensfreude. Wenn diese Ziele von den Patienten als zu langfristig erachtet werden, und nicht im Einklang mit der aktuellen Situation sind, können zunächst kurzfristige Ziele formuliert werden, die meist vom Patienten selbst kommen. Es kann darauf verwiesen werden, dass im Verlauf weitere längerfristige Ziele aufkommen könnten. Auch hier gilt es an der therapeutischen Beziehung zu arbeiten und dem Patienten zu signalisieren, dass sich der Therapeut jederzeit flexibel auf seine Bedürfnisse und Ziele einstellen kann. Der Therapiefokus richtet sich hauptsächlich nach dem zugrundeliegenden narzisstischen Typus. Beim vulnerablen narzisstischen Typus, der sozial meist weniger erfolgreich und unsicher-ängstlich im Kontakt ist, ist die Arbeit der Verletzbarkeit im Fokus, während beim grandios narzisstischen Typus, der leistungsorientiert und eher arrogant im Kontakt ist, zunächst eine Arbeit an der Abwehr der Verletzbarkeit im Fokus steht.

Auch die Therapievereinbarungen sollten möglichst bald bei Therapiebeginn fixiert werden. Vor allem bei leichten narzisstischen Störungen kann mit dem Patient verhandelt werden, bis eine Einigung über die Einzelheiten der Therapievereinbarungen erzielt ist. Besondere Punkte, die dem Therapeuten wichtig sind, sollten klar deklariert werden. Darüber wird dann auch nicht mehr verhandelt. Insgesamt ist in der Behandlung narzisstischer Störungen einerseits eine klare und eindeutige und andererseits auch eine verständnisvolle und gewährende Sprache wichtig. Zu Therapiebeginn entscheidet sich, ob der narzisstische Patient eine längerfristige Therapie aufnimmt oder nicht. Deshalb sollte der Therapeut auf die besonderen Wünsche und Vorstellungen seines Patienten geduldig und empathisch eingehen, aber auch klar sein und freundlich bleiben, wenn ein Wunsch des Patienten nicht akzeptiert werden kann. Wenn möglich sollten Diagnostik, Therapieziele und Therapievereinbarungen zu Beginn der Therapie in beiderseitigem Einvernehmen besprochen und verbindlich festgelegt werden. Nur wenn der Therapierahmen steht, kann eine Psychotherapie narzisstischer Störungen Aussicht auf Erfolg haben.

Die Psychotherapie narzisstischer Störungen kann, wenn der Therapierahmen einmal definiert ist, in drei Therapiephasen gegliedert werden: Die Arbeit an der therapeutischen Beziehung, die Arbeit an der narzisstischen Abwehr, und die Arbeit an der narzisstischen Vulnerabilität.

Die Arbeit an der therapeutischen Beziehung stellt bei narzisstischen Störungen die erste Therapiephase dar. Erst wenn die therapeutische Beziehung ausreichend gefestigt ist, können konfrontative Techniken angewandt werden, um an der narzisstischen Abwehr der Patienten zu arbeiten. In der ersten Phase stellt sich der Therapeut dem Patienten als »ideales Gegenüber zur Verfügung. Er validiert und lobt, zeigt Verständnis für zwischenmenschliche Schwierigkeiten, betont die Stärken und relativiert die Schwächen des Patienten. Der Patient soll sich wohl fühlen und als Person anerkannt und geschätzt werden.

In der zweiten Phase können erste dosierte Konfrontationen (»Mini-Kränkungen«) die grandiose Abwehr des Patienten klarer aufzeigen und damit einer therapeutischen Bearbeitung zugänglich machen. Insbesondere Idealisierungen und Entwertungen sind klassische narzisstische Abwehrmechanismen, die vorsichtig konfrontierend bearbeitet werden können. Im Verlauf der zweiten Phase können die Konfrontationen immer unmittelbarer und weniger vorsichtig angebracht werden; vorsichtig können Humor und Selbstironie versucht werden.

In der dritten Phase wird die vulnerable Seite des Patienten deutlicher. Wenn der Patient von sich aus über Ohnmachts- und Hilflosigkeitsgefühle berichtet und diese mit biografischen oder therapeutischen Situationen in Zusammenhang bringt, werden die grundlegenden persönlichen Schwächen deutlich, die aber anders und weniger automatisiert als früher in narzisstische Abwehrmechanismen münden. Bedrohliche Gefühle von innerer Leere werden thematisiert, die ihren Ursprung in früheren kindlichen Erfahrungen haben und mit Leistungsstreben und Autonomiebemühungen beantwortet wurden. Nur wenn die ersten Phasen der Therapie durchlaufen wurden, kann erfolgreich an der narzisstischen Vulnerabilität gearbeitet werden. Durch das Durcharbeiten dieser Themen kann der narzisstische Patient im Verlauf der

Therapie neue persönliche Freiheiten für sich erschließen, stabile zwischenmenschliche Beziehungen eingehen und zufriedener seinen Alltag gestalten.

Wie können narzisstische Personen bei ihren Problemen beraten werden?

Wenn keine Persönlichkeitsstörung im engeren Sinne vorliegt, bietet sich eine Beratung bei narzisstischen Problemen an. Häufig kommen Angehörige von Narzissten mit Fragen zu Umgang in der Beziehung in Therapie, oder Narzissmus wird als Laien-Diagnose dazu genutzt, Partner oder Angehörige in Therapie zu schicken.

Eine *Ausschlussdiagnostik* einer narzisstischen Störung (narzisstische Persönlichkeitsstörung, antisoziale Persönlichkeitsstörung) kann sinnvoll sein, um den Beteiligten (Familie, Partner) zu verdeutlichen, dass es einen Unterschied zwischen normalem Narzissmus, narzisstischer Persönlichkeitsakzentuierung und einer narzisstischen Persönlichkeitsstörung gibt. Vor allem die narzisstische Persönlichkeitsstörung ist klar definiert und die Diagnostik sollte anhand eines *strukturierten Interviews* (SCID-5-PD) erfolgen.

Liegen *narzisstische Persönlichkeitszüge* (narzisstische Persönlichkeitsakzentuierung) vor und ist der Klient motiviert dazu, sich selbst besser kennenzulernen sowie mit sich und anderen besser umgehen zu lernen, sind Beratungen bei narzisstischen Problemen zu erwägen.

Das *Setting* in der Beratung ist insofern besonders, als dass der Klient dieses maßgeblich bestimmt. Der Therapeut stellt sich ganz auf die Bedürfnisse des Klienten ein, so dass sich der Klient aufgehoben und verstanden fühlt. Der Therapeut versteht sich wie ein wertschätzender und unterstützender Coach. Auch die Termine der Beratung werden ganz auf die Bedürfnisse des Klienten abgestimmt.

Bei Beratungen narzisstischer Probleme geht es darum, die *narzisstischen Konflikte* zu identifizieren und gemeinsam an diesen zu arbeiten. Dazu berichtet der Klient von seinen Problemen im Alltag und in Beziehungen.

Über *negative Gefühle in Beziehungen* wird gemeinsam nachgedacht. Es geht darum, die eigenen Gefühle und die Gefühle anderer Menschen besser kennenzulernen und zu verstehen. Gleichzeitig kann gelernt werden, diese Gefühle in den Beziehungen offener zum Ausdruck zu bringen. Negative Gefühle wie Aggressionen sollen direkt dort zum Ausdruck kommen, wo sie erlebt werden, und nicht als spätere Entwertung und Kränkung. Diese Reaktion ist typisch für vulnerabel narzisstische Personen. Ein anderes Ziel ist es, durch Lernen von Perspektivenwechsel die Gefühle und Bedürfnisse von anderen Menschen besser wahrzunehmen. Indem auch die Gefühle anderer Menschen besser verstanden werden, können sich Beziehungen zu anderen Menschen stabilisieren. Die Bedürfnisse anderer Menschen werden verstehbar und die Fokussierung auf sich selbst kann langsam etwas abgebaut werden.

Erlebnisse aus der *Lebensgeschichte* werden als grundsätzlich hilfreiche Beziehungserfahrungen besprochen. Diese Arbeit mit der Lebensgeschichte soll aber erst dann beginnen, wenn der Klient das Thema selbst einbringt und dies ihm wichtig wird. Häufig entstehen Verknüpfungen zwischen Beziehungserfahrungen im Hier-und-Jetzt mit denjenigen aus der Vergangenheit »von allein«.

Emotionale Vernachlässigung einerseits und *Bewunderung* durch die Eltern andererseits werden häufig geäußert. Vernachlässigung kombiniert mit Bewunderung wurde als eine narzisstische Triebfeder verwendet. Narzisstische Personen haben gelernt, den erlebten Mangel in eigene Aktivität umzuwandeln. Dabei haben sie sich in der Vergangenheit vermeintlich nur auf sich selbst verlassen können. Durch das gemeinsame Reflektieren über Gefühle und Beziehungen entwickelt sich mit der Zeit wieder mehr Vertrauen in den Therapeuten und in andere Menschen. Neue Beziehungsqualitäten entstehen, so dass das Leben und die Beziehungen zu anderen Menschen wieder wertvoller und reichhaltiger erlebt werden. Dadurch ensteht meist auch wieder mehr Ausgeglichenheit und Zufriedenheit im Leben von narzisstischen Personen.

Welche zukünftigen Entwicklungen des Narzissmus sind wahrscheinlich?

Psychiatrische Klassifikationssysteme wie die ICD oder das DSM bilden mit teils erheblich zeitlicher Verzögerung gesellschaftliche Entwicklungen und wissenschaftliche Fortschritte ab. Sie dienen zur Benennung, Erforschung und Behandlungplanung für klinische Krankheiten, nicht für Charakterzüge oder unangenehme Erlebens- und Verhaltensweisen.

So mag es in der nahen Zukunft dank narzissmusfördernder Faktoren vor allem im Erziehungsverhalten und in den Medien häufiger narzisstische Interaktionen oder narzisstisch getönte Szenerien medialer oder sozialer Art geben. Der scharfe kategoriale Übergang zur expliziten und behandlungswürdigen Persönlichkeitsstörung dürfte aber weiter bestehen.

Interkulturelle Unterschiede, Unterschiede zwischen Nationen und Etnien, vor allem aber auch Generations-, Geschlechts- und Genderunterschiede dürften zudem in der nahen Zukunft eine stärkere Rolle spielen.

Eine behauptete »narzisstische Epidemie« dürfte eher den anglo-amerikanischen Raum betreffen. Die Übertragbarkeit der Phänomene ist von Land zu Land, vor allem für den deutschsprachigen Raum in unterschiedlicher Weise zu leisten. Dennoch ist eine transgenerationale Tendenz zu Selbstwert- und

Kränkungsthemen auch sozial-psychologisch-empirisch deutlich nachgewiesen.

Hierzu werden weder DSM-5 noch ICD-11 endgültige Aussagen treffen können, eher ist es ratsam, die konkreten sozialen und interaktionellen Funktionseinschränkungen eines Menschen zu beachten. Benutzt man die internationale Klassifikation der Funktionseinschränkungen (ICF, WHO), so lassen sich auch für die narzisstische Persönlichkeitsstörung, vor allem aber für die antisozialen Ausprägungsformen und die antisoziale Persönlichkeitsstörung (DSM-5) klare Funktionseinschränkungen finden. Die jeweilige (psycho-)soziale Funktionseinschränkung ist es letztlich auch, die den Schweregrad und die Prognose einer Persönlichkeitsstörung maßgeblich mitbestimmt.

Aus klinischer Sicht wird der pathologische Narzissmus, der als zentrale Selbstregulationsstörung bei grandiosem und/oder vulnerablem Selbsterleben charakterisiert wird, auch in Zukunft ein wichtiges Phänomen in psychiatrischen und psychotherapeutischen Settings und in der Beratung darstellen.

2 Konzeptionen des Narzissmus

2.1 Narzissmus-Definitionen

Der Ausdruck Narzissmus steht umgangssprachlich für die *Selbstverliebtheit und Selbstbewunderung* eines Menschen, der sich für wichtiger und wertvoller einschätzt, als andere ihn einschätzen. Umgangssprachlich werden Menschen als Narzissten bezeichnet, die stark auf sich selbst bezogen sind, und anderen Menschen weniger Beachtung als sich selbst schenken (Wikipedia, 03.03. 2024).

Gemäß einer psychoanalytischen Definition ist Narzissmus ein Erlebniszustand, indem nur die Person selbst, ihre Gefühle, ihre Gedanken, ihr Eigentum und alles, was zu ihr gehört, als real erlebt wird, während alles, was nicht Teil der eigenen Person ist, keine volle Realität besitzt (Fromm 1980).

In der Sozial- und Persönlichkeitspsychologie wird unter Narzissmus eine Dimension der normalen Persönlichkeit verstanden, die besonders durch hohe Selbstwertschätzung geprägt ist (Ritter und Lammers 2007). Bis zu einem gewissen Maß ist der Narzissmus eine normale Persönlichkeitseigenschaft. Die betreffenden Personen zeichnen sich durch ein stabiles Selbstwertgefühl, durch Stolz auf ihre realen Leistungen und Mut für Entscheidungen aus. Dabei können sie in ruhigen Zeiten ausreichend Empathie und soziale Kompetenz aufbringen, zeichnen sich aber auch durch einen selbstwertstabilisierenden Umgang mit Misserfolgen aus; Erfolge werden eher sich selbst, Misserfolge eher den anderen zugeschrieben (Lammers und Doering 2018, Lammers 2023, Back 2023).

Die Übergänge vom normalen Narzissmus als Persönlichkeitseigenschaft zum pathologischen Narzissmus sind fließend. In diesem Übergangsbereich wird von einer *akzentuierten Persönlichkeit* gesprochen. Bei der narzisstisch akzentuierten Persönlichkeit sind einzelne, aber für eine Diagnosestellung nicht ausreichende Merkmale eines pathologischen Narzissmus vorhanden. Der *pathologische Narzissmus* wird in der klinischen Psychiatrie als *narzisstische Persönlichkeitsstörung* beschrieben und stellt eine psychische Störung i.e.S. dar (DSM-5). Die narzisstische Persönlichkeitsstörung ist insbesondere durch ein pathologisches Größen-Selbst mit *Selbstzentriertheit und Grandiosität* gekennzeichnet. Grundsätzlich werden bei der narzisstischen Persönlichkeitsstörung idealisierte Aspekte auf sich selbst projiziert, während negative und entwertende Aspekte nach außen projiziert werden (Kernberg 2016). Kommen weitere antisoziale Persönlichkeitsmerkmale hinzu wie antisoziales Verhalten, das durch Rücksichtslosigkeit und Aggressivität in Beziehungen charakterisiert ist, geht die narzisstische Persönlichkeitsstörung in die antisoziale Persönlichkeitsstörung über. In diesem Übergangsbereich wird ein sog. *maligner Narzissmus* beschrieben (Kernberg 1997). Die antisoziale Persönlichkeitsstörung weist immer auch eine schwere narzisstische Pathologie auf und wird deshalb auch zu den narzisstischen Störungen gezählt. Der Oberbegriff *narzisstische Störungen* beinhaltet deshalb die narzisstische Persönlichkeitsstörung und die antisoziale Persönlichkeitsstörung (Kernberg 2006).

2.2 Der psychoanalytische Narzissmus-Begriff

2.2.1 Freud

Der Narzissmus-Begriff wurde von Freud in die Psychoanalyse eingeführt und später von der Psychologie und der klinischen Psychiatrie modifiziert und in die Klassifikationssysteme psychischer Störungen (DSM-III) aufgenommen.

1899 wurde der Narzissmus-Begriff zum ersten Mal verwendet und dabei als eine Form der Perversion beschrieben (Individuum behandelt seinen eigenen Leib wie den eines Sexualobjektes).

Zur Einführung des Narzissmus

1914 schrieb Freud seine erste Arbeit zum Narzissmus. »Zur Einführung des Narzissmus« ist nicht leicht zu lesen – auch weil sie teilweise als eine theoretische Auseinandersetzung mit seinen ehemaligen Schülern Jung und Adler zu verstehen ist (Gast 1997). Freud definierte darin den Narzissmus als eine »libidinöse Ergänzung zum Egoismus des Selbsterhaltungstriebes, von dem jedem Lebewesen mit Recht ein Stück zugeschrieben wird« (Freud 1914). Er unterscheidet weiter den *primären Narzissmus* als einen normalen letzlich gesunden Narzissmus (in der frühkindlichen Entwicklung später im Bild des »narzisstischen Säuglings« aufgegriffen) von dem *sekundären Narzissmus*. Sekundärer Narzissmus baue sich als Krankheit dem primären Narzissmus gegenüber auf, indem die der Außenwelt entzogene Libido dem Ich wieder zugeführt werde, wie etwa beim Größenwahn der Schizophrenie. Bei narzisstischer Störung (sekundärer Narzissmus) ist die sexuelle Energie (Libido) ganz auf die eigene Person konzentriert.

Als Gegenstück sieht Freud den Zustand der Verliebtheit, in dem die Libidobesetzung auf Kosten der eigenen Persönlichkeit an das Objekt abgegeben wird. Die Libido kann grundsätzlich mehr oder weniger auf die eigene Person oder auf die Außenwelt gerichtet sein (Freud 1914).

Entsprechend gibt es nach Freud auch im Liebesleben zwei Typen der Objektwahl, den narzisstischen Typus und den Objekttypus. Nach dem narzisstischen Typus der Objektwahl würde man lieben, was man selbst ist, was man selbst war, was man selbst sein möchte, oder die Person, die ein Teil des eigenen Selbst war. Bei der narzisstischen Objektwahl stellt nicht die Objektliebe, sondern das Geliebtwerden das Ziel und die Befriedigung dar. Eine Abhängigkeit vom geliebten Objekt wirke dagegen herabsetzend auf die Befriedigung. Dieses Geliebtwerden erhöhe auch das Selbstgefühl einer Person. Das Selbstgefühl speist sich nach Freud aus dem Rest des kindlichen Narzissmus, aus der durch Erfahrung bestätigten Allmacht und aus der Befriedigung der Objektlibido (Freud 1914).

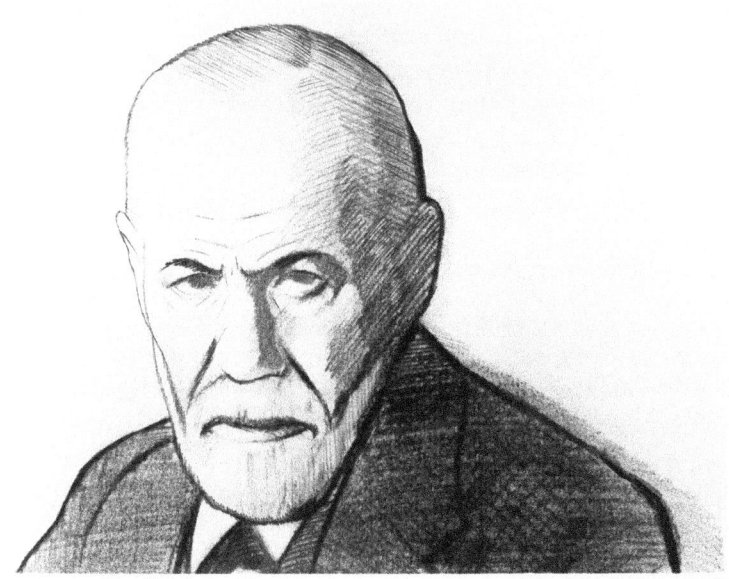

Über libidinöse Typen

In seiner späteren Arbeit »Über libidinöse Typen« betonte Freud die Unterschiede eines narzisstischen Typus gegenüber dem erotischen Typus und dem Zwangstypus. Während Lieben und Geliebtwerden (erotischer Typus) bzw. Gewissen und Gewissensangst (Zwangstypus) eher die anderen Typen charakterisieren, habe der narzisstische Typus weder vorrangig Gewissensspannung noch erotische Bedürfnisse. So scheibt er auch von »negativer Charakterisierung« des narzisstischen Typus. Die »negative Charakterisierung« ist hier aber nicht wertend gemeint, wie angenommen wurde (Hartmann 2018), sondern kennzeichnet die fehlende (libidinöse) Spannung im Vergleich zu den anderen Typen, die sich als Übertragungsneurosen (Hysterie und Zwangsneurose) prinzipiell gut für eine Analyse geeignet hatten (Freud 1928). Der narzisstische Typus sei insgesamt unabhängig, wenig ängstlich und auf die Selbsterhaltung gerichtet; er habe ein großes Maß an *Aggressivität und Aktivität* (Freud 1931). Dieser scheinbare Mangel an Übertragungsmanifestationen – Patienten wiederholen gemäß der zeitgenössischen Auffassung der Psychoanalyse in der Analyse den spezifischen Modus der Objektbeziehung gegenüber dem Therapeuten – charakterisiert bis heute noch die letztlich rudimentäre und schwer integrierbare Übertragung narzisstischer Patienten (Gabbard 2006).

2.2.2 Kohut

Bis zu den wegweisenden Arbeiten »Narzissmus« (1976) und »Heilung des Selbst« (1979) von Heinz Kohut sollten 30 Jahre vergehen. Bekannte Psychoanalytiker hatten noch zu Freuds Lebzeiten den Narzissmus immer weiter aus dem Libidokonzept Freuds herausgelöst und mehrheitlich als eigenständiges Defizit der Person (Ich) beschrieben, das insbesondere durch schädigende Umwelteinflüsse zustande gekommen sei (Ferenczi 1924, Hartmann 1939, Horney 1939).

Merkmale narzisstischer Persönlichkeitsstörungen

Kohut (1973) beschrieb »schwere narzisstische Traumen« in der Kindheit als den entscheidenden Faktor für die spätere Ausbildung einer *narzisstischen Persönlichkeitsstörung*. Es gebe eine Form von narzisstischer Libido, die bei einer narzisstischen Persönlichkeitsstörung einerseits auf die eigene Person (»Größen-Selbst«) und andererseits auf die idealisierte Person (»idealisierte

Elternimago«) gerichtet sei. Außerhalb davon gebe es im Grunde kein Interesse. Damit begründet Kohut die von Freud als fehlend beschriebene Übertragung bei Menschen mit narzisstischen Störungen. Es gilt zu berücksichtigen, dass Freud die Psychosen im Blick hatte, wenn er von narzisstischen Störungen schrieb, während Kohut explizit eine Patientengruppe als narzisstische Persönlichkeitsstörung erarbeitete, die weniger schwer gestört war als bei Psychosen und »Borderline-Zuständen«. Diese würden noch ein relativ stabiles »kohärentes Selbst« aufweisen (Kohut 1976).

Patienten mit narzisstischen Persönlichkeitsstörungen, die Kohut zufolge an *Störungen des Selbst und der archaischen Objekte (Selbst-Objekte)* leiden (Selbst-Objekte werden als nicht getrennt vom Selbst erlebt), seien ständig angewiesen auf die narzisstische Zufuhr von außen. Zurückweisungen sowie mangelndes Interesse der Umgebung führen immer wieder zu krisenhaften Zuständen. Die Person (Selbst) sei Gefahren ausgesetzt, durch Kränkungen jeder Art die notwendige Stabilität zu verlieren (drohende Selbst-Fragmentierung). Es bestehe Angst im Bewusstsein vor dieser Verwundbarkeit und diese Angst betreffe die eigenen Selbstwerteinbrüche (Schwierigkeiten in der Regulierung der Selbstachtung). Das Spektrum, das sich als psychisches Leiden zeige, reiche von ängstlichen Größenvorstellungen und Erregung auf der einen Seite bis zu Selbstunsicherheit mit schweren Schamgefühlen und Depressionen auf der anderen Seite (Kohut 1976).

Im Folgenden sind die möglichen typischen Beschwerden und psychopathologischen Merkmale von Patienten mit narzisstischen Persönlichkeitsstörungen nach Kohut (1976) aufgelistet.

Sexueller Bereich

- Perverse Phantasien
- Mangel an sexuellem Interesse

Sozialer Bereich

- Arbeitshemmungen
- Unfähigkeit, sinnvolle Beziehungen aufzunehmen und zu erhalten
- Delinquenz

Charaktermerkmale

- Mangel an Humor
- Mangel an Einfühlung für die Bedürfnisse und Gefühle anderer

♦ Neigung zu unkontrollierten Wutausbrüchen

Psychosomatischer Bereich

♦ Hypochondrische Einengung auf körperliche und seelische Gesundheit
♦ Vegetative Störungen in verschiedenen Organbereichen

Wie entsteht die narzisstische Persönlichkeitsstörung?

Nach Kohut (1973) führen optimale Bedingungen in der Entwicklung des Kleinkindes zu einer »schrittweisen Zähmung« des »archaischen Größen-Selbst«. Das Selbst wird mit der Zeit in die Struktur der Person integriert und liefert die (Trieb-) Energie für Erwartungen und Ziele, für die entsprechende Freude an prosozialen Tätigkeiten und für »wichtige Aspekte der Selbstachtung« als Erwachsener. Sollte das Kind schweren narzisstischen Traumen ausgesetzt sein, würde das kindliche Größen-Selbst unverändert erhalten bleiben und weiterhin nach Erfüllung der kindlichen und archaischen Ziele streben (Kohut 1976). *Schwere narzisstische Traumen* sind nach Kohut insbesondere der traumatische Verlust der idealisierten Elternimago, d. h. schwere traumatische Enttäuschungen in Form von Entbehrungen und Verlust durch die Eltern. Dadurch würden die weiteren oben skizzierten positiven Entwicklungsschritte verhindert und das archaische Größen-Selbst bliebe in seiner kindlichen Form fixiert. Das Umweltversagen als Ursprung der narzisstischen Pathologie sei eine Mischung der diversen Folgen falscher elterlicher Einfühlung in das Kind. Kohut spricht von einem häufigen Alternieren zwischen falscher Einfühlung, Übereinfühlung und mangelnder Einfühlung der Eltern. Diese dysfunktionale elterliche Einfühlung ist insbesondere durch eigene narzisstische Fixierungen der Eltern zu erklären (Kohut 1976).

In seiner späteren Arbeit zum Narzissmus – in die »Heilung des Selbst«, in der Kohut seine Psychologie des Selbst weiter zur »*Selbstpsychologie*« ausgebaut hatte –, beschrieb er ähnliche ursächliche Faktoren für die Entstehung der narzisstischen Persönlichkeitsstörung mit anderen Begrifflichkeiten. Die »Defekte im Selbst« (anstelle von Größen-Selbst) seien durch »mangelnde Empathie« (anstelle von falscher Einfühlung) der »Selbstobjekte« (anstelle der idealisierten Elternimago) aufgetreten, die wiederum auf narzisstische Störungen der Selbstobjekte (Eltern) zurückzuführen seien (Kohut 1979).

Dieses theoretische Modell der Entstehung späterer narzisstischer Persönlichkeitsstörungen beim Kind ist schematisch in ▶ Abb. 2.1 dargestellt.

2 Konzeptionen des Narzissmus

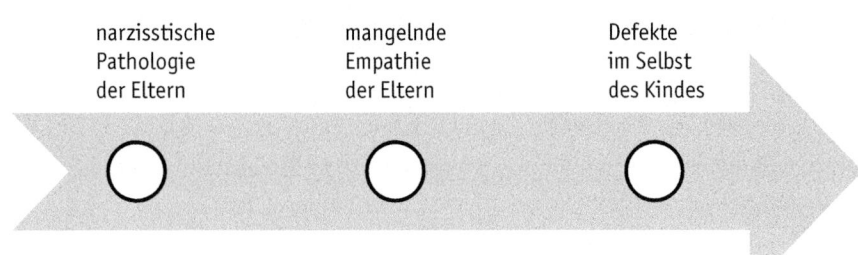

Abb. 2.1: Genese der narzisstischen Persönlichkeitsstörung nach Kohut (1979)

Behandlung narzisstischer Persönlichkeitsstörungen

Nach Kohut (1976) geht es in der Behandlung narzisstischer Persönlichkeitsstörungen besonders um die zentrale Rolle der *idealisierenden Übertragung*. Wenn sich die idealisierende Übertragung einstellen würde, komme es beim Patienten zu einer Aktivierung der idealisierenden Elternimago (Selbstobjekte). Die fachliche Aufmerksamkeit des narzisstisch idealisierten Therapeuten auf die jeweilige spezifische Situation des Patienten solle der Selbst-Fragmentierung entgegenwirken, die Kohärenz der Selbstwahrnehmung fördern und so das Selbstwertgefühl steigern (Kohut 1976).

Durch eine »ausreichende Responsivität« des Therapeuten (Bacal und Newmann 1994) wird ein sicherer Rahmen geschaffen, in dem die Bedürfnisse des Patienten mit narzisstischer Persönlichkeitsstörung an seine Selbstobjekte (ideale Eltern) zum Ausdruck gebracht werden und so narzisstische Fixierungen behoben werden können. Diese Grundhaltung erinnert an das »well enough mothering« nach Winnicott.

Der Therapeut sollte nach Kohut bemüht sein, die Anstrengungen des Patienten wahrzunehmen und zu validieren, überhaupt mit ihm in Kontakt zu treten sowie die Furcht des Patienten vor Retraumatisierungen in der therapeutischen Beziehung angemessen zu berücksichtigen (Ehlers und Holder 2009).

Durch die Mobilisierung der Selbstobjekte des Patienten in der Therapie entstehen die *narzisstischen Übertragungen (Selbstobjektübertragungen)* und *Übertragungsreaktionen (Gegenübertragungen).* Diese Übertragungen unterscheidet Kohut (1976) in »*idealisierende Übertragung*« und »*Spiegelübertragung*«. Die Spiegelübertragung komme durch die Aktivierung des »Größen-Selbst« in der Therapie zustande. Die wesentliche Aufgabe während der Spiegelübertragung sei der Umgang mit den Offenbarungen der kindlichen exhibitionistischen Größenphantasien des Patienten (Kohut 1976).

Komme es während der Therapie zu Störungen in der idealisierenden Übertragung, z.B. durch Trennung vom idealisierten Therapeuten (Ferien etc.) oder durch Kränkungen, entstehe immer auch eine Störung des Selbstwertgefühls des Patienten. Der Patient kehre entweder zu archaischen Vorläufern der idealisierten Elternimago zurück oder besetze das wiederbelebte archaische Größen-Selbst (Kohut 1976).

In der psychoanalytischen Behandlung narzisstischer Persönlichkeitsstörungen sollen Kohut zufolge abgespaltene und verdrängte narzisstische Besetzungen (und das narzisstisch besetzte Selbstobjekt) dem realitätsprüfenden Ich im Verlauf der Therapie zugänglich gemacht werden. Der Patient lerne auf diese Weise, dass »Sehnsuchtsspannung« nach dem fehlenden idealisierten Selbstobjekt ertragen werden kann und dass schmerzhafte Verschiebungen zu archaischen kindlichen Formen der idealisierten Selbstobjekte und dem Größen-Selbst verhindert werden können (Kohut 1976).

2.2.3 Kernberg

Kernberg arbeitete wie Kohut intensiv an der Beschreibung der *narzisstischen Persönlichkeitsstörung*. Im Unterschied zu Kohut ist Kernberg insbesondere auch von der englischen Beziehungstheorie beeinflusst worden (Ehlers und Holder 2009), so dass sich der pathologische Narzissmus bei ihm etwas anders liest als die Konzeption der narzisstischen Persönlichkeitsstörung von Kohut. Während Kohut eine detaillierte Beschreibung des Leidens (Defekte im Selbst) liefert, betont Kernberg zunächst besonders die interaktionelle Schwierigkeiten der anderen Menschen, die sich durch das »aufgeblähte Selbst« bei den narzisstischen Persönlichkeitsstörungen und ihren Folgen für die Beziehungen ergeben. Dies betrifft auch die Ausführungen der Schwierigkeiten des Therapeuten und seine Rolle in der Behandlung (Kernberg 1978).

In Kernbergs Arbeiten zum Narzissmus, die mit »Borderline-Störungen und pathologischer Narzissmus« (Kernberg 1978) begannen und bis zum heutigen Tag eindrucksvoll weiterentwickelt wurden, entwickelte er eine detaillierte Konzeption zu Deskription, Ätiologie und Behandlung des pathologischen Narzissmus, die absolut aktuell ist.

Borderline-Störungen und pathologischer Narzissmus

Für unser Verständnis ist es im Weiteren besonders wichtig, den pathologischen Narzissmus vom normalen Narzissmus abzugrenzen. Kernberg schrieb dazu: »Das Wort ›narzisstisch‹ (ist) als deskriptiver Terminus vielfach missbraucht, nämlich in unzutreffender Weise und vor allem zu pauschal verwendet worden« (Kernberg 1978, S. 261).

Es gibt nach Kernberg aber eine Gruppe, deren Hauptproblem in einer Störung des Selbstwertgefühls im Zusammenhang mit spezifischen Störungen in ihren Objektbeziehungen besteht, und die als pathologischer Narzissmus klassifiziert werden sollte (Kernberg 1978).

Folgende entscheidende Merkmale werden für die *narzisstischen Persönlichkeiten* aufgeführt:

- Ein ausgeprägtes Maß an Selbstbezogenheit
- Ein aufgeblähtes Selbstkonzept
- Ein maßloses Bedürfnis nach Bestätigung durch andere
- Wenig Empathie für die Gefühle anderer
- Wenig Freude am Leben

Narzisstische Persönlichkeiten haben Kernberg zufolge Angst vor Abhängigkeiten, sei seien nicht in der Lage, vertrauensvolle Beziehungen zu anderen Menschen einzugehen und zu unterhalten. Stattdessen würden sie andere Menschen für ihre Ziele ausnutzen, erst idealisieren und später entwerten, wenn sie nicht mehr »gebraucht« würden. Sie seien neidisch auf andere und grundsätzlich verachtend gegenüber anderen Menschen (Kernberg 1978).

Kernberg macht darauf aufmerksam, dass es mehrere Formen dieser narzisstischen Störung gebe; so seien nicht immer offene Größenideen und die egozentrische Einstellung auffällig, es stünden teilweise zunächst bewusste Minderwertigkeitsgefühle und Unsicherheiten im Vordergrund. Dahinter stehende Allmachtsphantasien würden erst später zum Tragen kommen, häufig würden diese durch Widersprüche im Selbsterleben der Patienten entdeckt werden. Wie Kohut meint Kernberg auch, dass die narzisstischen Persönlichkeiten besser sozial angepasst sein und generell über eine höhere Funktionsfähigkeit verfügen würden als Borderline-Patienten (Kernberg 1978).

Zur *Ätiologie der narzisstischen Persönlichkeit* schreibt Kernberg, dass eine verstärkte orale Aggression beim Kind vorliege, die bei »unerträglichen Gegebenheiten im zwischenmenschlichen Beziehungsfeld« zu einer »Verschmelzung von Realselbst-, Idealselbst- und Idealobjektrepräsentanzen« führe, was eine Zerstörung innerer Objektbilder und äußerer Objekte und die Etablierung eines »aufgeblähtem Selbst« zur Folge habe. Sollten sich Selbstanteile in dieses pathologische Selbstkonzept nicht integrieren lassen, würden diese Anteile verdrängt, oder teilweise auch auf andere Menschen projiziert, die dafür wiederum entwertet würden. Diese starke frühe (orale) Aggression sei entweder konstitutionell oder durch reale schwere Frustrationen in den ersten Lebensjahren bedingt (Kernberg 1978). Auch Kernberg benennt den narzisstischen Missbrauch der Elternfiguren (»Kind mit der Rolle als Genie«) als wichtigen pathogenen Einflussfaktor. Die Elternfiguren werden auch als »kaltherzig« mit einem »starken Maß an verdeckter Aggression« beschrieben. Das theoretische Modell der Entstehung narzisstischer Persönlichkeitspathologie nach Kernberg ist schematisch in ▸ Abb. 2.2 dargestellt.

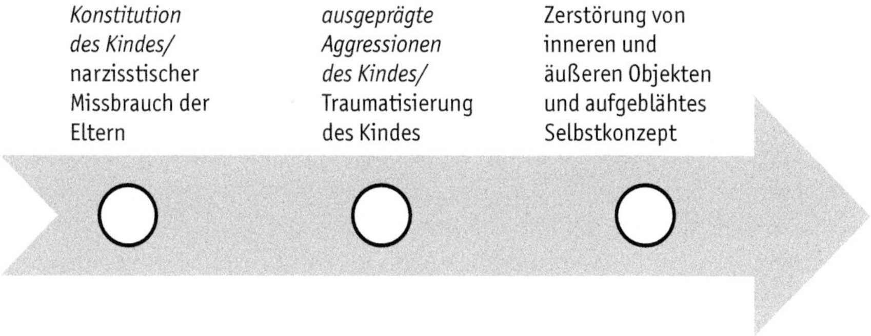

Konstitution des Kindes/ narzisstischer Missbrauch der Eltern → *ausgeprägte Aggressionen des Kindes/ Traumatisierung des Kindes* → *Zerstörung von inneren und äußeren Objekten und aufgeblähtes Selbstkonzept*

Abb. 2.2: Genese der narzisstischen Persönlichkeitsstörung nach Kernberg (1978)

Nach Kernberg führe die Errichtung des pathologischen Selbstkonzeptes des Kindes zu einem gewissen Teufelskreis, der wiederum zu einer Verfestigung von Selbstbewunderung bei gleichzeitiger Geringschätzung anderer Menschen sowie zur Vermeidung von Abhängigkeiten von anderen führe. Die größte Angst der Menschen mit narzisstischen Persönlichkeitsstörungen bestünde darin, von überhaupt irgendeinem anderen Menschen abhängig zu sein. Echte Beziehungen wären daher nicht möglich, Menschen würden nur für narzisstische Zwecke ausgenutzt (Kernberg 1978).

Diese Angst vor Abhängigkeiten von anderen Menschen zeigt sich Kernberg zufolge auch in der Behandlung narzisstischer Persönlichkeiten. Auch die Beziehung zum Therapeuten wird angegriffen, entwertet, und es wird versucht, sie zu zerstören. Die primitiven (oralen) Konflikte würden in der Therapie aktiviert und starke Angstgefühle und Aggressionen würden auf den Therapeuten projiziert. Auch wenn der Therapeut eine gute Intervention (Deutung) anbringen würde, könnten Schuldgefühle wegen der Angriffe und Neid auf das Gute im Therapeuten aufkommen. Diese Dynamik könnte so weit gehen, dass alle Bemühungen des Patienten darauf ausgerichtet seien, die Behandlung scheitern zu lassen und den Therapeuten systematisch zu zerstören (Kernberg 1978). Wegen der beschriebenen *frühen (oralen) Aggressionen* und dem *pathologischen Selbst- und Objektkonzept* betonte Kernberg in der Beschreibung des therapeutischen Vorgehens, wie wichtig ein konsequentes Deuten der Omnipotenz, der Kontrolle und der Entwertung des Therapeuten für die Behandlung narzisstischer Persönlichkeiten sei (Kernberg 1978).

Im Unterschied zu Kohut (1979), der sich therapeutisch als Selbstobjekt zur Verfügung stellt, um eine idealisierende Übertragung auf den Therapeuten zu ermöglichen, wird Kernberg (1978) die narzisstischen Übertragungen und ihre Abwehrmechanismen aktiv aufgreifen und durcharbeiten.

Borderline-Persönlichkeitsorganisation und Identitätsdiffusion

Pathologische Abwehrformen der narzisstischen Persönlichkeiten werden von Kernberg im Zusammenhang mit der *Borderline-Persönlichkeitsorganisation (BPO)* ausführlich beschrieben. Im Unterschied zur neurotischen Persönlichkeitsorganisation, zu der hysterische, depressiv-masochistische und zwanghafte Persönlichkeiten gezählt werden, werden zur Borderline-Persönlichkeitsorganisation (BPO) die infantilen, die narzisstischen, die schizoiden, die paranoiden, die hypomanischen, die »Als ob«-Persönlichkeiten und die antisozialen Persönlichkeiten gerechnet (Kernberg 1985). Die psychopathologischen Organisationstypen von neurotischer, Borderline-, und psychotischer Persönlichkeitsorganisation reflektieren dabei eine bestimmte Persönlichkeitsstruktur, die sich durch Unterschiede in der Realitätsprüfung, den Abwehrmechanismen und der Identitätsintegration charakterisieren lassen (Kernberg 1981).

Die fehlende Identitätsintegration oder *Identitätsdiffusion* der BPO (oder der schweren Persönlichkeitsstörungen) manifestiert sich klinisch durch eine Erfahrung von chronischer Leere und durch widersprüchliches Verhalten sowie durch eine widersprüchliche Selbstwahrnehmung und oberflächliche Wahrnehmung anderer Menschen (Kernberg 1985). Die Identitätsdiffusion wird auf einen Mangel an Selbstintegration und einen Mangel der Integration eines »Konzepts der Anderen« zurückgeführt. Im Gegensatz zur neurotischen Persönlichkeitsorganisation, bei denen alle Selbstbilder in ein umfassendes Selbst, und »gute« und »böse« Bilder von anderen in ein umfassendes Konzept von anderen integriert seien, gelingt diese Integration bei Patienten mit schweren Persönlichkeitsstörungen nicht. Die Identitätsdiffusion ist Kernberg zufolge mit unspezifischen Manifestationen der Ich-Schwäche verbunden, die sich durch mangelhafte Angsttoleranz, Impulskontrolle und Sublimierungsfähigkeit äußern (Kernberg 1985). In ▶ Tab. 2.1 sind die unterschiedlichen Persönlichkeitsorganisationen schematisch dargestellt.

Tab. 2.1: Merkmale neurotischer, Borderline- und psychotischer Persönlichkeitsorganisation (nach Kernberg 1985)

	neurotische Organisation	Borderline-Organisation	psychotische Organisation
Identitäts-integration	integriert	Identitätsdiffusion	Identitätsdiffusion oder phantasierte Identität
Abwehr-mechanismen	vorrangig Verdrängung	vorrangig Spaltung	Abwehrmechanismen als Schutz vor Desintegration
Realitätsprüfung	erhalten	meist erhalten	gestört

Im Gegensatz zu reifen Persönlichkeiten mit ausreichend integrierter Identitätsbildung in der Kindheit sind bei Personen mit schweren Persönlichkeitsstörungen oder BPO Lernprozesse erheblich behindert oder sogar weitgehend verunmöglicht, die dazu führen, dass kulturell und gesellschaftlich vorgegebene Werte und Normen eine einheitliche Selbst-Repräsentanz bilden. Dies hat nach Kernberg (1985) zur Folge, dass Erleben und Handlungssteuerung von heterogenen Identitätsfragmenten und nur mangelhaft kontrollierten dynamischen Beständen beherrscht werden. Identität und Kompetenzgefühl bezüglich der eigenen Identitätsentwicklung sind labil. Selbstwertgefühl und narzisstische Regulation müssen durch Ausblendung und Abschottung gegenüber inkompatiblen Aspekten äußerer Realität (psychosozialer Bereich) und gegenüber nicht integrierbaren innerseelischen Repräsentanzen (Selbst-Bereich) stabilisiert werden.

Ein *kohärentes Identitätserleben* kommt somit nicht zu Stande; die Entwicklung der Identität auf ein höheres, zunächst widersprüchlich erscheinende Orientierungen und Handlungsdispositionen integrierendes Niveau scheitert. Bisherige Identitätsbestände und neu zu integrierende Erfahrungen bleiben disparat. Die Auseinandersetzung mit neu aufgetretenen Inhalten beschränkt sich darauf, dass diese hyperkritisch abgewehrt oder auf andere Menschen und soziale Welten projiziert und dort bekämpft werden (Marcia 1993, Dammann et al. 2011).

Das Kontinuum des pathologischen Narzissmus

Kernberg (1985) zufolge zeigen alle Patienten mit einer schweren Persönlichkeitsstörung (und *Borderline-Organisationsniveau*) wie beschrieben eine

Identitätsdiffusion (ohne integriertes Konzept von sich selbst und von anderen) und vorrangig den Abwehrmechanismus der *Spaltung mit Idealisierung und Entwertung* (▶ Tab. 2.1).

Patienten mit narzisstischer Persönlichkeitsstörung fallen dabei insbesondere durch ihre exzessive Selbstbezogenheit und durch ihr fehlendes Interesse für andere auf. Bewusst oder unbewusst begegnen sie anderen Menschen mit Neid, Verachtung und Entwertung (Kernberg 1997). *Patienten mit antisozialer Persönlichkeitsstörung* weisen zum einen alle diese Merkmale auf, die typisch für die narzisstischen Persönlichkeiten sind, und zeigen zudem eine »spezifische Pathologie ihrer verinnerlichten Moralsysteme« (Über-Ich-Funktionen). Das bedeutet, dass sie grundsätzlich nicht in der Lage sind, Schuldgefühle und Reue zu empfinden. Die narzisstische Pathologie bei der antisozialen Persönlichkeitsstörung ist deshalb als schwerer als bei der narzisstischen Persönlichkeitsstörung einzuschätzen. Zwischen beiden Störungsbildern ordnet Kernberg den »malignen Narzissmus« ein, dem er folgende Merkmale zuschreibt (Kernberg 1997):

- Narzisstische Persönlichkeitsstörung
- Antisoziales Verhalten
- Ich-syntone Aggression oder Sadismus
- Starke paranoide Einstellung

Trotz der schweren Psychopathologie des »*malignen Narzissmus*« sind die Patienten insgesamt weniger beeinträchtigt als diejenigen mit einer antisozialen Persönlichkeitsstörung.

Der Unterschied liegt Kernberg zufolge darin, dass Patienten mit *narzisstischer Persönlichkeitsstörung* und Patienten mit »malignen Narzissmus« grundsätzlich zu Schuldgefühlen in der Lage seien und also auch durchaus nichtausnutzende Beziehungen haben können (Kernberg 1997). Sie würden partiell Anteil an anderen nehmen, und sich teilweise auch gefühlsmäßig in andere Menschen hineinversetzen können, also grundsätzlich zumindest teilweise die Fähigkeit zur Empathie haben. Patienten mit antisozialer Persönlichkeitsstörung seien dagegen zu diesen nicht-ausnutzenden Beziehungen aufgrund ihrer psychischen Persönlichkeitsstruktur grundsätzlich nicht fähig. Die Prognose der psychotherapeutischen Behandlung einer antisozialen Persönlichkeitsstörung sei deshalb als schlecht zu beurteilen. Diese Sichtweise wird heute allerdings hinterfragt (▶ Kap. 8).

Die *antisoziale Persönlichkeitsstörung* unterscheidet Kernberg in einen aggressiv-aktiven Typus und einen parasitär-passiven Typus. Der aggressiv-aktive Typus zeige typische aggressiv handelnde antisoziale Verhaltensweisen, wie etwa Gewalt und Körperverletzungen, während der parasitär-passive Typus eher durch ausnutzende und parasitäre Verhaltensweisen auffalle, wie etwa Lügen und Betrügen (Kernberg 1997).

2.3 Die psychiatrische Narzissmus-Klassifikation

Seit den 1980er-Jahren bestand trotz der unterschiedlichen therapeutischen Vorgehensweise ein gewisser Konsens bezüglich der Merkmale der narzisstischen Persönlichkeitsstörung. Sie wurde gekennzeichnet durch eine Konzentration des seelischen Interesses auf das Selbst und zeigt sich per definitionem vor allem als Störung in den zwischenmenschlichen Beziehungen (Moore und Fine 1967).

Fortschritte konnten in der empirischen Forschung in den letzten Jahren zum Störungsbild und in der Psychotherapie narzisstischer Störungen erzielt werden. Auf diese Ergebnisse wird in weiteren Kapiteln ausführlich eingegangen (▶ Kap. 4 und ▶ Kap. 6).

Die narzisstische Persönlichkeitsstörung wurde im Zuge der beschriebenen Konzeptionen und der ersten empirischen Studien in die psychiatrischen Klassifikationen aufgenommen, zuerst 1980 ins DSM-III. Die antisoziale Persönlichkeitsstörung war als Antisozialität bereits seit 1952 im DSM-I aufgeführt.

In Forschung und Praxis sind gegenwärtig die ICD-11 und das DSM-5 dominierend. Die *ICD-11* stellt das Klassifikationssystem der Weltgesundheitsorganisation (World Health Organization, WHO) dar und ist für die Mitgliedsländer verbindlich, wogegen das *DSM-5* als nationales System der American Psychiatric Association (APA) in der Praxis einen eher begrenzten Einfluss hat, jedoch in der internationalen Forschung klar dominant ist.

In der Ausarbeitung dieser phänomenologischen Klassifikationssysteme ergab sich die Schwierigkeit, dass zwar das auffällige Verhalten genau beschrieben wurde, dass aber auch im Zuge der zunehmenden Entfernung theoretischer (meist psychodynamischer) Zusammenhänge in den neueren Klassifikationssystemen die Hintergründe dieses Verhaltens verloren gingen. Dies hatte u.a. zur Folge, dass in den modernen Klassifikationssystemen die narzisstische Persönlichkeitsstörung und die antisoziale Persönlichkeitsstörung wie isolierte spezifische Persönlichkeitsstörungen aufgeführt werden, die scheinbar keine Verbindungen zueinander haben. Dabei zeigt sich jedoch bei allen narzisstischen Störungen, die auch die antisoziale Persönlichkeitsstörung beinhalteten, eine narzisstische Psychopathologie. Diese ist bei der antisozialen Persönlichkeitsstörung noch um die antisoziale Psychopathologie ergänzt (Kernberg 1997).

Der Fortschritt bei den psychotherapeutischen Behandlungsmethoden schwerer Persönlichkeitsstörungen, der insbesondere von den störungsspezifischen Therapieverfahren bei den Borderline-Persönlichkeitsstörungen in den 1980er- und 1990er-Jahren mit der *dialektisch-behavioralen Therapie (DBT)* (Linehan 1993) und der expressiven Psychotherapie (Kernberg 1985) bzw. später mit der *übertragungsfokussierten Psychotherapie (TFP)* (Clarkin et al. 1999) ausging, und die ihren Wirkungsnachweis in zahlreichen empirischen Studien eindrucksvoll nachweisen konnten, veränderte im Laufe der Zeit die Sichtweise auf und damit auch den Umgang mit den narzisstischen Störungsbildern (Sollberger und Walter 2010).

Dennoch muss konstatiert werden, dass, wie es auch für die empirischen Studien zur Diagnostik der narzisstischen Persönlichkeitsstörung gilt (▶ Kap. 4), die Therapiestudien mehr auf die Borderline-Persönlichkeitsstörung und die antisoziale Persönlichkeitsstörung abzielten, und die narzisstische Persönlichkeitsstörung verglichen damit als weniger gut untersucht gelten kann.

2.3.1 Die narzisstische Persönlichkeitsstörung

Die narzisstische Persönlichkeitsstörung ist nach DSM-5 vor allem durch die folgende Trias gekennzeichnet:

1. Ein tiefgreifendes Muster der eigenen Großartigkeit
2. Ein ausgeprägtes Bedürfnis nach Bewunderung
3. Ein Mangel an Einfühlungsvermögen

Die *narzisstische Persönlichkeitsstörung* gilt als Prototyp für die Ich-Syntonie der Persönlichkeitsstörungen (Fiedler und Herpertz 2023). Auch Patienten mit narzisstischer Persönlichkeitsstörung können – sofern sie auf Grund ihrer Begabung und/oder Attraktivität erfolgreich sind – lange Zeit kompensiert und angepasst sein, wenn sie nur ausreichend Bestätigung und Bewunderung erhalten. Psychotherapeutische Hilfe suchen sie in der Regel nicht wegen ihrer Persönlichkeitsprobleme, sondern wegen möglicher nachteiliger Folgen des damit verbundenen Verhaltens, oder wenn kompensatorische Möglichkeiten wegfallen und sie in eine psychische Krise geraten (Vater et al. 2013).

Bezüglich der narzisstischen Persönlichkeitsstörung gibt es bis heute eine Diskussion, ob ihre Konzeption ausreichend empirisch gestützt ist, um als Diagnose in den gültigen Manualen aufgeführt zu werden. Diese Diskussion wurde intensiv auch für das DSM-5 geführt; schließlich wurde sich für eine erneute Aufnahme der Persönlichkeitsstörung entschieden (Zimmermann 2013).

Die aktuellen Diagnosekriterien für die narzisstische Persönlichkeitsstörung gemäß DSM-5 sind im nachfolgenden Kasten aufgelistet.

Narzisstische Persönlichkeitsstörung: Diagnostische Kriterien (F60.81)

A. Ein tiefgreifendes Muster von Großartigkeit (in Fantasie und Verhalten), Bedürfnis nach Bewunderung und Mangel an Empathie. Der Beginn liegt im frühen Erwachsenenalter, und das Muster zeigt sich in verschiedenen Situationen. Mindestens fünf der folgenden Kriterien müssen erfüllt sein:
1. Hat ein grandioses Gefühl der eigenen Wichtigkeit (z. B. übertreibt die eigenen Leistungen und Talente; erwartet, ohne entsprechende Leistungen als überlegen anerkannt zu werden).
2. Ist stark eingenommen von Fantasien grenzenlosen Erfolgs, Macht, Glanz, Schönheit oder idealer Liebe.
3. Glaubt von sich, »besonders« und einzigartig zu sein und nur von anderen besonderen oder angesehenen Personen (oder Institutionen) verstanden zu werden oder nur mit diesen verkehren zu können.
4. Verlangt nach übermäßiger Bewunderung.
5. Legt ein Anspruchsdenken an den Tag (d.h. übertriebene Erwartungen an eine besonders bevorzugte Behandlung oder automatisches Eingehen auf die eigenen Erwartungen).
6. Ist in zwischenmenschlichen Beziehungen ausbeuterisch (d.h. zieht Nutzen aus anderen, um die eigenen Ziele zu erreichen).
7. Zeigt einen Mangel an Empathie: Ist nicht willens, die Gefühle und Bedürfnisse anderer zu erkennen oder sich mit ihnen zu identifizieren.
8. Ist häufig neidisch auf andere oder glaubt, andere seien neidisch auf ihn/sie.
9. Zeigt arrogante, überhebliche Verhaltensweisen oder Haltungen.

Abdruck erfolgt mit Genehmigung vom Hogrefe Verlag Göttingen aus dem Diagnostic and Statistical Manual of Mental Disorders, Fifth Edition, © 2013 American Psychiatric Association, dt. Version © 2015 und 2018 Hogrefe Verlag.

In der ICD-10 wurde die *narzisstische Persönlichkeitsstörung* mit der Begründung ihrer Kulturspezifität und mangelnder Reliabilität des zugrunde liegenden Konstrukts nicht spezifiziert und kann nur unter den »anderen spezifischen Persönlichkeitsstörungen« (F60.8) klassifiziert werden. Die narzisstische Persönlichkeitsstörung gilt nach wie vor als ein »hoch-kontroverses Konzept unbestimmter Validität« mit noch unzureichender Empirie (DGPPN 2009), was auch andere aktuelle Publikationen konstatieren (Euler et al. 2018).

In ihrer grundlegenden Konzeptualisierung war die narzisstische Persönlichkeitsstörung vor allem ein psychoanalytisches Konstrukt. Die klassische Verhaltenstherapie konzipierte die narzisstische Persönlichkeitsstörung lerntheoretisch im Sinne einer unrealistischen Aufwertung des Kindes durch die Eltern (Fiedler und Herpertz 2023). Sachse (2002) beschreibt in diesem Zusammenhang die Entwicklungen doppelter Selbst-Schemata bei Patienten mit narzisstischer Persönlichkeitsstörung. Die Patienten würden aufgrund früherer Traumatisierungen in Beziehungen und Erfahrungen von Abwertung sowie negativer Rückmeldung ein negatives Selbst-Schema entwickeln. Aufgrund dieses Schemas und des zentralen Beziehungsmotivs würden sie eine Lösung entwickeln, über Leistung Anerkennung zu haben; diese Rückmeldung von anderen führt im weiteren Verlauf zwar zu einem positiven Selbst-Schema, das aber immer abhängig von den positiven Rückmeldungen bleibt und in das frühe negative Selbstschema nicht integriert werden kann (Sachse 2002).

Neuere kognitiv-behaviorale Erklärungsansätze benutzen andere Begrifflichkeiten, sind aber eng an das Modell von Kernberg angelehnt (Young et al. 2006, Beck et al. 2006). So wird hier von Grundannahmen (anstatt Selbstrepräsentanzen) und kompensatorischen Schemata (anstatt Größen-Selbst) gesprochen.

Die Diagnosestellung der *narzisstischen Persönlichkeitsstörung* erfolgt derzeit am besten strukturiert nach dem SCID-II-Interview (First et al. 1991). Dabei findet nur die nach außen sichtbare, grandiose und selbstwertüberschätzende Form des Narzissmus Beachtung (▶ Kasten Diagnosekriterien F60.81). Verschiedentlich ist darauf hingewiesen worden, dass der klinisch relevante »vulnerable Typus« oder »verdeckte Typus« des Narzissmus damit unentdeckt bleibt (Pincus und Roche 2011, Levy 2012). Dieser ist vor allem mit einem negativen Selbstwertgefühl verbunden und kann durch eine hohe Bindungsangst vorhergesagt werden (Neumann 2010). Bei diesen Patienten verbergen sich hinter einer selbstunsicheren, schüchternen, empfindsamen Fassade auch die typischen narzisstischen Merkmale wie Größenphantasien, Egozentrik, Kränkbarkeit und mangelnde Empathie (Ritter et al. 2013). Russ et al. (2008) unterteilten sogar drei Subtypen (grandios-maligne, vulnerabel-fragil, exhibitionistisch mit hohem Funktionsniveau), allerdings ist diese Unterteilung bislang nicht empirisch belegt worden. Vater et al. (2013) gehen davon aus, dass es sich dabei nicht um echte Subtypen handelt, sondern sich die beschriebene Phänomenologie auf vor allem von Kompensationsmöglichkeiten abhängigen Facetten der gleichen Störung bezieht.

Patienten mit verdecktem oder vulnerablen Narzissmus erhalten in der Klinik aufgrund der fehlenden Fragen im diagnostischen Interview häufig nur die Diagnose der auftretenden Komorbiditäten (depressive Störung, Substanzabhängigkeit) oder die Diagnose einer selbstunsicheren Persönlichkeitsstörung (Walter et al. 2022) und die langffristige medizinische Problematik bleibt unbeachtet.

Es bleibt festzuhalten, dass die meisten Autoren eine Differenzierung der narzisstischen Persönlichkeitsstörung zumindest in einen »*vulnerablen Typus*« und einen »*grandiosen Typus*« vorschlagen, der sich sowohl phänomenologisch als auch empirisch gut voneinander abgrenzen lässt (Pincus und Lukowitsky 2010, Doering 2012, Euler et al. 2018). Obwohl bei beiden Typen eine narzisstische Pathologie mit den entsprechenden psychopathologischen Merkmalen vorliegt, kann weiterhin vermutet werden, dass sich der »vulnerable Typus« auf dem Kontinuum narzisstischer Störungen als Persönlichkeitsstörung an die akzentuierte narzisstische Persönlichkeit anschließt. Sie zeichnet sich durch ein ausgeprägtes Geltungsbedürfnis aus (Dammann et al. 2012), erfüllt aber nicht die Kriterien für eine narzisstische Persönlichkeitsstörung. Der »grandiose Typus« nähert sich dem »malignen Narzissmus« durch mehr antisoziale Persönlichkeitszüge an, bzw. geht in die antisoziale Persönlichkeitsstörung über (Kernberg 2006).

In ▶ Tab. 2.2 sind der »vulnerable narzisstische Typus« und der »grandios narzisstische Typus« der narzisstischen Persönlichkeitsstörung gegenübergestellt.

Aufgrund der die narzisstische Störung kennzeichnenden Ich-Syntonie leiden durch die primäre Störung häufig nicht nur die Patienten selbst, sondern mindestens ebenso die Personen in ihrer Umgebung. Das Leiden des Patienten in Form sogenannter narzisstischer Krisen (Henseler 2000) geht vor allem mit depressiven Symptomen, Substanzmissbrauch und Suizidalität einher (Dammann und Gerisch 2005). Letztere ist häufig mit starkem Schamerleben verbunden (Links 2013). Bezüglich der zugrunde liegenden narzisstischen Problematik besteht aber häufig eine geringe Einsicht und es erfolgt eine selbstwertstabilisierende Externalisierung mit eingeschränkter und selbstbezogener Veränderungsmotivation mit besonderen Schwierigkeiten für die Psychotherapie (Vater et al. 2013).

Tab. 2.2: Der »vulnerable Typus« und der »grandiose Typus« der narzisstischen Persönlichkeitsstörung

Autor	vulnerabel narzisstisch	grandios narzisstisch
Cooper und Maxwell (1995)	machtlos	mächtig, manipulativ
Ronningstam (2005)	schüchtern, ängstlich, sensitiv	arrogant, aggressiv, psychopathisch
Russ et al. (2008)	fragil	grandios, maligne
Doering (2012)	zurückhaltend, schüchtern, selbstunsicher	arrogant, dickhäutig, manipulativ
Vater et al. (2013)	kontingenter Selbstwert, das Selbst maskieren, Abwertung	grandiose Fantasien, Anspruchshaltung/Ärger, Ausbeutung
Miller et al. (2017)	misstrauisch, neurotisch, introvertiert	schamlos, anspruchlich, dominant
Lammers (2023)	schüchtern, bescheiden, leicht kränkbar durch Zurückweisung	offene Anspruchshaltung, grandiose Selbstdarstellung

Etwa ein Drittel der Patienten mit einer *narzisstischen Persönlichkeitsstörung* zeigt einen komorbiden Substanzkonsum (Ritter et al. 2010). Es kann davon ausgegangen werden, dass einige der empirischen Befunde für die Komorbidität von antisozialer Persönlichkeitsstörung und Substanzstörungen aufgrund des dimensionalen Aspekts beider Persönlichkeitsstörungen auch für die schwere narzisstische Persönlichkeitsstörung gelten (Walter et al. 2022).

2.3.2 Die antisoziale Persönlichkeitsstörung

Die antisoziale Persönlichkeitsstörung ist entsprechend der aktuellen DSM-5 Klassifikation vor allem durch zwei Merkmale gekennzeichnet:

1. Ein tiefgreifendes Muster von Missachtung und Verletzung der Rechte anderer seit dem 15. Lebensjahr
2. Eine Störung des Sozialverhaltens vor dem 15. Lebensjahr

Zur antisozialen Persönlichkeitsstörung (DSM-5) bzw. zur dissozialen Persönlichkeitsstörung (ICD-10) besteht ein dimensionaler Übergang von der

2.3 Die psychiatrische Narzissmus-Klassifikation

narzisstischen Persönlichkeitsstörung. In ▶ Abb. 2.3 ist ein Modell für alle narzisstischen Störungen – von der akzentuierten narzisstischen Persönlichkeit bis zur antisozialen Persönlichkeitsstörung – dargestellt.

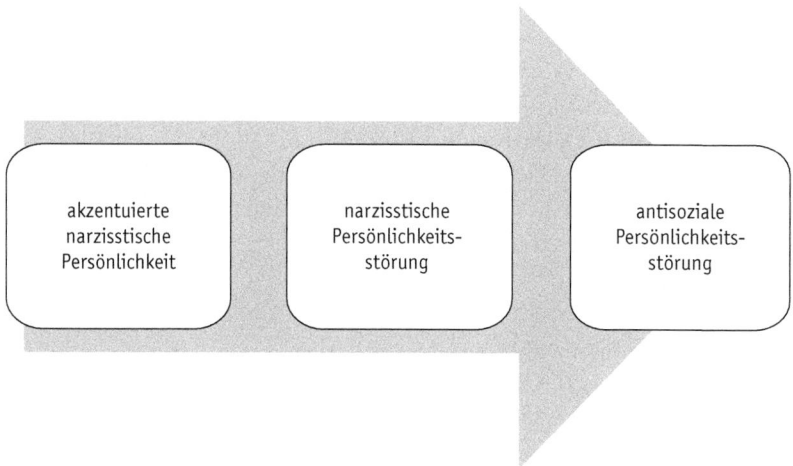

Abb. 2.3: Schwere der narzisstischen Pathologie von der narzisstischen Persönlichkeitsakzentuierung zur antisozialen Persönlichkeitsstörung

Wie schon beschrieben wird die narzisstische Psychopathologie von der akzentuierten narzisstischen Persönlichkeit bis zur antisozialen und psychopathischen Persönlichkeit zunehmen. Die ängstlich-depressive Symptomatik nimmt in diese Richtung ab, während die Aggressivität und Gefühlslosigkeit gegenüber anderen Menschen in dieser Richtung immer weiter zunimmt (▶ Abb. 2.3). Die auffällig fehlende prosoziale Empathie gegenüber anderen führt letztlich zu der für die antisoziale Persönlichkeit typischen Missachtung und Verletzung der Rechte von anderen Menschen.

Bezüglich der *antisozialen Persönlichkeitsstörung* wurde häufig kritisiert, dass vor allem das beobachtbare Verhalten Eingang in die diagnostischen Kriterien gefunden hat und nicht zugrundeliegende strukturelle Merkmale der Persönlichkeit. Dennoch sind auch hinsichtlich der antisozialen Persönlichkeitsstörung keine Veränderungen in der kategorialen Klassifikation im DSM-5 erfolgt, obwohl die starke Assoziation mit delinquentem Verhalten und damit artifiziell hohe Prävalenzraten unter Straftätern verschiedentlich kritisiert wurden (Herpertz und Habermeyer 2004, Coid und Ullrich 2010). Gleichzeitig weist ein häufig auftretendes kriminelles Verhalten immer auch auf eine schwere narzisstische Psychopathologie hin, die in der Regel mit einer antisozialen Persönlichkeitsstörung einhergeht (Stone 2006).

Die Diagnosekriterien für die antisoziale Persönlichkeitsstörung gemäß DSM-5 sind im nachfolgenden Kasten aufgelistet.

> **Antisoziale Persönlichkeitsstörung: Diagnostische Kriterien (F60.2)**
>
> A. Ein tiefgreifendes Muster von Missachtung und Verletzung der Rechte anderer, das seit dem Alter von 15 Jahren auftritt. Mindestens drei der folgenden Kriterien müssen erfüllt sein:
>   1. Versagen, sich in Bezug auf gesetzmäßiges Verhalten gesellschaftlichen Normen anzupassen, was sich in wiederholtem Begehen von Handlungen äußert, die einen Grund für eine Festnahme darstellen.
>   2. Falschheit, die sich in wiederholtem Lügen, dem Gebrauch von Decknamen oder dem Betrügen anderer zum persönlichen Vorteil oder Vergnügen äußert.
>   3. Impulsivität oder Versagen, vorausschauend zu planen.
>   4. Reizbarkeit und Aggressivität, die sich in wiederholten Schlägereien oder Überfällen äußert.
>   5. Rücksichtslose Missachtung der eigenen Sicherheit oder der Sicherheit anderer.
>   6. Durchgängige Verantwortungslosigkeit, die sich im wiederholten Versagen zeigt, eine dauerhafte Tätigkeit auszuüben oder finanziellen Verpflichtungen nachzukommen.
>   7. Fehlende Reue, die sich in Gleichgültigkeit oder Rationalisierung äußert, wenn die Person andere Menschen gekränkt, misshandelt oder bestohlen hat.
> B. Die Person ist mindestens 18 Jahre alt.
> C. Eine Störung des Sozialverhaltens war bereits vor Vollendung des 15. Lebensjahres erkennbar.
> D. Das antisoziale Verhalten tritt nicht ausschließlich im Verlauf einer Schizophrenie oder einer bipolaren Störung auf.
>
> Abdruck erfolgt mit Genehmigung vom Hogrefe Verlag Göttingen aus dem Diagnostic and Statistical Manual of Mental Disorders, Fifth Edition, © 2013 American Psychiatric Association, dt. Version © 2015 und 2018 Hogrefe Verlag.

Aus Sicht der Mentalisierungstheorie (Bateman und Fonagy 2012) werden Menschen mit einer antisozialen Persönlichkeitsstörung als Experten für das (kognitive) Erkennen der mentalen Zustände (kognitive Hypermentalisierung) anderer bezeichnet, da sie es besonders gut verstehen, dies für ihre eigenen Zwecke nutzbar zu machen. Dabei werden primär äußerlich beobachtbare

Aspekte (»external focus«) berücksichtigt, während sich nicht daraus ableitbare mentale Zustände anderer nicht erkannt werden können. Gleichzeitig sind antisoziale Persönlichkeiten nicht in der Lage, sich affektiv in das innere Erleben anderer einzufühlen. Es besteht auch eine mangelnde Fähigkeit, eigene affektive innere Zustände zu mentalisieren. Das Mentalisieren durch Menschen mit antisozialer Persönlichkeitsstörung hat also einen kognitiv-externen Fokus auf andere (Euler und Walter 2020).

Nach Bateman et al. (2013) ist die *antisoziale Persönlichkeitsstörung* durch folgende Charakteristika gekennzeichnet:

- Übersteuerung bezüglich emotionaler Zustände
- Suche nach einem hierarchisch organisierten Beziehungsnetz
- Bedrohungen der hierarchischen Beziehungsorganisation führen zu emotionalen Erregungszuständen mit Verlust von Selbstwerterleben und Überflutung mit Schamgefühlen.
- Die damit einhergehende Angst vor Untersteuerung führt konsekutiv zu gewalttätigem Verhalten mit dem Ziel einer emotionalen Re-Selbstorganisation.
- Die mangelnde Fähigkeit, die Gefühle anderer korrekt zu identifizieren, ist der Fokus der Behandlung.

Fehlende echte Selbstfürsorge bedingt, dass Befriedigung nur körperlich erfahren werden kann, z.B. durch Essen, Sexualität ohne echte Intimität und nicht zuletzt auch durch Alkohol- und Drogenkonsum. Weiterhin wird die antisoziale Persönlichkeitsstörung wie auch die Drogen- und Alkoholabhängigkeit (im Unterschied etwa zu Angst- und depressiven Störungen) eindeutig den externalisierenden psychischen Störungen zugeordnet (Kotov et al. 2011).

Die häufige Komorbidität mit Substanzabhängigkeit konnte für die antisoziale Persönlichkeitsstörung mehrfach gezeigt werden (Compton et al. 2005, Crawford et al. 2009, Chavez 2010, Walter et al. 2011, Walter et al. 2022). Ähnlich wie bei der Borderline-Persönlichkeitsstörung wird der Zusammenhang zwischen der antisozialen Persönlichkeitsstörung und der Alkohol- und Drogenproblematik im Sinne einer epidemiologischen und genetischen Gemeinsamkeit auch als Impuls-Spektrum-Störung gesehen (Walter et al. 2009).

Die hier definierten Persönlichkeitscharakteristika der *antisozialen Persönlichkeitsstörung* weisen mit ihren interpersonellen und affektiven Persönlichkeitszügen eine große Überschneidung mit dem Psychopathie-Konzept auf (Glenn et al. 2013). Der Begriff »Psychopathie« selbst kommt im DSM-5 nicht vor. Hare hat zur Erfassung der Psychopathie die *Psychopathy Checklist* (PCL, Hare 1991; Jugendversion PCL:YV) mit einer inzwischen vorliegenden revidierten Form (PCL-R) entwickelt, in dem neben den Verhaltensmerkmalen Impulsivität, mangelhafte Verhaltenskontrolle, Suche nach Stimulation, Neigung zur Langeweile und Verantwortungslosigkeit und antisoziale Verhaltensstile auch interpersonale und emotionale Faktoren wie fehlende Gefühle von Reue und Schuld, mangelndes Gefühl der Verbundenheit mit anderen Menschen, fehlende Zuneigung und Verantwortung sowie typische kognitive Muster mit impulsivem Denkstil, fehlender Reflexionsfähigkeit, Defiziten im Erkennen von Problemsituationen und Unfähigkeit, die Konsequenzen des eigenen Verhaltens zu antizipieren, beschrieben werden (Herpertz und Habermeyer 2004). Psychopathie oder psychopathische Persönlichkeit kann deshalb als ein über die antisoziale Persönlichkeitsstörung hinausgehendes Konzept betrachtet werden, welches neben deren Verhaltenscharakteristika auch Persönlichkeitscharakteristika beinhaltet.

So klassifizieren Coid und Ullrich (2010) die psychopathische (antisoziale) Persönlichkeitsstörung als schwere Form der antisozialen Persönlichkeitsstörung. Andererseits gibt es auch Hinweise dafür, dass es verschiedene Subtypen der antisozialen Persönlichkeitsstörung gibt, welche mehr oder weniger mit Merkmalen der Psychopathie assoziiert sind. Poythress et al. (2010) haben in einer Clusteranalyse vier Typen der antisozialen Persönlichkeitsstörung identifiziert: eine primäre, sekundäre, »ängstliche« und eine nicht-psychopathische antisoziale Persönlichkeitsstörung.

Nach Lackinger et al. (2006) zeichnet sich die *psychopathische Persönlichkeit* durch folgende Charakteristika aus:

- Keine Schuld- und Reuegefühle
- Keine Verhaltensänderung gegenüber den Opfern
- Vergehen werden nur zugegeben, wenn sie bereits nachgewiesen wurden
- Manipulation und pathologisches Lügen
- Oberflächliche Objektbeziehungen ohne Zärtlichkeit oder Liebe
- Keine Angsttoleranz
- Keine Trauer oder Depressivität
- Gegenübertragung mit Verwirrung, unkritischer Akzeptanz vs. paranoider Infragestellung, Pseudoneutralität und Wunsch, die Beziehung zu beenden

Wie weit ist eine psychopathische Persönlichkeit damit entfernt von einer narzisstischen Persönlichkeitsstörung?

Durch die fehlenden Schuldgefühle und die vollständig fehlende Empathie für andere, also die Unfähigkeit, ein Mitgefühl für die Emotionen eines anderen Menschen aufzubringen, ist die antisoziale und narzisstische Psychopathologie bei der psychopathischen Persönlichkeit wesentlich stärker ausgeprägt als bei der narzisstischen Persönlichkeitsstörung. Die daraus resultierende Kriminalität ist hier deshalb auch regelhaft vorhanden. Bei der psychopathischen Persönlichkeit ist die Gleichgültigkeit gegenüber den Gefühlen anderer besonders stark ausgeprägt, wie Untersuchungen an Serienmördern zeigen konnten (Stone 2001). Empathiedefizite sind zwar bereits bei Personen mit narzisstischer Persönlichkeitsstörung festzustellen. Bei der narzisstischen Persönlichkeitsstörung sind Empathie und Beziehungen aber weniger schwer beeinträchtigt als bei der antisozialen und psychopathischen Persönlichkeit. Ein ausbeuterisches Verhalten kann bei der narzisstischen Persönlichkeitsstörung auch dadurch erklärt werden, dass sie sich in einen anderen Menschen nur schlecht einfühlen können und damit auch Gefühle und Grenzen anderer teilweise nicht erkennen können (Gunderson und Ronningstam 2001). Wie bereits beschrieben, können sie die Gefühlszustände anderer zwar erraten und erkennen und für ihre Zwecke einsetzen, sie können sich aber aufgrund ihres Empathiedefizits nicht wirklich einfühlen, das heißt, die Gefühle anderer nicht nachempfinden und deshalb auch kein echtes Mitgefühl für andere Menschen aufbringen. Dieses Mitgefühl ist wahrscheinlich die Basis für eine ausgeglichene und stabile Beziehung und ein soziales Miteinander in der Gesellschaft allgemein.

2.4 Der psychologische Narzissmus-Begriff

Narzissmus als Persönlichkeitseigenschaft bedeutet zunächst eine normale Persönlichkeitsvariante, die primär durch hohe Selbstwerteinschätzung mit dem Gefühl der Überlegenheit gekennzeichnet ist (Paulhus 2001). Narzisstische Personen werden als besonders ehrgeizig und leistungsbezogen charakterisiert (Fiedler und Herpertz 2023). Auch der Wunsch nach Bewunderung durch andere und das Bedürfnis mit anderen zu rivalisieren ist eng mit Narzissmus verbunden (Back et al. 2013, Back 2023).

Wie Lammers (2015) betont, sind mit dieser *Persönlichkeitseigenschaft* auch positive Eigenschaften verbunden wie ein hohes Selbstwertgefühl, Mut für schwierige Aufgaben und Entscheidungen, höhere Leistungsmotivation und Führungswillen. Gesunde Narzissten haben dabei teilweise mehr interpersonelle Kompetenzen als die Durchschnittsbevölkerung. Unter sog. Berühmtheiten und Führungspersonen finden sich häufiger Menschen mit narzisstischen Persönlichkeitseigenschaften (Young und Pinsky 2006, Grijalva et al. 2015a). Narzisstische Personen werden – vor allem solange sie erfolgreich sind – nur selten einen Psychiater oder Psychotherapeuten aufsuchen.

Der *normale Narzissmus* hat keinen Krankheitswert, solange die narzisstischen Ausprägungen (Größenvorstellungen, Empathiemangel) nicht extrem werden und solange keine subjektiven Beeinträchtigungen und Leiden vorliegen. Einschränkend muss allerdings gesagt werden, dass narzisstische Personen zwar beim ersten Kennenlernen beliebt sind und besonders attraktiv eingeschätzt werden (Miller et al. 2017), sie aber im Verlauf einer Beziehung auch zu mehr Leiden bei ihren Partnern beitragen als nicht narzisstische Personen (Lavner et al. 2016).

Zwischen Narzissmus und höherer Aggression konnte zudem ein positiver Zusammenhang nachgewiesen werden (Du et al. 2022). Junge Männer haben den höchsten Narzissmuswert, während Narzissmus bei Frauen und bei älteren Erwachsenen weniger stark ausgeprägt ist (Weidmann et al. 2023).

Normaler Narzissmus bzw. narzisstische Störungen folgen, an Kernberg angelehnt, einem fließenden Übergang. Ritter und Lammers (2007), welche ebenfalls ein dimensionales Modell vertreten, beschreiben einen Übergang von einem normalen Narzissmus zur narzisstischen Persönlichkeitsakzentuierung und weiter zur narzisstischen Persönlichkeitsstörung (▶ Abb. 2.4).

Der Übergang zum pathologischen Narzissmus ist gemäß Ritter und Lammers (2007) vor allem dadurch gekennzeichnet, dass bei stärkeren Narzissmusanteilen bezüglich des Selbstwerts nicht die präventive Verlustvermeidung im Vordergrund steht, sondern eine selbstbezogene offensive Gewinnmaximierung. Dieses Kontinuumsmodell wird durch die sozial- und persönlichkeitspsychologischen Studien und Konzepte zum Narzissmus als komplexem und mehrdimensionalem Persönlichkeitskonstrukt bestätigt (DGPPN 2009, Lammers et al. 2013, Lammers und Doering 2018).

In ▶ Abb. 2.4 ist das Kontinuum vom *normalen Narzissmus* als Persönlichkeitseigenschaft bis zur *narzisstischen Persönlichkeitsstörung* dargestellt.

Weiterhin gibt die Reduktion einer ängstlich-depressiven Symptomatik bei leichterer narzisstischer Symptomatik einerseits und eine Steigerung hinsichtlich eines ausbeuterischen Verhaltens bei schwerer narzisstischer Symptomatik andererseits genug Hinweise dafür, dass sich die antisoziale Persönlichkeitsstörung wie oben dargestellt bei zunehmendem antisozialen Verhalten an das Kontinuum narzisstischer Störung anschließt, wie Autoren nach Kernberg vorgeschlagen und beschrieben haben (Kernberg 2006, Dammann et al. 2012).

2.4 Der psychologische Narzissmus-Begriff

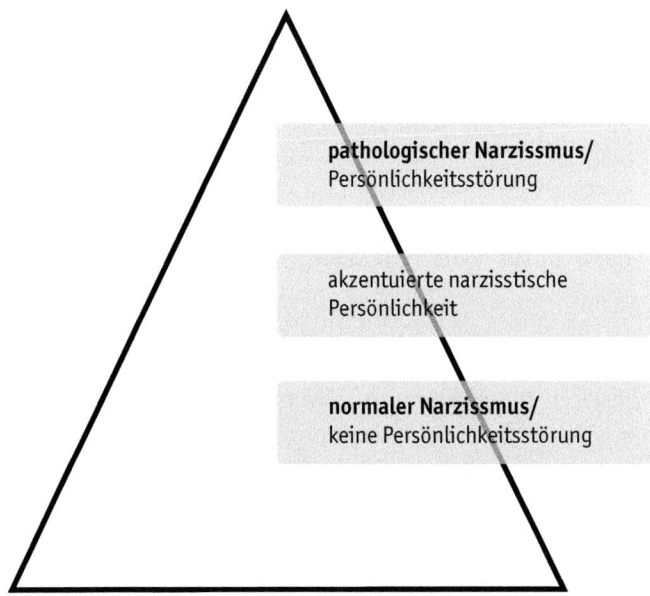

Abb. 2.4: Normaler Narzissmus und pathologischer Narzissmus

3 Gesellschaftliche Relevanz des Narzissmus

3.1 Die Sage von Narziss

In der griechischen Mythenwelt sind unterschiedliche Versionen der Sage von Narziss überliefert. Die älteste und wohl bekannteste Fassung des Narzissus (lat.) stammt von Ovid aus den Metamorphosen III (Ovidius 1982).

Der Sage nach wurde Narziss als Halbgott und Sohn des Flussgottes Kephissos und der Wassernymphe Leiriope geboren. Der Seher Teiresias sagte voraus, dass Narziss alt werden würde, nur, wenn er sich selbst niemals kenne. Narziss war ein attraktiver Jüngling und wurde deshalb auch von jungen Männern und Frauen umworben, er war aber von trotzigem Stolz auf seine eigene Schönheit erfüllt und wies all seine Verehrer und Verehrerinnen rücksichtslos zurück. Diese Kränkung widerfuhr auch der Bergnymphe Echo und dem Bewerber Ameinios, dem Narziss ein Schwert zukommen ließ. Ameinios brachte sich mit dem erhaltenen Schwert um, rief aber zuvor noch die Götter an, seinen Tod zu rächen. Artemis erhörte die Bitte und strafte Narziss mit unerfüllbarer Selbstliebe.

Die unerfüllbare Selbstliebe fand ein Ende, als sich Narziss in einer Wasserquelle sah und sich in sein eigenes Spiegelbild verliebte. Narziss erkannte die Unerfüllbarkeit seiner Liebe, es war unerträglich für ihn, seine Liebe, sein Spiegelbild zu besitzen und doch nicht zu besitzen. Kummer quälte ihn, aber es freute ihn auch, dass sein Spiegelbild ihm treu blieb. In seiner Verzweiflung stieß er sich eines Tages einen Dolch ins Herz. Seine letzten Worte wiederholte Echo: »Ach, du hoffnungslos geliebter Knabe, lebe wohl!« Statt seines Leichnams wurde eine Narzisse an der gleichen Stelle gefunden.

Die Sage von Narziss kann wertvoll für den Narzissmus-Begriff sein, weil wichtige Kriterien der narzisstischen Persönlichkeitsstörungen hier ihre Erwähnung finden: die Selbstliebe (eigene Großartigkeit) und die Beziehungsstörung (Empathiemangel). Besonders die Konzeption von Freud als eine von der Außenwelt abgezogene Libido, die der eigenen Person zugeführt wird, als auch der unabhängige auf Selbsterhaltung ausgerichtete narzisstische Typus lässt sich in der Sage von Narziss gut wiederfinden. Zwar sind auch moderne narzisstische und antisoziale Merkmale wie Aggressivität, fehlendes Einfüh-

3.1 Die Sage von Narziss

lungsvermögen und Rücksichtslosigkeit zu entdecken, die Betonung liegt jedoch insgesamt mehr auf der Selbstliebe und weniger auf den aktuellen narzisstischen und antisozialen Persönlichkeitszügen. Dadurch mag der Mythos Narziss als Grundlage für einen modernen Narzissmus-Begriff vielleicht etwas »verstaubt« wirken.

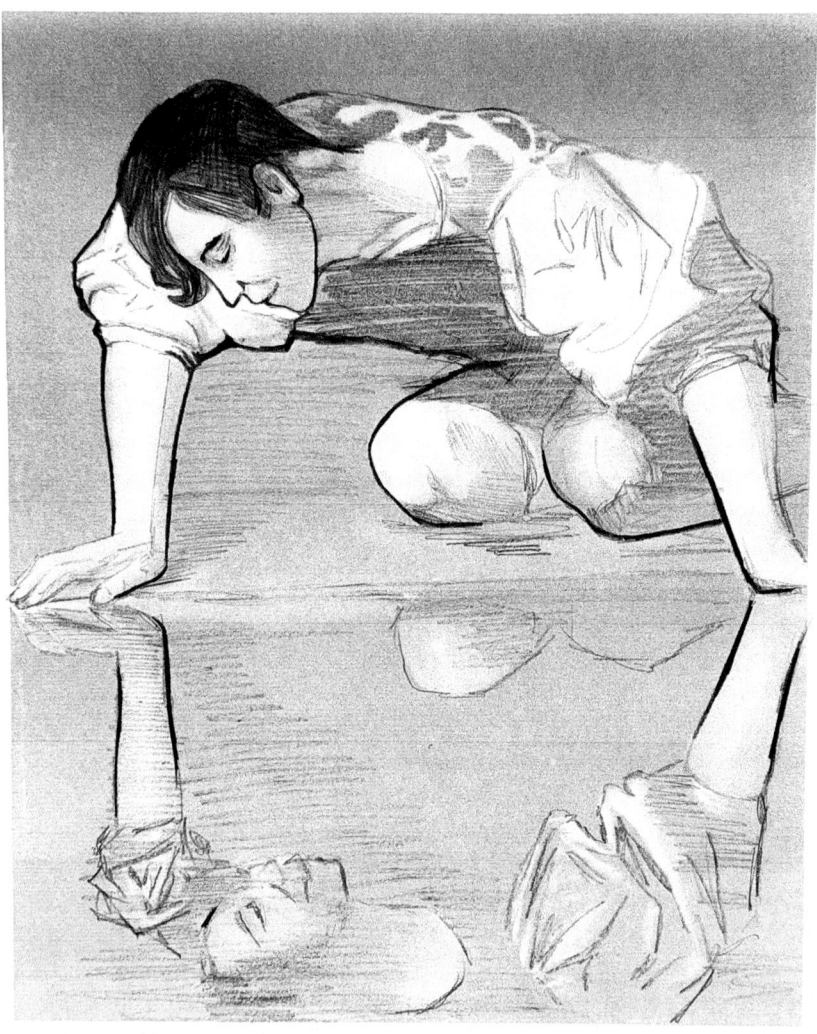

3 Gesellschaftliche Relevanz des Narzissmus

Es stellt sich heute die wichtige Frage, ob das hergebrachte eher kritische Bild vom selbstverliebten Narziss noch zeitgemäss ist, oder ob diese klinisch letztlich weniger schwerwiegenden narzisstischen Merkmale zumindest im sog. Westen nicht in ein gesellschaftlich weitgehend akzeptiertes Verhalten aufgenommen worden sind und somit nicht (mehr) als pathologisch zu werten sind? Besonders aus klinischer Sicht sollte gerade der Empathiemangel und das antisoziale Verhalten mit Rücksichtslosigkeit und Ausbeutung anderer Menschen betont werden, um den normalen Narzissmus von einem pathologischen Narzissmus abgrenzen zu können.

3.2   Medialer Narzissmus

Der Fortschritt von Mobilität und Technologie in den letzten Jahrzehnten ist mit einem stark wachsenden Trend verbunden, der als »medialer Narzissmus« interpretiert werden kann. Selbstoptimierungen und »selbstverliebte« Eitelkeiten im Internet, wo Superstars in Sport und Showbusiness ihren Erfolg – meist ihren Reichtum und ihren Körper – medial zur Schau stellen, sind deshalb aber noch nicht als narzisstische Psychopathologie zu bezeichnen. Es kann zwar konstatiert werden, dass sich der mediale Ausdruck von Egozentrismus in den letzten Jahren insbesondere durch social media deutlich erhöht hat (Spitzer 2017, aktuell: Twenge 2023). Dieser mediale Narzissmus bedeutet zunächst die Darstellung unterschiedlicher Lebensentwürfe und Sichtweisen, die vor dem digitalen Zeitalter in derartiger Weise nicht ausgedrückt werden konnten. Das Erstarken des Narzissmus als medialer Egozentrismus in der gegenwärtigen Gesellschaft wird deshalb auch als eine Möglichkeit der Dezentriertheit neuer kultureller Entwicklungen interpretiert (Diamond 2006). Das »Selfie« stellt hier das allgegenwärtige Symbol dar.

Ähnlich wie früher der Drogenkonsum ist der Internetkonsum der heutigen Zeit auch eine scheinbar wirksame Möglichkeit – besonders bei Jugendlichen und jungen Erwachsenen – in Zeiten der Verunsicherung virtuell Grenzen zu testen und diese online zu erfahren, um weitere Schritte in der Identitätsentwicklung zu machen. Insofern ist der mediale Narzissmus auch als ein Gegenentwurf zum Bildungsbürgertum zu verstehen, in dem eher klassische Literatur und Musikerziehung zum guten Ton gehörten. Insgesamt ist Narzissmus einerseits aus einer Schwäche oder Verwundbarkeit der Person geboren (im Fall des pathologischen Narzissmus), kann aber auch andererseits Ausdruck eines gesunden Selbstbewusstseins sein, ohne größere Ängste und

Hemmungen (im Fall des normalen Narzissmus, Back 2023). Gerade der Ausdruck offener Aggressivität und fehlender Hemmungen im Internet hat wohl eine besondere Attraktivität für Jugendliche und alle »jung gebliebenen« Erwachsenen. Vorbild und Gegenentwurf in einem können hier unzensiert und authentisch erlebt werden.

Narzisstische Pathologien sind im Internet klar erkennbar, wenn Beziehungen ausgebeutet und andere Menschen verletzt werden. Die Anonymität in Foren und Chats unterstützt diese narzisstische Pathologie wahrscheinlich und mag vulnerable Personen dazu motivieren, entwertende Äußerungen zu tätigen. Insofern erfahren wir vielleicht mehr als früher vom Ausdruck narzisstischer Störungen in den elektronischen Medien. Es bleibt aber auch hier genau abzuwägen, ob es sich dabei um gesunde oder um pathologische narzisstische Formen handelt; die aktuelle Forschung wird hier auch im Hinblick auf (narzisstische) Persönlichkeitsstörungen vor allem im Längsschnitt weitere Befunde erbringen (Paris 2014, Twenge 2023).

3.3 Privatleben und Familie

In den letzten Jahren sind eine Fülle von Ratgeberliteratur und Lebensberichten ebenso wie Romanen entstanden, die sich mit dem Thema Narzissmus in Bezug auf die Familie und vor allem die Partnerschaft beziehen. Die Thematik scheint offenbar einen Nerv der Zeit zu berühren. Kinder aus Beziehungen zwischen Narzissten und Nichtnarzissten zeigen klinisch häufig eine Ausgleichsfunktion und »vermitteln« zwischen den jeweiligen Lebensbezügen und Verhaltensweisen der jeweiligen Eltern. Insbesondere die den »kalten« Narzissten innewohnenden aggressive Anspannung und Kränkbarkeit sorgen bei Kindern und Jugendlichen zu auffällig oppositionellem Verhalten, vor allem aber für angepasstes Rückzugsverhalten, um das labile familiäre Gleichgewicht nicht zu stören. Dies gilt vor allem für die Latenzzeit zwischen dem 6. und 12. Lebensjahr und kann sich in der Pubertät erheblich ändern mit den entsprechenden Folgen für das an sich schon instabile Familiensystem.

Ein weiteres Kapitel der familiären Belastung in Familien mit Narzissten stellen die latenten oder offenen dissozialen bis antisozialen Verhaltensweisen dar, die sich in offen delinquenten (körperliche Auseinandersetzung etc.), vor allem aber in gesellschaftlich weniger erkennbaren subtilen Regelverstößen (Betrügereien, Steuerhinterziehung, Glücksspiel, Geschäftsgebaren etc.) zeigen.

Das Mittragen dieser letztlich bis hin zur Kriminalität gehenden Verhaltensweisen durch Partner (und später Familie) und das damit verbundene Mitwissen und ggf. Mitschuldigwerden können einen eigenständigen wichtigen Risikofaktor darstellen. Scham- und Schuldgefühle und gemeinsame Realitätsverkennung erinnern an das Konzept der Ko-Abhängigkeit, wie man es bei Suchterkrankungen kennt. Diese Ko-Abhängigkeit ist selbstverständlich kein statischer oder gar stigmatisierender Prozess und gehört nicht zur Persönlichkeit als solcher dazu, sondern ist eines der dysfunktionalen Interaktions- und Verhaltensmuster, die vor allem Patienten mit narzisstischer Persönlichkeitsstörung im Laufe der Beziehungsjahre entwickeln. In der eingangs erwähnten Ratgeber- bzw. Fallberichtsliteratur sind es häufig Partnerinnen mit eigener hochbelasteter Lebensgeschichte, Vernachlässigungs- und Missbrauchserlebnissen und posttraumatischer Belastungsstörung, die sich eine Narzissten im Sinne der sog. passenden Objektwahl (»assortive mating«) gewissermaßen als Gegenpol »aussuchen« müssen. Diese im Einzelfall sicherlich zutreffenden und vermutlich manche Problematik erklärenden Zusammenhänge lassen sich empirisch schwer nachweisen. Die Laientheorie der Passung (»Gleich und Gleich gesellt sich gern«) ist ebenso wenig durchgängig erkennbar wie eine Komplementarität und Ergänzung (»Gegensätze ziehen sich an«). Es scheint sich vielmehr um einen dynamischen und sich wechselseitig bedingenden Prozess aus Anziehung und Abstoßung, hochgradiger Ambivalenz, Angstlust vor dem potentiell bedrohlichen aber auch attraktiven Anderen und weitere im sexuellen oder materiellen Bereich liegende Faktoren zu handeln. Menschen mit narzisstischen Persönlichkeitszügen bis hin zur narzisstischen Persönlichkeitsstörung sind häufig eindrucksvoll in der Lage, dem (begehrten) Anderen das intensive Gefühl zu vermitteln, Sie oder Er sei wirklich einzigartig, in der jeweiligen Situation und auch grundsätzlich etwas unerreichbar Besonderes und damit besonders liebenswert.

Eine hohe Intensität und Nähe mit stark verwöhnendem und punktuell auch stark unterstützendem Charakter zeichnet den Narzissten auch in der Familie aus, was Kohut (1979) durch den Mechanismus des Selbstobjektes erklärt. Der Partner wird faktisch Teil eines größeren narzisstischen Beziehungs- oder Familienbildes und Teil einer für ihn selbst allein nicht erreichbaren Größe und Kraft. Diese Mechanismen, die im jüngeren Lebensalter vor allem auf sexueller und interaktioneller Basis beruhen, werden im Laufe eines erfolgreichen narzisstischen Lebens durch materielle und soziale Teilhabe am »narzisstischen Projekt« ergänzt und verstärkt.

3.4 Soziologische und Arbeitsmarkt-Perspektive

Es ist nicht statthaft, und meistens auch nicht nützlich, Personen des öffentlichen Lebens aus dem Kulturbereich, dem Showbusiness, der Politik oder dem Sport mit psychopathologischen oder gar psychiatrisch definierten Begriffen näher erfassen zu wollen. Dennoch zeigen sich wiederkehrende Verhaltensmuster, die mit derartigen Fachkonzepten beschrieben werden können. Es sind letztlich die Verhaltens- und Interaktionsmuster von öffentlich wirksamen Personen und nicht ihre Persönlichkeit an sich, die Einfluss auf andere Menschen haben. Diese Thematik zeigte sich 2016 besonders eindrücklich bei der von vielen mit Eifer betriebenen Einschätzung der Persönlichkeit und möglicher Pathologie des neu amtierenden amerikanischen Präsidenten Donald Trump. Eine Vielzahl von Psychiatern und Psychotherapeuten einigte sich in Anbetracht der Kakophonie der Stimmen über die spezifischen Pathologien des damaligen Präsidenten darauf, die mögliche Gefährlichkeit seiner Verhaltensweisen (und nicht die Person an sich) unter psychiatrisch-psychopathologischem Aspekt zu untersuchen (Lee et al. 2017).

Diese Herangehensweise hebt sich von einem in den 1970er-Jahren selbst auferlegten Verbot der APA (sog. Goldwater-Rule) ab und versucht, auf dem Boden psychiatrischer und psychopathologischer Theorien die mögliche Gefährlichkeit einer Person einzuschätzen (»dare to warn«). Das Wort »gefährlich« bezieht sich hier im funktionalen Sinne auf die typischen Aufgaben einer öffentlichen Person, die sich bei einem Sportler erheblich von einem Verteidigungsminister bzw. dem Lenker eines Großkonzerns unterscheiden können. Dieser Ansatz verfolgt den Gedanken, dass Personen des öffentlichen Lebens neben ihren Privilegien und ihrem vielleicht vorhandenen Unterhaltungswert (z. B. bei Entertainern) eine verstärkte öffentliche Verantwortung und letztlich Berechenbarkeit und Nachhaltigkeit zeigen müssen, um die Funktion entsprechend auszufüllen. Narzisstische Persönlichkeitsanteile und Verhaltensmuster sind in diesem Zusammenhang in doppelter Weise relevant.

Auch wenn einzelne Autoren dies bezweifeln (Cain 2015) und eher die ängstlich-schüchternen introvertierten Menschen in den Vordergrund langfristiger gesellschaftlicher und sozialer Fortschritte stellen, ist es doch unzweifelhaft, dass Menschen mit narzisstischen Persönlichkeitszügen bis hin zur narzisstischen Persönlichkeitspathologie auch im politischen und wirtschaftlichen sowie kulturellen Raum in der Lage sind, eine Aura und ein System um sich zu schaffen, das Andere anzieht und motiviert. Man kann dies beim Führungspersonal politischer Parteien ebenso wie bei Intendanzen von

Opernhäusern oder Verwaltungsräten von DAX-Unternehmen beobachten. Selbstverständlich ist heutzutage in Unternehmungen eine teamorientierte Herangehensweise und damit die Kombination verschiedener Persönlichkeits- und Interaktionstypen eher die Regel als die Ausnahme. Insbesondere in Krisen und Stresssituationen werden aber sowohl Wirtschaftsunternehmen wie Parteien als auch kulturelle Institutionen häufig auf (ggf. narzistisch strukturierte) Einzelpersonen und deren Handlungs- und Leistungsfähigkeit zurückgeworfen. Ein ausschließliches »CEO-Prinzip« (Alleinverantwortung) eines einzelnen Geschäftsführers trägt in bestimmten Branchen sicherlich dazu bei. Die Corona-Pandemie hat dies eindrucksvoll gezeigt.

Wie der Unternehmensberater und Psychoanalytiker Kets de Vries (2004) treffend beschreibt, ist der Grat zwischen Scharlatanerie und Genialität oft schmal. Hier mögen branchen- und systemimmanente Strukturen und Abläufe ihren Beitrag leisten, vor allem, wenn kurzfristige Belohnungen (Quartalsziele) stärker gewichtet werden als nachhaltige Entwicklungen (Ressourcenschonende Produktionsweisen). Eine schnelllebige, hochtourige, sog. »heiße Kultur« (Erdheim 1982) wird daher narzisstischen kurzfristigen Gewinn stärker gewichten als eine auf Langfristigkeit und Nachhaltigkeit ausgelegte sog. »kalte Kultur«. In der aktuellen gesellschaftlichen Entwicklungslage, die von Soziologen wie Ulrich Beck als Metamorphose bezeichnet werden (Beck 2015), dürfte das narzisstische Interaktions- und Problemlösemodell eher für kurzfristige Gratifikation und Belohnung sorgen als ein langfristiges nachhaltiges Modell.

Diesem stärker auf die individuelle narzisstische (Führungs-)Persönlichkeit ausgerichteten Denken steht eine manchmal plakativ wirkende Beschreibung der »kränkbaren Gesellschaft« (Strohschein 2016, Twenge 2009) gegenüber. Eine für die sog. Generation Y (Geburtenjahrgänge 1985–2000) angeblich besonders typische leichte Kränkbarkeit bei Irritationen oder dem Verlust scheinbar sicher geglaubter Rechte und Privilegien wird von mehreren Seiten beklagt. Es geht hierbei um die Beobachtung, dass in einer weit entwickelten Gesellschaft mit vielen Zusammenhängen und wechselseitigen Abhängigkeiten vielfältige »Rechte« existieren, die das Zusammenleben letztlich einfacher machen und sichern sollen. Stehen diesen Rechten zu wenig Pflichten und Verpflichtungen gegenüber, entsteht eine Schieflage und das Gefühl des Einzelnen, »zu kurz zu kommen«. Verbindet man bestimmte gesellschaftliche Rechte stark mit dem eigenen Identitäts- und Integrationsgefühl bzw. mit dem eigenen Selbstwert, so sind es ggf. kleine Missverständnisse und letztlich irrelevante Systemfehler, die als groß, bedrohlich und zunehmend als kränkend erlebt werden. Die teilweise unselige, teilweise aber kritisch zu führende Diskussion über eine »Inflation des Opferbegriffs« gehört ebenfalls zu dieser

Thematik (Twenge 2023). Ein Selbstverständnis als Opfer von Umständen (im Sinne der locus of control theory) mag auf dem Boden realer schwerer Traumatisierungen psychodynamisch nachvollziehbar sein und ist auch zu diagnostizieren und zu behandeln (OPD-KJ 2). Senkt sich aber die gesellschaftliche Schwelle und verändern sich die Interpretationsmechanismen, so entsteht leicht »Kränkungs- und Empörungskultur«, die – sozial-medial unterstützt – kritische konstruktive Diskussionen nicht erleichtert und narzisstische Phänomene fördert.

Unter arbeitsbezogenen soziologischen Aspekten skizziert Graefe exemplarisch die Leserin und Nutzerin eines Burnout-Manuals, die sich wünscht, dass »ich eigentlich auch ganz gerne so wäre wie diese starke Persönlichkeit aus meinem Burnout-Manual, so fein und eigensinnig zugleich, so realistisch und integer, so ganzheitlich und authentisch. Und wenn mir dieses Persönlichkeitsideal attraktiv erschien, dann ginge es anderen vermutlich ähnlich.« (Graefe 2019, S. 9). Graefe verweist darauf, dass gerade Ratgeber-Literatur einen bei vulnerablen Menschen erhöhten Druck auf weitere narzisstische Anpassung erzeugen kann.

In der sogenannten VUKA-Welt, die durch **V**olatilität, **U**nsicherheit, **K**omplexität und **A**mbiguität gekennzeichnet ist, sind Erschöpfung auf der einen und Resilienz auf der anderen Seite die beiden Pole. Hier ist die Analogie zur großartigen Idealisierung und zur massiven Entwertung bei Narzissten naheliegend. Laut Graefe ist es das »zur Freiheit verdammte Subjekt der Gegenwart«, das Macht primär in ökonomischen Prozessen als Führung durch Selbstführung also auch durch dauernde Selbstkontrolle und Selbstaufwertung erlebt. Dies gelingt besonders »Subjekten, die von der Unverwechselbarkeit ihrer selbst maximal überzeugt« sind (ebd., S. 9).

Die in den letzten Jahren konzipierten Vorstellungen des arbeitnehmenden Menschen als stets »flexibler Mensch« i. S. Richard Sennetts, »als Subjekt wohlfahrtsstaatlicher Austeritätspolitik«, als »postheroische Persönlichkeit«, als »unternehmerisches Selbst« und als »Arbeitskraftunternehmer« und schließlich auch das erschöpfte Selbst im Sinne Ehrenbergs sind gemäß Graefe letztlich »Facetten« eines einzigen, wenn auch veränderlichen Leitbildes von selbstreflektierender Subjektivität. Das neoliberale Subjekt sei eine Realfiktion und diese sei in den letzten Jahren in eine Krise geraten. In diesem Kontext hat die gesellschaftliche Dimension des pathologisiert gewordenen Narzissmus (aus positiv konnotierten Anfängen bis hin zur eigentlichen Pathologie) auch einen arbeitsmarktrelevanten und damit volkswirtschaftlich und gesellschaftlich bedeutsamen Kontext. Begreift man die Wachstumskrise auch als Legitimitätskrise der Demokratie, sind Selbstregulationsfähigkeiten und individuelle Resilienz ein Konstrukt der Stabilisierung, das allerdings weiterhin stark auf das Individuum und damit indirekt immer auf dessen familiäres und genetisches Gewordensein fokussiert.

Wenn man mit Ehrenberg zwei typische »moderne« Pathologien wie Burnout/Depression oder Narzissmus nicht nur auf konkrete soziale Konfliktlagen zurückführt, dann erscheinen sie im Sinne von Graefe als »nicht intendierte Nebenfolge von Modernisierung, Fortschritt und Emanzipation«.

Narzisstisches Verhalten ist dann eine unter vielen zunächst nützlichen Anpassungsstrategien, die je nach Kontext hilfreich, aber auch krankheitsauslösend sein können. Schwierig wird es, wenn das Individuum – an sich in gesellschaftlichen und wirtschaftlichen Diskursen auszutragende – Konflikte in sich selbst hinein trägt und versucht, selbst zu verarbeiten. Dies kann man in Analogie zur Verinnerlichung unausgesprochener und unausgetragener elterlicher Konflikte im Kindes- und Jugendalter sehen bzw. im Einzelfall auch als deren Wiederholung. Es entsteht daher eine innere Trieb- und Konfliktanspannung und ein immer stärkeres Spanungsfeld zwischen Selbstsicherheit und Zweifel am einen Selbst.

Vorübergehende Größenfantasien je nach Altersphase können hierbei in eigenartiger Weise hilfreich sein. Ein vielschichtig angelegtes, flexibilisiertes und schnell anpassungsfähiges Subjekt ohne große Bindungen an andere und vor allem ohne verbindliche Empathiemuster mag in einer spätmodernen Gesellschaft der ideale Arbeitnehmer sein, wird aber in Krisensituationen gesundheitlicher, sozialer, familiärer oder intellektuell-wertorientierter Art wenig auf konstante Ressourcen zurückgreifen können.

Auch Charim (2022a, 2022b) definiert unter sozial-philosophischem Aspekt die Pluralisierung der Gesellschaft bis hin zu ihrer Fragmentierung als unhintergehbares Faktum und nicht ausschließlich als äußerlichen Vorgang, sondern als direkt wirksam für die Identitäts- und Individuumsentwicklung. Da es keine klar definierte stabile Zugehörigkeit zur Gesellschaft oder zu gesellschaftlichen Teilgruppen mehr gäbe, sondern diese jeweils einzeln vom Individuum zu erarbeiten sei, sei individuelle Größenfantasien und Autonomieerwartungen höhere Bedeutung beizumessen. Tief und früh eingebrannte Kränkungserlebnisse beispielsweise der sozialen Ausgrenzung in sozialen Medien oder im Arbeitsmarkt führen zur narzisstischen Reaktion des Individuums, das selbst von sich überzeugt ist, angesprochen werden will, gemeint sein will und stets in seiner Individualität gewertschätzt werden will.

Genau dieses ist selbstverständlich nicht gewährleistet. Die öffentliche Behauptung der jeweiligen Besonderheit – also nicht die Herstellung von Gleichheit durch Ähnlichkeit –kennzeichnet einen »dritten Individualismus«, der sich stark um die – letztlich fragile – Identität der Person dreht. Auch hier sind Kränkungs- und Enttäuschungserlebnisse einerseits Rückschlag, andererseits aber auch Motor für die weitere Arbeit am optimierten Subjekt.

»Teil der Gesellschaft sein« heißt nach Charim heute »wahrgenommen werden«; Wahrnehmung sei sozusagen die »Währung« der Demokratie. Wenn sich die Zugehörigkeit verändert, dann verändert sich auch die Nichtzugehörigkeit. Ausgeschlossen sein bedeutet demnach: nicht wahrgenommen zu werden. Deshalb sei die Sehnsucht nach einer gerechten Gesellschaft verbunden mit dem Wunsch nach subjektiver Anerkennung. Hier kreuzen sich gesellschaftliche Phänomene mit individuell narzisstisch angelegten Persönlichkeitsstrukturen. Charim sieht eine Gefahr in einer übertriebenen »Opferkultur«, die Kränkungen stark befördert.»Waren Emotionen ein wichtiger Einspruch, der sichtbar machte, dass Ungerechtigkeiten auch zu Verletzungen führen, die also dazu beitrugen, die Perspektiven zu verändern und die Opferperspektive gesellschaftlich relevant zu machen – so kippt die dauernde Berufung auf gekränkte Emotionen (seit etwa 20 Jahren) in eine höchst gesteigerte Empfindsamkeit. Es ist das Kippen von Gleichheitsvorstellung, Egoismus, Egozentrik in Narzissmus« (Charim 2022a, S. 187). Auch wenn hier ähnlich wie bei Haller (2013) auf den Kränkungsaspekt des Narzissmus fokussiert wird, sind es andererseits doch narzisstisch geprägte Persönlichkeiten, die wirtschaftliche und soziale sowie familiäre und kulturelle Veränderungen mit Reduktion ihres Status und vielleicht Eingrenzung ihres Identitätsraumes als besonders bedrohlich und kränkend erleben und aggressiv darauf reagieren.

3.5   Besitz und Materielles

Narzissmus hat eine mentale, emotionale, körperliche und interaktionell-soziale Seite. Eher weniger wird die physische und materielle Seite beachtet, die insbesondere bei steigendem Lebensalter des einzelnen Narzissten bzw. steigender Komplexität narzisstischer Systeme an Bedeutung gewinnt. In einer stark materialistisch und hedonistisch orientierten Gesellschaft ist das Phänomen des Besitzes und des Vorzeigbaren bzw. Verfügbaren (Rosa 2018) von hoher Bedeutung. Ebenso ist heute der Zugang zu Gütern, Dienstleistungen und besonderen sozialen Situationen von noch größerer Bedeutung, der Zukunftsforscher Rifkin (2001) spricht seit längerem vom »age of access«. Dem narzisstischen Menschen gelingt es im günstigen Fall, materielle Güter, Statussymbole aber auch spezielle Zugänge beispielsweise zu Clubs, Vereinen, besonderen »Events« zu erlangen, die ihrerseits wieder attraktiv, beispielsweise auf Partner oder Partnerinnen und die Familie wirken.

Gestalten sich dyadische Paarbeziehungen hauptsächlich um diese materiellen Phänomene bzw. die Zugangsmöglichkeiten herum, so sind diese narzisstischen Räume jeweils hoch gefährdet und müssen ihrerseits aufmerksam geschützt werden. Auch ein möglicher Verlust von narzisstischen Zugängen und Besitz stellt in solchen Paarkonstellationen eine große Gefahr dar.

Das gemeinsame Erhalten eines bestimmten Wohlstands (bei gleichzeitig volkswirtschaftlich zu beobachtendem Schwinden des Mittelstandes) kann zum Lebensinhalt werden und wird in einer spätkapitalistisch-neoliberalen Gesellschaftsordnung von jeder Seite her gefördert.

Die Angst vor »Objekt-Verlust« stellt im Kontext von Besitz und Zugang eine Art Fortsetzung der frühen Objektverlustängste der narzisstischen Persönlichkeit im sozialen und materiellen Raum dar. Nicht selten sind es *materiell-existentielle Krisen* (Konkurs, Arbeitslosigkeit, Scheidung, aber auch der »Pensionierungschaft«) und deren dysfunktionale Bewältigung, die eine Therapie möglich und nötig machen. Es kann daher die Diagnostik wertvoll ergänzen, auch die realen (und phantasierten) materiellen Grundlagen der Existenz des Patienten in der Anamnese zu beachten, insbesondere, wenn auch dissoziales Verhalten (Glückspiel, Steuerhinterziehung o. ä.) bekannt ist.

3.6 Prosozialer Narzissmus

Es scheint kaum möglich, sich dem Phänomen des Narzissmus gänzlich neutral zu nähern, zu stark sind Ambivalenz und Dichotomie bei diesem Konzept ein integraler Teil. Deswegen ist vielleicht auch ein dimensionaler Ansatz verschiedener »Graustufen« des Narzissmus schwieriger zu konzeptualisieren als ein kategorialer Ansatz im Hinblick auf die jeweiligen Auswirkungen. Es ist unzweifelhaft, dass eine bestimmte Form des Narzissmus (jenem »Säuglingsnarzissmus« vergleichbar) von Nöten ist, um sich nicht von allerlei kleinen Irritationen oder Kritikpunkten in der Entwicklung stören zu lassen. Ein gewisses großzügiges über schwierige Themen Hinwegsehen im Sinne der reifen Abwehrmechanismen einer tiefenpsychologischen Sichtweise, vereinfacht und organisiert vermutlich positiv das Weltbild des sich entwickelnden Kindes. Es kann so dazu beitragen, dass im Sinne eines Filterprozesses unliebsame Erfahrungen gar nicht erst stark als solche wahrgenommen bzw. in prosozial narzisstischer Weise umgewertet werden.

Im Gruppenkontext scheinen sich individuelle narzisstische Phänomene zu ergänzen, aber auch zu relativieren, so dass starke narzisstische Verzerrungen der Wahrnehmung beim Einzelnen ausgeglichen werden und stattdessen ein narzisstisches Gruppenselbst entsteht (Fromm 1980). Die vielfältigen eher prosozialen Arten des Narzissmus stellt Back (2023) auf den Boden vieler Studien in den Focus (»ICH«) und entwickelt ein differenziertes Bild »gelingender« narzisstischer Interaktionen und Bemühungen.

Folgt man der These einer umfassenden Therapeutisierung des Sozialen und der Pathologisierung vormals alltäglicher Zustände ohne Krankheitswert, so wird man daher auch die manchmal allzu leichtfertig vergebene »Diagnose« eines Narzissmus bei einem letztlich anstrengenden und selbstbezogenen Menschen sehr zurückhaltend erwägen.

3.7 Antisozialer Narzissmus

Kohut (1979) und Fromm (1980) verweisen mehrfach warnend auf die negativen Auswirkungen des pathologischen Narzissmus auf den Einzelnen, die Familie, die Gruppe und die Gesellschaft. In Kernbergs Persönlichkeitsmodell (Kernberg 1985, Kernberg 2006) ergibt sich wie bereits beschrieben eine Art Schichtenbildung von neurotisch-hysterischer Störung über die narzisstische Persönlichkeitsorganisation bis hin zu antisozialen Handlungen und Persönlichkeit. Klinisch psychotherapeutisch ist Kernbergs Modell weniger als linearer Entwicklungsprozess zu verstehen, sondern eher als eine Art »Paternoster«, bei dem das betroffene Individuum, je nach Belastungsgrad und Abwehrformation, stärker im hysterischen, stärker im narzisstischen oder stärker im antisozialen Modus auf die Gegebenheiten der Umwelt und der Beziehungen reagiert.

Im Sinne der Ansätze von Rudolf (2018) geht es weniger um feste strukturelle Merkmale, sondern um im Laufe des Lebens erworbene Erlebnis- und Handlungsbereitschaften, die es dem Narzissten »leicht machen«, in Krisensituationen (auch) auf *antisoziale Verhaltensweisen* zurückzugreifen. Hierbei geht es nicht immer um hochaggressive und hochkriminelle Verhaltensweisen, sondern auch um kleine Betrügereien, Steuerhinterziehung, die Bereitschaft, Lügen oder »Fake News« zu verbreiten und insgesamt eine mangelnde Wertschätzung von einengenden sozialen Regeln und Absprachen.

Im engeren forensischen Kontext knüpft hier das Konzept der »*Psychopathy*« von Hare (1991) an, wie es sich auch in den gängigen forensischen Interviews wie beispielsweise dem PCL:YV für Jugendliche zeigt. Narzisstische Erlebens- und Verhaltensweisen sind hier als Teil der psychopathischen Entwicklung operationalisiert. Sevecke und Krischer (2016) weisen insbesondere für jugendliche Straftäter darauf hin, dass antisoziale Verhaltensweisen immer im Kontext der Differentialdiagnose von Persönlichkeitsstörungen zu sehen sind.

Paulina Kernberg (2005) hat bereits für das Kindesalter von narzisstischen Persönlichkeitsorganisationen und letztlich Persönlichkeitsentwicklungsstörungen gesprochen, um diese frühzeitig der Diagnostik und damit der Intervention zugänglich zu machen, damit diese sich nicht in der Adoleszenz oder im frühen Erwachsenenalter als echte Persönlichkeitsstörungen verfestigen. Dieser kontrovers diskutierte Ansatz wurde insbesondere im deutschsprachigen Raum erst schrittweise rezipiert und integriert (Schmeck et al. 2013), hat aber für die Einschätzung antisozialen Verhaltens, das sich eben häufig in der Jugend zeigt und persistiert, eine hohe Bedeutung für Therapie und Prognoseerstellung. Narzissmus mit Antisozialität oder gar Psychopathie gleichzusetzen wäre zu einfach. Es sind vielmehr einzelne narzisstische Konfliktlöse- und Erlebensstrategien, die sich auch bei psychopathischen Menschen finden. Die weiteren Kriterien wie die ausgesprochene Gefühlskälte, die destruktive Empathie etc. gehören nicht automatisch zum Narzissmus. Im höheren Erwachsenenalter und ausgeprägtem Fall verschränken sich diese Mechanismen zu ungünstigen Kombinationen. Besondere Bedeutung erhalten (komorbide) narzisstische Persönlichkeitsstörungen bei psychisch kranken Straftätern, da diese Selbst- und Erlebensorganisation das Sich-einlassen auf psychotherapeutische oder andere Interventionen erheblich erschwert.

Narzisstisch gestörte Straftäter gelten als besonders therapieresistent bzw. integrieren psychotherapeutisch erarbeitete Inhalte in dysfunktionaler Weise in ihre narzisstische Persönlichkeitsorganisation und nutzen diese im Ergebnis antisozial. Auch hier zeigt sich die Nützlichkeit von Kernbergs Hierarchiemodell, da die antisoziale Komponente letztlich die gesamte Persönlichkeitsorganisation trägt und bestimmt (Kernberg 2006).

Diese Aspekte sind z. B. bei der Settingsgestaltung von Institutionen etwa durch narzisstische Spannung reduzierende Regelwerte und Verhaltensroutinen für diese Patientengrppe zu beachten (Bilke 2018).

3.8 Transkulturelle Aspekte

Es ist nicht zuletzt die schwierige transkulturelle Übertragbarkeit des Narzissmuskonzepts in einem weltweiten Kontext, die die aktuellen Entwicklungen bei der ICD-11 beeinflusst hat.

In der klinischen und praktischen Realität stellt sich in der Tat die Frage, anhand welcher Kriterien bei Menschen aus unterschiedlichen Kulturkreisen narzisstische Phänomene bis hin zu Persönlichkeitsstörungen zu diagnostizieren sind.

Es dürfte sich insbesondere in kollektivistischen Kulturen z.B. Asiens anders darstellen als in hochindividualistischen oder stark repressiv geprägten Kulturen. Folgt man den grundlegenden Überlegungen von Rosling et al. (2018), sind es weniger die sog. kulturellen Unterschiede, die zwischen Nationen und Kontinenten bestehen, sondern eher die Unterschiede auf den jeweiligen Einkommensstufen (Stufenmodell 1–4). Ggf. bedarf es einer gewissen materiellen Basis und Sicherheit, um überhaupt narzisstische Persönlichkeitsstrukturen in klinisch relevanter Form zu entwickeln. Ist die unmittelbare Umgebung stark bedroht z.B. durch Naturkatastrophen oder extremer Armut, dürften narzisstische Anpassungsmechanismen und vor allem Persönlichkeitsstörungen hochgradig dysfunktional sein und den Ausschluss aus der Gruppe und damit das Überleben erheblich gefährden.

Andererseits ist bekannt, dass diejenigen Kulturen, die sich selbst als überlegen und zu Unrecht vorübergehend in eine niedrigere Position geraten sehen (Nigeria, Libanon, Bangladesch), im jeweils neuen Land besonders starke soziale Aufstiege hinter sich haben (Chua und Rubenfeld 2014). Man wird in diesem Kontext zwischen gezielter Migration, Flüchtlingskonstellationen und geplanten und gewollten bi-nationalen Beziehungen unterscheiden müssen.

Man wird in den nächsten Jahren und Jahrzehnten beobachten, dass ursprünglich europäisch geprägte Konzepte auch im Bereich der Psychiatrie und Psychotherapie durch globale und vor allem durch Erfahrungen in den großen Entwicklungsräumen Asiens und des »globalen Südens« stattfindende Trends ergänzt und ggf. ersetzt werden.

Unabhängig davon wird es für den Psychotherapeuten nützlich sein, »narzisstische Kränkungen« auch bei Flüchtlingen und Migranten sorgfältig zu eruieren und wahrzunehmen, da diese in Kombination mit Scham- und Schuldgefühlen Integration und Entwicklung erheblich beeinträchtigen können. So berichten klinisch viele erfolgreich nach Europa Geflüchtete, dass sie sich nach zwar hoch belastender, aber letztlich nur aktiv-konstruktiv zu bewältigender Flucht durch das hiesige System der Heime, der Nicht-Tätigkeit und des Wartens stark herabgesetzt fühlen. Insbesondere junge Männer werden dann »dissozial aktiv«.

Auch hier zeigt sich das dichotome Spannungsfeld zwischen letztlich prosozial entwicklungsorientierten narzisstischen Phänomenen und entwicklungshemmenden narzisstischen bis hin zu antisozialen narzisstischen Phänomenen. Auch im Kontext von Migration und kultureller Diversität lassen sich wieder die antisozialen narzisstischen Aspekte leichter erkennen als prosoziale.

Einen historischen Sonderfall stellt in diesem Kontext die deutsch-deutsche Trennung und Wiedervereinigung dar, die unter psychiatrisch-psychotherapeutischem Aspekt eingehend untersucht wurde (Brähler 2010). Bestimmte Diagnosegepflogenheiten waren in der ehemaligen DDR – sicher nicht nur durch das politische System bedingt – deutlich anders als in der ehemaligen westdeutschen Bundesrepublik. Wenn man der Annahme zustimmt, dass narzisstische Phänomene und Persönlichkeitsorganisationen auch immer einen gewissen Entfaltungsraum benötigen, so war dieser sicherlich im westdeutschen Bereich größer und öffentlicher. Im Kontext der in den ehemals zur DDR gehörenden »Neuen Bundesländer« gehäuft auftauchenden psychischen Störungen ist ein auch auch altersbegründeter Übergang zu narzisstischer Kränkbarkeit mit persönlichkeitsnahen Komponenten sicher fachlich zu diskutieren (Frommer 2002).

Kränkung und Verbitterung sind auch im Kontext *narzisstischer Abwehrstrukturen* verständlich. In diesem Sektor ist weitere Forschung von Nöten, um auch transgenerationalen und transkulturellen Chronifizierungen effizienter entgegenwirken zu können.

3.9 Gender-Aspekte

Die Herausbildung einer narzisstischen Identität ist in diesem Sinne als Wechselspiel von genetischen, familiären, in den letzten Jahrzehnten aber auch stark ausbildungs- und wirtschaftlichen Einflüssen zu sehen. Geht man von einer narzisstischen Identitätsbildung aus, die einen Teil der Persönlichkeit bestimmt, so ist diese als Kombination genetischer Faktoren, frühkindlicher familiärer Interaktions- bzw. Vernachlässigungsprozesse zu sehen, aber in den letzten Jahrzehnten auch zunehmend durch die sozialen Medien vermittelter Prozesse von Selbstermächtigung, Selbstkompetenzerwerb und

Autonomieforderung, so dass das Individuum äussere »Zumutungen« der modernen Gesellschaft quasi in sich selbst zu bewältigen sucht.

Man merkt in dieser Thematik deutlich, dass narzisstische Interaktionen und Probleme häufig eine hochgradige Ambivalenz bei allen Beteiligten auslösen. Es handelt sich einerseits um nachvollziehbare Phänomene (im Fall der realen Opfer), aber auch um justiziable und teilweise erschütternde Vorgänge, die oben beschriebene Doppelköpfigkeit des Narzissmus zeigt sich in komplexen gesellschaftlichen Phänomenen besonders. Interessanterweise scheint die gesellschaftliche Akzeptanz narzisstischer Verhaltensweisen insbesondere bei Personen gegeben zu sein, die aufgrund sportlicher oder kultureller – scheinbar objektiv messbarer – Leistungen brillieren und bei denen ein quasi berufsbezogener Narzissmus »einfach dazugehört«.

Grundsätzlich sind vor allem die schweren Ausprägungsformen der narzisstischen Persönlichkeitsstörung bei Männern und Frauen gleich zu betrachten, wenn sich auch in der klinischen Darbietung selbstverständlich geschlechtsrollenbezogene Unterschiede zeigen. Aufgrund langjähriger klinischer Erfahrung stellt Wardetzki (2021) bei Frauen vor allem den vulnerablen, hochgradig selbstkritischen, sich auch mit dem eigenen Körperbild beschäftigenden angepassten Typus dar, der sich klinisch zunächst in Essstörungen oder Depressionen zeigt und bei dem erst spät die Diagnostik der zugrundeliegenden narzisstischen Störung erfolgt.

Die auf ein breites Publikum zielenden Publikationen betonen die hochgradige Leistungsorientierung weiblicher Narzisstinnen, eine grundsätzliche Kränkbarkeit bei kleinen beruflichen und sozialen Fehlern und insgesamt eine starke Tendenz zur Selbstabwertung. Da diese Frauen häufig sozial gesellt und gesellschaftlich oberflächlich und nach außen hin erfolgreich seien, zeigte sich hier auch spät erst die eigentliche narzisstische Thematik. Genau hierin liegt auch die klinische Problematik, nämlich das viel zu späte Erkennen einer verfestigten narzisstischen Persönlichkeitsstruktur, die beispielsweise auch Beratungssituationen, Coaching, Supervision und freundschaftliche Gespräche als Hilfe zur Lösung von Problemen nicht sehr hilfreich wirken lässt, da die »narzisstische Plombe« sich auch gegenüber professionell oder persönlich gut gemeinten Hilfsangeboten verschließt.

Für den Bereich der LGBTQIA+ und anderer nonbinärer Lebensformen gibt es trotz der hohen aktuellen gesellschaftlichen und vor allem medialen Relevanz wenig empirische Befunde. Dies ist vor allem unter klinisch-epidemiologischem Aspekt bedauerlich, da diese Menschengruppe häufig Kränkungen in früher Kindheit, Unverständnis, Stigmatisierung, Diskriminierung und anderen Einschränkungen ausgesetzt ist, die die Selbstwertentwicklung und das Selbstbild beeinflussen können. Die erhöhte Suizidversuchs- und

Suizidrate bei diesen Personengruppen stellt hier einen eigenständigen wichtigen Risikofaktor dar, da sicherlich auch »narzisstische Kränkungen« hier ihren Beitrag zur gefährlichen Problematik leisten. Weitere ergebnisoffene und akzeptierende Forschung ist dringend nötig.

4 Ätiologie des Narzissmus

4.1 Persönlichkeitsstörungen im Allgemeinen

Die Ätiologie hängt bei allen Persönlichkeitsstörungen wesentlich von den entwicklungspsychologischen Bedingungen ab, in denen sich konstitutionelle (erbliche) Merkmale zu einer mehr oder weniger gesunden Persönlichkeit entfalten können (Gunderson 2009).

> Persönlichkeit entsteht vermutlich aus der vererbten Konstitution und den Interaktionen des Kindes mit den primären Bezugspersonen. Hier führen – bei entsprechender genetischer Vulnerabilität – anhaltende und wiederholte Traumatisierungen zu Bindungs- und Mentalisierungsstörungen des Kindes.

Bindungs- und Mentalisierungsstörungen sind später mit dem Auftreten von Persönlichkeitsstörungen verbunden, die sich in der Adoleszenz entwickeln und im jungen Erwachsenenalter zeigen. Wenig bekannt ist, warum sich gerade narzisstische Störungen und nicht andere spezifische Persönlichkeitsstörungen entwickeln. Empirische Studienergebnisse zur Ätiologie liegen mehrheitlich für die Borderline-Persönlichkeitsstörung und die antisoziale Persönlichkeitsstörung vor (Walter et al. 2022).

4.1.1 Genetik

Es liegt eine Reihe von Untersuchungsbefunden zu genetischen Faktoren bei Persönlichkeitsstörungen vor. Um den Einfluss von Genen von dem Einfluss des familiären Umfeldes unterscheiden zu können, werden Familienstudien und Zwillingsstudien durchgeführt. *Zwillingsstudien* nutzen den Umstand, dass Zwillingspaare üblicherweise gemeinsam aufwachsen und somit vergleichbaren Umwelteinflüssen ausgesetzt sind. Da eineiige Zwillinge 100 % ihres genetischen Materials gemeinsam haben, zweieiige Zwillinge aber im Schnitt nur 50 %, erlauben diese Studien auch Rückschlüsse auf die Auswirkung der genetischen Faktoren auf pathologische Persönlichkeitseigenschaften. Die

Mehrzahl der in den letzten Jahren durchgeführten Zwillingsstudien zeigen, dass die Konkordanzraten als der Grad an Übereinstimmung bei eineiigen Zwillingen höher als bei zweieiigen Zwillingen sind. Adoptionsstudien sind ein weiterer Ansatz zur Unterscheidung zwischen dem Einfluss von genetischen Faktoren und Umweltbedingungen. Untersuchungen an Halbgeschwistern sowie die Evaluation des Erkrankungsrisikos adoptierter Kinder von Patienten mit Persönlichkeitsstörungen belegen ebenfalls die Vermutung, dass das Risiko für die Entstehung einer Persönlichkeitsstörung auch genetisch beeinflusst wird. Die aus Zwillingsstudien abgeschätzte *Heritabilität* liegt bei ungefähr 50 % (Torgersen 2005) mit einer Konkordanzrate von 35–38 % für eineiige und 7–9 % für zweieiige Zwillinge (Cloninger et al. 2005). Die Zwillingsstudien unterstützen die Bedeutung *nicht genetischer Faktoren* (sog. Umweltfaktoren), da die Konkordanzraten bei eineiigen Zwillingen deutlich unter 100 % liegen. Andere Studien gehen von niedrigeren Raten für die Heritabilität von Persönlichkeitsstörungen mit 20 % bis 40 % in der Allgemeinbevölkerung aus (Kendler et al. 2008).

Die neurobiologische Erforschung der Persönlichkeitsstörungen fokussiert besonders auf die Emotionsregulation. Insofern sind die Persönlichkeitsstörungen des Cluster B (»dramatisch, launisch, emotional«) zu nennen, bei denen Störungen im Bereich von Affektregulation und Impulsivität zentral sind (Wrege et al. 2019, Wrege et al. 2021). Funktionelle Bildgebungsstudien zeigen Auffälligkeiten bei Patienten mit Persönlichkeitsstörungen in der Konnektivität der entsprechenden Hirnareale (Traynor et al. 2023).

Kritisch anzumerken ist, dass die Spezifität der neurobiologischen Befunde bisher nicht eindeutig nachgewiesen werden konnte. Zudem fehlen detaillierte Erkenntnisse zu den Mechanismen auf molekularer Ebene (Leichsenring 2011). Allgemein wird in diesem Zusammenhang kritisiert, dass die Prinzipien der Neurowissenschaft allein, die diesen Untersuchungen zugrunde liegen, die Komplexität der Emotionsverarbeitung nur begrenzt abbilden können und dass das subjektive Empfinden von Emotionen, vor allem im zwischenmenschlichen Bereich, von den Neurowissenschaften bislang auch nur begrenzt aufgegriffen werden kann (Pritzel 2008, Gabbard 2011). Genetische und neurobiologische Marker sind allgemein bislang noch inkonsistent und wenig spezifisch (Livesly und Jang 2008).

Bezüglich der *Gen-Umwelt-Interaktion* und Epigenetik fehlen noch wegweisende Befunde. Es wird jedoch davon ausgegangen, dass die Umweltfaktoren bei Persönlichkeitsstörungen quantitativ wesentlich stärker wirken (Lorenzini und Fonagy 2013). Für das Verständnis der Gen-Umwelt-Interaktion kommt der Assoziation zwischen genetischen Temperamentsfaktoren und dem Bindungsverhalten eine Schlüsselstellung zu (Steele und Siever 2010).

Eine hohe angeborene Impulsivität des Kindes kann beispielsweise eher zu interaktionellen Schwierigkeiten mit den primären Bezugspersonen führen als ein emotional ausgeglichenes Temperament des Kindes.

4.1.2 Bindungsstörungen

Die *Bindungstheorie* von Bowlby besagt, dass Kinder ihre Bindungsmuster mit den primären Bezugspersonen als »inner working models« speichern und dieses lebenslang in ihren Beziehungen und insbesondere bei Belastungs-, Trennungs-, und Gefahrensituationen reaktivieren (Bowlby 2018). Die Bindungsmuster umfassen dabei immer Aspekte der eigenen Person (Selbst) in Beziehung zu anderen Menschen. Einem gesunden und sicheren Bindungsmuster stehen die unsicheren Beziehungsmuster und das desorgansierte Beziehungsmuster gegenüber. Zu den unsicheren Beziehungsmustern werden gezählt:

- Vermeidende [»avoidant«/»dismissing«] Beziehungsmuster
- Ängstlich-anklammernde [»anxious-preoccupied«]) Beziehungsmuster

Unsichere und desorganisierte Bindungsmuster stellen grundsätzliche wesentliche Risikofaktoren für eine psychische Erkrankung dar. Eine Assoziation besteht für desorganisierte Bindungsmuster insbesondere mit dissoziativen Phänomenen (Buchheim 2011). Es wird davon ausgegangen, dass es sich bei den Auswirkungen der unsicheren bzw. desorganisierten Bindungstypen um ein Kontinuum handelt, wobei es von Differenzierungs- und Integrationsgrad der mentalen Repräsentanzen abhängt, ob sich eine schwere Persönlichkeitsstörung entwickelt oder nicht (Levy 2005). Diese hängen auch von konstitutionellen (erblichen) Faktoren ab. Die Bindungsforschung hat durch zahlreiche Befunde die Assoziation zwischen unsicherem bzw. desorganisiertem Bindungstyp und Persönlichkeitsstörungen belegen können (Agrawal et al. 2004, Walter und Dammann 2006, Buchheim und George 2011).

Der ängstlich-anklammernde Bindungstyp, gekennzeichnet durch eine Hyperaktivierung des Bindungssystems, geht vor allem mit chronischer Hypersensivität für Signale von Zurückweisung oder Verlassenwerden und mit histrionischer, vermeidender, Borderline- und abhängiger Persönlichkeitsstörungen einher. Der vermeidende Bindungstyp ist durch eine Hypoaktivierung des Bindungssystems gekennzeichnet und insbesondere mit narzisstischer und antisozialer Persönlichkeitsstörung sowie mit schizoider und paranoider Persönlichkeitsstörung assoziiert (Lorenzini und Fonagy 2013).

Ein desorganisierter Bindungstyp entwickelt sich insbesondere in einer chronifiziert dilemmatischen kindlichen Situation, wenn die Bezugsperson, bei der das Kind eigentlich Schutz und Sicherheit sucht, gleichzeitig eine Quelle der Gefahr darstellt. Dieses Dilemma ist insbesondere bei frühen traumatischen Erfahrungen gegeben. Im »Fremde-Situations-Test« (Ainsworth et al. 1978), bei dem einjährige Kinder in wiederholten kurzen Trennungs- und anschließenden Wiedervereinigungssituationen mit der Bezugsperson sowie in der Interaktion mit Fremden beobachtet werden, verfügen Kinder mit desorganisiertem Bindungsmuster nicht über Bewältigungsstrategien, weder durch Herstellung von Nähe zur Bezugsperson, noch durch Ablenkung. Buchheim (2011) identifiziert neben der Bindungsdesorganisation eine eingeschränkte Fähigkeit zur Mentalisierung als weiteren zentralen Faktor zur Erklärung der Assoziation von Bindungstraumata und Persönlichkeitsstörung. Widersprüchliche und traumatische Beziehungserfahrungen unterminieren die Entwicklung von stabilen mentalen Repräsentanzen. Darüber hinaus ist die Mentalisierungsfähigkeit der primären Bezugsperson höchst bedeutsam (Lorenzini und Fonagy 2013), was den Zusammenhang zwischen »unresolved« Trauma der Bezugsperson und Bindungsstörung des Kindes besonders plausibel macht.

4.1.3   Mentalisierungsstörungen

Mentalisieren ist ein in Klinik und Praxis bewährtes psychologisches Konstrukt, das Elemente aus den Kognitionswissenschaften, der Psychoanalyse, der Entwicklungspsychologie, der Affektforschung und der Neurobiologie konzeptionell verbindet. Beeinflusst ist das Konzept unter anderem durch die »theory of mind«, die Bindungsforschung, die intersubjektive Psychoanalyse und die Neurowissenschaften (Fonagy et al. 2004, Bateman und Fonagy 2008, Schultz-Venrath 2013, Euler und Walter 2020).

> Mentalisieren heißt allgemein, sich auf die inneren mentalen Zustände (Gedanken, Gefühle, Wünsche, Bedürfnisse, Überzeugungen etc.) von sich selbst und anderen zu beziehen, diese als dem Verhalten zugrundeliegend zu begreifen und darüber nachdenken zu können.

Aus Sicht des Mentalisierungskonzepts sind repetitive Fehlabstimmungen mit dem Kind in der Interaktion der Bezugspersonen in den ersten Lebensmonaten bis Jahren für die Ätiologie schwerer Persönlichkeitsstörungen der zentrale Mechanismus. Dabei ist die generelle und anhaltende Insuffizienz der Bezugspersonen entscheidend, die jeweiligen Perspektive des Kindes für die Interaktion zu berücksichtigen. Damit kommt es zu einer nachhaltigen Beeinträchtigung der Fähigkeit zum Mentalisieren, insbesondere in Situationen, in denen das Bindungssystem aktiviert wird (Bateman und Fonagy 2012).

Im Alter von etwa vier Jahren entwickeln Kinder eine Vorstellung davon, dass ihr geistiger Zustand (»mind«) sich von dem anderer unterscheidet, und erkennen diesen als repräsentationales Abbild der Realität. Das bedeutet gleichzeitig auch, dass erst ab diesem Alter Wahrnehmungs- und Denkinhalte im Sinne einer Metakognition bzw. reflexiven Funktion zum Gegenstand des Nachdenkens gemacht werden können (Fonagy et al. 2004, Dornes 2004). Dies ist nicht zu verwechseln mit der Fähigkeit, den eigenen mentalen Zustand als vom anderen unterschiedlich zu erleben, die bereits ab dem Alter von 15–18 Monaten ausgebildet wird. Bis dahin kommt der angemessenen Affektspiegelung durch die Bezugsperson eine zentrale Funktion für die Bildung von Affekt- und Selbstrepräsentanzen zu.

Die Spiegelung der Affekte muss kongruent (d.h. dem Affekt des Säuglings entsprechend) und gleichzeitig markiert (d.h. durch die Bezugsperson leicht verzerrt, z.B. durch Verwendung einer Babysprache oder einer übertriebenen Mimik) sein. Erst durch diese Markierung kann eine Repräsentanz zweiter Ordnung (»second order representation«, Fonagy et al. 2004) ausgebildet werden, damit sich das Kind zunehmend selbst als Agens (»agent«) des Affekts erlebt. Wenn Bindungspersonen unmarkiert und inkongruent spiegeln, entsteht der Theorie zufolge ein sogenanntes »fremdes Selbst« (»alien self«, Fonagy et al. 2004; Dornes 2004), d.h., der Affekt der Bezugsperson wird dem Kind gleichsam introjiziert. Diese fremden Selbstanteile können später nicht gut mentalisiert werden, so dass ein ständiger Druck zu deren projektiver Identifikation entsteht (Fonagy und Bateman 2008), d.h., »fremde« Affektkorrelate müssen lebenslang im Dienste der Selbsterhaltung anderen Personen eingegeben (gewissermaßen re-introjiziert) werden.

Die Pathologie des fremden Selbst ist eng an Missbrauchserfahrungen gekoppelt, bei denen der Säugling als Selbstobjekt für eigene emotionale, sexuelle oder aggressive Affekte der Bezugsperson benutzt wird. Das davon zu unterscheidende falsche Selbst wiederum entsteht dann, wenn zwar markiert, aber inkongruent gespiegelt wird, d.h., ein fehlgedeuteter Affekt des Kindes markiert gespiegelt wird (z.B. wenn Ärger des Kindes als Müdigkeit fehlgedeutet und dem Kind markiert gespiegelt wird). Eine unmarkierte und kongruente Spiegelung wiederum entspricht ihrerseits dem Mechanismus der projektiven Identifikation, bei dem der Affekt des Kindes korrekt identifiziert, aber von der Bezugsperson gleichsam ungefiltert selbst er- und ausgelebt wird, ohne dass markiert wird, dass der eigene Affekt der Bezugsperson sich von diesem gespiegelten Affekt des Kindes unterscheidet. Das hat zur Folge, dass für das Kind unerträgliche Affekte nicht stellvertretend von der Bezugsperson mentalisiert werden und das Kind diesen hilflos ausgeliefert bleibt (z. B. wenn die Angst des Kindes die Bezugsperson ängstigt und sie diese Angst unmentalisiert mit dem Kind agiert).

Die zentrale Funktion der *Affektspiegelung* des Säuglings bzw. Kleinkinds für die Entwicklung von Affektrepräsentanzen bezieht sich vor allem auf die ersten eineinhalb Lebensjahre. Sie ist Voraussetzung für die Konstitution eines mentalen, im Unterschied zum teleologischen (d. h. im engeren Sinne zielgerichtet handelnden) Selbst.

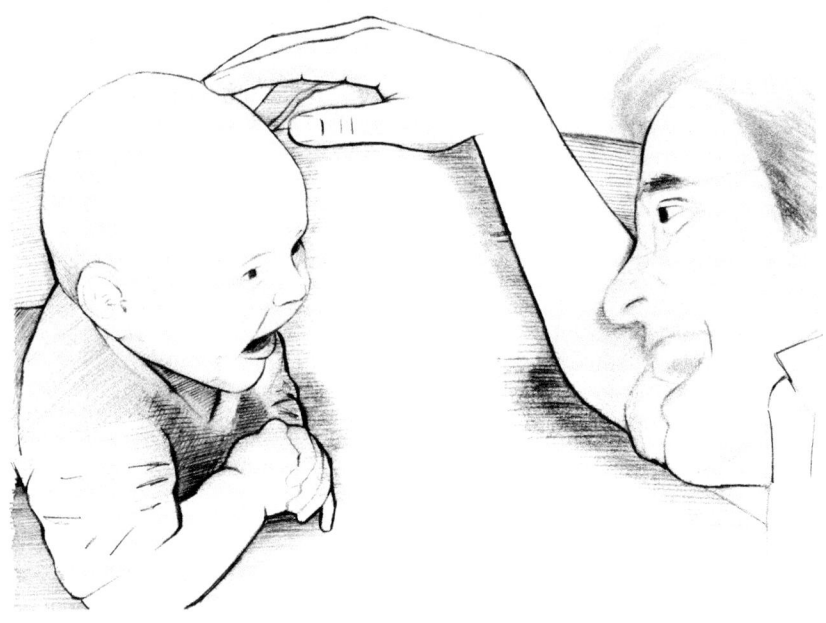

Anschließend kommt – vor allem bis zum Alter von etwa vier Jahren – dem Spiel der Bezugsperson mit den inneren Zuständen des Kindes eine besondere Bedeutung zu (sog. »playing with reality«, Fonagy et al. 2004). Das Kind beginnt über das Spiel, sich als Selbst in einer mental konstituierten Welt zu entdecken, und ist dabei auf einen flexiblen und spielerischen Umgang der Bezugspersonen mit seiner entwicklungspsychologisch altersentsprechenden inneren Erlebniswelt angewiesen.

Bei Patienten mit *schweren Persönlichkeitsstörungen auf Borderline-Organisationsniveau* (▶ Kap. 2) ist von besonderer Bedeutung, dass das Mentalisieren im Kontext von signifikanten zwischenmenschlichen Begegnungen bei Aktivierung des Bindungssystems schwer beeinträchtigt ist. Wenn in bindungsrelevanten Situationen das Mentalisieren zusammenbricht, treten als Ausdruck einer bedrohten Selbstkohärenz die sogenannten prämentalistischen Modi auf. Dabei besteht ein enger Zusammenhang mit den kindlichen Beziehungsrepräsentanzen. Nur real befriedigende Handlungen oder körperliche Eingriffe sind in der Lage, mentales Erleben zu beeinflussen, nur real Beobachtbares ist von Bedeutung. Die Umwelt muss »funktionieren«, um innere Spannungszustände zu mindern. Eigene Handlungen werden eingesetzt, um andere zu etwas zu bewegen, verbunden mit intentionaler (Fehl-)Interpretation von Verhalten.

> Mentalisierungsstörungen basieren insbesondere auf andauernden und wiederholten Fehlabstimmungen in der Interaktion mit den frühen Bindungsbeziehungen bis zum 18. Lebensmonat sowie einer mangelnden Fähigkeit der Bezugspersonen bis zum 4. Lebensjahr, spielerisch mit der inneren Realität des Kindes umzugehen.

4.1.4 Traumatisierungen

Ein *psychisches Trauma* entsteht dann, wenn es zu einem vitalen Diskrepanzerlebnis zwischen den bedrohlichen Situationsfaktoren und den individuellen Bewältigungsmöglichkeiten kommt. Dies ist mit Gefühlen von Hilflosigkeit und einer »dauerhafte(n) Erschütterung von Selbst- und Weltverständnis« verbunden (Fischer und Riedesser 1999). In der ICD-10 wird das psychische Trauma mit »außergewöhnlicher Belastung mit katastrophalem Ausmaß« und im DSM-5 als »Konfrontation mit tatsächlichem oder drohendem Tod, ernsthafter Verletzung oder sexueller Gewalt« definiert.

Traumatisierungen werden heute als wesentlicher, aber nicht hinreichender Faktor in der Ätiologie der schweren Persönlichkeitsstörungen angesehen. Dabei handelt es sich häufig um lang anhaltende Bindungs- und Beziehungstraumatisierungen (sog. Typ-II-Traumata), Ereignistraumata (sog. Typ-I-Traumata), die typisch für die PTSD (Posttraumatic Stress Disorder) sind, können hinzukommen (Walter und Lang 2022).

Bindungs- und Beziehungstraumatisierungen bei Persönlichkeitsstörungen werden auch als »Geschehen in Beziehungen« verstanden (Hirsch 2004). Die

Traumatisierung wird demnach im Kontext eines andauernden »mismatch« zwischen primären Bezugspersonen und ihrem Kind stattfinden, die schwere Defizite in der Mentalisierungsfähigkeit zur Folge hat (Köhler 1990).

Andauernde oder wiederholende traumatische Erfahrungen in der Kindheit wie sexuelle oder andere körperliche Gewalterfahrungen werden von den Betroffenen häufig berichtet. Sexueller und körperlicher Missbrauch können später zu Beeinträchtigungen der Emotionsregulation, der interpersonellen Beziehungen sowie der Grundüberzeugungen der eigenen Person führen. Wenn solche Belastungen zusätzlich zu den Symptomen einer PTSD vorliegen, wurde bereits in der Vergangenheit häufig der Begriff der komplexen posttraumatischen Belastungsstörung (komplexe PTSD) verwendet. Besonders nach wiederholten Traumatisierungen in der Kindheit erleben Betroffene die eigenen Affekte und Impulse als wenig steuerbar. Häufig werden (langfristig) schädigende Strategien zur Steuerung der Affektivität wie z.B. früher Suchtmittelgebrauch eingesetzt. Persönliche Grundüberzeugungen sind oft dauerhaft negativ gefärbt, das Selbstwertgefühl ist beeinträchtigt. Betroffene schätzen sich als inkompetent und wenig liebenswert ein. Von der Umwelt und anderen Menschen wird erwartet, wenig vertrauenswürdig und unberechenbar zu sein. Als Folge der genannten Probleme weisen Betroffene meist große Schwierigkeiten in sozialen Beziehungen auf, was ein typisches Merkmal bei Persönlichkeitsstörungen ist. Häufig ist eine anhaltend dysphorische oder depressive Stimmung charakteristisch, die von Hoffnungslosigkeit, Verzweiflung, Scham und Schuld geprägt ist und in Substanzmissbrauch und chronische Suizidalität münden kann (Krausz und Schäfer 2006, Schäfer et al. 2018).

Für alle Persönlichkeitsstörungen konnte gezeigt werden, dass sowohl körperlicher Missbrauch und Vernachlässigung als auch emotionaler Missbrauch und Vernachlässigung mit der Anzahl der Kriterien für Persönlichkeitsstörungen assoziiert sind (Tyrka et al. 2009).

Hinweise für eine schlechtere Prognose liegen vor allem für die Borderline-Persönlichkeitsstörung mit Traumatisierungen vor (Gunderson et al. 2006).

4.2 Narzisstische Störungen

Auch wenn zur Ätiologie der Persönlichkeitsstörungen viel publiziert worden ist (▶ Kap. 2), ist die empirische Datenlage der Theorien insbesondere für die *narzisstische Persönlichkeitsstörung* noch nicht ausreichend (Miller et al. 2017).

Aktuelle Studienergebnisse zeigen erste empirische Hinweise auf einen Zusammenhang zwischen »emotionaler Kälte« und Traumatisierungen in der Kindheit und grandios narzisstischen Persönlichkeitszügen im Erwachsenenalter (Clemens et al. 2022).

> Neurobiologische Befunde stützen die Theorien von Bindungs- und Mentalisierungsstörungen und dem Einfluss von frühkindlichen Traumatisierungen bei entsprechender genetischer Disposition für die Entwicklung der antisozialen Persönlichkeitsstörung.

Für die *antisoziale Persönlichkeitsstörung* kann der Empathiemangel, für die Borderline-Persönlichkeitsstörung die Selbstwertproblematik und die negative Affektivität andererseits als zentrale narzisstische Merkmale identifiziert werden (▶ Kap. 6).

Für Grandiosität (23 %) und Anspruchlichkeit/Anspruchshaltung (35 %) als weitere wesentliche narzisstische Merkmale konnten jeweils moderate Raten für die Erblichkeit gefunden werden. Damit sind 77 % bzw. 65 % dieser psychopathologischen Dimensionen nicht auf erbliche Faktoren, sondern auf Umweltfaktoren zurückzuführen. Beide Faktoren sind relativ unabhängig voneinander zu sehen (Luo et al. 2014). In einer aktuellen Studie zeigten die Korrelationen eine genetische Varianz von 25 % für die Kriterien der narzisstischen Persönlichkeitsstörung (Reichborn-Kjennerud et al. 2017). Mit 41 % erreicht die antisoziale Persönlichkeitsstörung die größte genetische Varianz bei den Persönlichkeitsstörungen (Czajkowski et al. 2018).

Insgesamt weisen die genetischen Studien darauf hin, dass die klinischen Kriterien (Phänotypen) »Antisozialität/Dissozialität« sowie »negative Affektivität/Emotionsregulation« bestimmten Genkonstellationen bei Persönlichkeitsstörungen gut zuzuordnen sind (Livesley und Jang 2008).

Wie in ▶ Kap. 2 theoretisch beschrieben, hat die Diagnose einer Persönlichkeitsstörung bei den Eltern einen signifikanten Einfluss auf die Persönlichkeitsentwicklung der Kinder. Studien konnten zeigen, dass allein Symptome der Persönlichkeitsstörung der Eltern (antisozial, Borderline oder narzisstisch) 13 % der Varianz an Verhaltensprobleme der Kinder im Vorschulalter erklären können (Herndorn und Iacono 2005). Dieses Ergebnis kann zwar keinen Beitrag hinsichtlich einer möglichen genetischen Ätiologie leisten, zeigt aber, dass die Probleme bereits früh in der individuellen Entwicklung auftreten.

Empirisch konnte ein Zusammenhang zwischen Problemen in der Eltern-Kind-Beziehung und einer späteren Persönlichkeitsstörung gefunden werden.

Zeichen für mütterlichen Rückzug in den ersten 18 Monaten, wie eine fehlende Interaktion mit dem Säugling, und ein desorganisierter Bindungstyp im Alter von 8 Jahren waren prädiktiv für eine spätere antisoziale Persönlichkeitsstörung (Shi et al. 2012).

Bezogen auf die Prädiktion von kindlicher Traumatisierung für die Entwicklung späterer narzisstischer Störungen wurde ein sexueller und/oder körperlicher Missbrauch in der Kindheit als bedeutsamer Prädiktor für die antisoziale Persönlichkeitsstörung und die Borderline-Persönlichkeitsstörung, nicht aber für die anderen spezifischen Persönlichkeitsstörungen festgestellt (Berenz et al. 2013). Es konnte zudem nachgewiesen werden, dass Trauma-Scores mit antisozialem Verhalten zusammenhängen (Sher et al. 2015). Fast 80 % der antisozialen Strafgefangenen berichten einer Studie zufolge über mindestens ein Trauma in der Kindheit (Koop et al. 2009).

Für die *antisoziale Persönlichkeitsstörung* deuten alle Studien darauf hin, dass bei genetischer Disposition und bei traumatischen Einflüssen auf das Kind nicht nur Verhaltensauffälligkeiten sichtbar werden, sondern auch neurobiologische Defizite entstehen, die sich bei Kindern und Jugendlichen bereits gut nachweisen lassen und die spätere antisoziale Psychopathologie teilweise erklären können. Konsistente Befunde zeigen hier eine reduzierte Aktivität der Amygdala auf negative emotionale Stimuli (mit Bildern von ängstlichen Gesichtern) bei Kindern und Jugendlichen mit Störung des Sozialverhaltens und psychopathischen Persönlichkeitszügen (Viding et al. 2012). Weiterhin konnte bei ihnen eine reduzierte Aktivität des ventromedialen präfrontalen Kortex und der Insula auf Bilder von Schmerzen anderer Menschen nachgewiesen werden; diese reduzierte Aktivität korrelierte mit dem Ausmaß der psychopathischen Persönlichkeitszügen (Marsh et al. 2013). Möglicherweise ist zum einen weniger Distress der Betroffenen gegenüber den Gefühlen anderer auch mit weniger Empathie und Rücksichtsnahme verbunden, zum anderen könnten mit den funktionellen Bildgebungsbefunden die Schwierigkeiten im Lernen von Emotionen und der Entscheidungsfindung erklärt werden. Impulsives Verhalten gilt bekanntermaßen als symptomatisch für die Störung des Sozialverhaltens und für die antisoziale Persönlichkeitsstörung (Blair et al. 2013).

Auch strukturelle Bildgebungsstudien zeigten bereits bei Jugendlichen mit einer Störung des Sozialverhaltens eine Volumenreduktion in temporalen und frontalen Hirnarealen (Rogers und de Brito 2016).

> Personen mit antisozialer Persönlichkeitsstörung sind neurobiologisch vor allem durch eine eingeschränkte emotionale Reagibilität und eine strukturelle Volumenminderung im frontalen Kortex gegenüber gesunden Personen gekennzeichnet.

In Studien an Personen mit psychopathischen Persönlichkeitszügen zeigten sich keine oder nur geringe Reaktionen auf Stress, die eher typisch für gesunde Personen sind. So konnten eine Reduktion der affektiven Reaktion, der Schweißneigung und der Startle Modulation (Herpertz et al. 2001) sowie eine reduzierte Aktivität in limbischen und präfrontalen Arealen (Amygdala, orbitofrontaler Kortex, Insula, anteriorer cingulärer Kortex) (Birbaumer et al. 2005) als Reaktion auf emotionale Stressoren festgestellt werden. Bezüglich der strukturellen Bildgebungsstudien gilt die reduzierte Volumenminderung im frontalen Kortex als der am häufigsten replizierte Befund bei Personen mit antisozialer Persönlichkeitsstörung (Narayan et al. 2007). Eine Studie konnte darüber hinaus zeigen, dass das reduzierte Volumen im präfrontalen Kortex einen großen Teil der Geschlechtsunterschiede bei antisozialem Verhalten erklären kann (Raine et al. 2011).

Es ist unklar, ob die (prä-) frontale Volumenminderung auch für die *narzisstische Persönlichkeitsstörung* gelten kann. Die Ergebnisse sind bislang inkonsistent (Schulze et al. 2013, Nenadić et al. 2021).

5 Epidemiologie des Narzissmus

5.1 Persönlichkeitsstörungen

Epidemiologische Studien gehen in der Allgemeinbevölkerung von einer *Prävalenzrate* von ca. 10 % für das Vorliegen einer Persönlichkeitsstörung aus. Die empirischen Daten schwanken zwischen 4 % und mehr als 20 % (Lenzenweger et al. 2007, Trull et al. 2010, Hasin und Grant 2015, Herpertz et al. 2022). Für eine Stadt (wie Köln oder Zürich) wären das – bei einer Population von ca. 1 Mio. – 40.000 bis 200.000 Menschen. In Adoleszentenpopulationen werden höhere Prävalenzen berichtet (Johnson et al. 2008, Glenn et al. 2013).

Bei Patienten in ambulanter psychiatrischer Behandlung sind die Zahlen höher als in der Allgemeinbevölkerung. Hier werden Prävalenzraten von 40–50 % bei Erwachsenen und Jugendlichen für die Diagnose mindestens einer Persönlichkeitsstörung berichtet (Zimmerman et al. 2005, Feenstra et al. 2011).

5.2 Die narzisstische Persönlichkeitsstörung

Während Patienten mit narzisstischer Persönlichkeitsstörung in klinischen Settings häufig beschrieben wurden (nach ICD-10/DSM-IV/DSM-5), zeigten epidemiologische Studien zunächst nur eine geringe Häufigkeit (Pincus und Lukowitsky 2010). In den meisten Studien wurden 0 % bis 5,7 % Prävalenzraten gefunden (Mattia und Zimmerman 2001, Zimmerman et al. 2005). Im deutschsprachigen Raum wird eine Prävalenz von etwa 1 % (Ritter und Lammers 2007, Vater 2013) für die narzisstische Persönlichkeitsstörung in der Allgemeinbevölkerung angegeben. Amerikanische Studien zeigten eine Lebenszeitprävalenz von 6,2 %. Dabei sind entgegen mancher Vorannahmen die Raten für die Männer mit 7,7 % etwas höher als für die Frauen mit 4,8 % (Stinson et al. 2008).

Wenn der vulnerable narzisstische Typus untersucht wird, zeigen sich für diese Form des pathologischen Narzissmus allerdings keine Unterschiede in der Geschlechtsverteilung (Grijalva et al. 2015b). »Empathiemangel« wird bei

5.2 Die narzisstische Persönlichkeitsstörung

Männern, nicht bei Frauen, schon bei leichter Störung angegeben und »neidisch sein« korrelierte bei den Männern, nicht aber bei den Frauen, mit der Schwere der Persönlichkeitsstörung. Bei den übrigen DSM-IV Kriterien für die narzisstische Persönlichkeitsstörung zeigten sich keine Geschlechtsunterschiede (Hoertel et al. 2018).

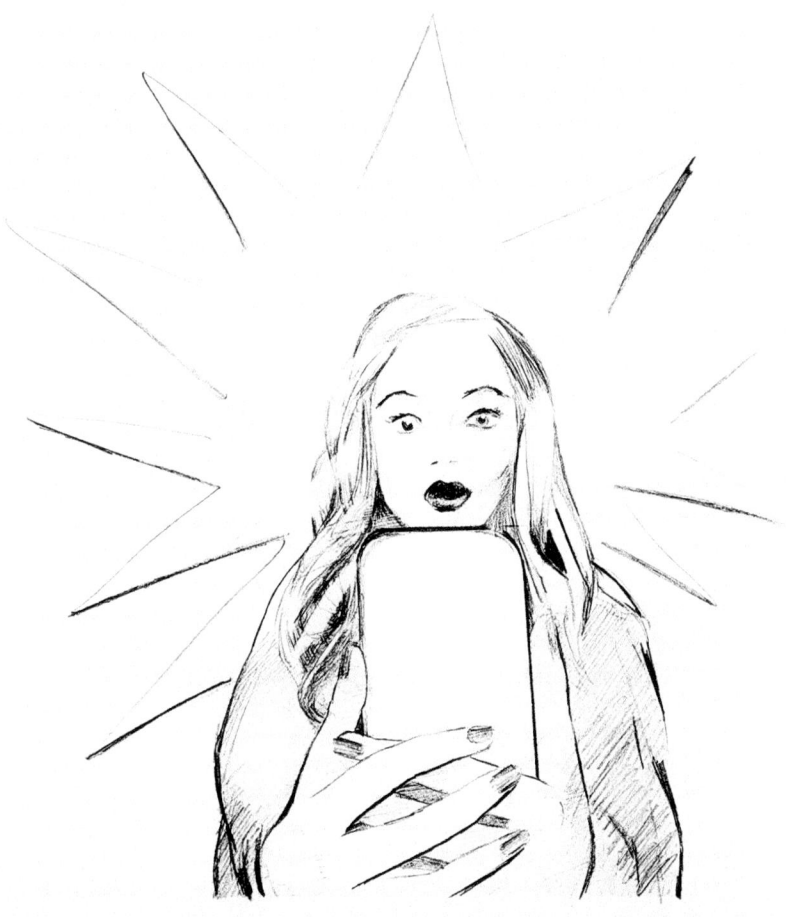

In klinischen Stichproben wurde die Prävalenz der narzisstischen Persönlichkeitsstörung zwischen 1,3–20 %, in ambulanten Stichproben zwischen 8,5–20 % geschätzt (Ronningstam 2009, Weinberg und Ronningstam 2020). Die höheren Zahlen sprechen dafür, dass, selbst wenn Personen mit narzisstischen Störungen aufgrund ihres grandiosen Selbst eine lange Zeit psychisch stabil leben können, im Verlauf vermehrt psychische Probleme auftauchen, die sie dann auch in Behandlung führen (Dammann et al. 2012). Dabei sind die Prävalenzraten im ambulanten psychiatrischen Setting höher als die im stationären und teilstationären Setting (Roepke und Vater 2014). Auch in den meisten klinischen Stichproben ist die Prävalenz der narzisstischen Persönlichkeitsstörung bei den Männern größer als die der Frauen (Karterud et al. 2011). Studien sprechend auch dafür, dass dieser Unterschied zwischen Männern und Frauen mit narzisstischer Persönlichkeitsstörung in der Allgemeinbevölkerung und in klinischen Stichproben vorhanden ist, und nicht auf einen Bias zurückzuführen ist (Grijalva et al. 2015b). Es wird davon auszugegangen, dass die narzisstische Persönlichkeitsstörung etwa drei- bis viermal häufiger bei Männern als bei Frauen diagnostiziert wird (APA 2013).

Personen, die ohne Partner leben oder geschieden sind, werden eher mit einer narzisstischen Persönlichkeitsstörung diagnostiziert als verheiratete Personen bei Männern und Frauen (Stinson et al. 2008).

Mit dem höheren Alter nimmt die narzisstische Persönlichkeitsstörung den epidemiologischen Studien zufolge leicht ab. Allerdings zeigen die meisten Studien neben einer leichten Verbesserung der allgemeinen Symptomatik, auch eine Persistenz der narzisstischen Kernsymptomatik. Insgesamt wird eine geringgradige und langsame Verbesserung über die Zeit beschrieben (Hallquist und Lenzenweger 2013). Die interpersonelle Funktionsfähigkeit scheint dagegen im Langzeitverlauf beeinträchtigt zu bleiben (Weinberg und Ronningstam 2022).

5.3 Die antisoziale Persönlichkeitsstörung

Knapp 50 % der Jugendlichen mit einer Störung des Sozialverhaltens (DSM-5) entwickeln später eine antisoziale Persönlichkeitsstörung. Besonders das Merkmal »Gefühllosigkeit« scheint bei Kindern und Jugendlichen über Jahre hinweg stabil zu bleiben und wird, ebenso wie ein früher Beginn der Störung des Sozialverhaltens (vor dem 10. Lebensjahr, sog. »early starters«), als prognostisch ungünstig eingeschätzt (Blair et al. 2014).

Für die antisoziale Persönlichkeitsstörung reichen die Prävalenzraten von 1–5 % in der Allgemeinbevölkerung (Torgensen et al. 2001, Coid et al. 2006, Goldstein und Grant 2009, Gibbon et al. 2010). Die antisoziale Persönlichkeitsstörung ist etwa drei- bis fünfmal häufiger bei Männern als bei Frauen (Glenn et al. 2013, Paris 2013).

In Gefängnissen werden die Raten mit 47 % Männern und 21 % Frauen mit antisozialer Persönlichkeitsstörung angegeben (Fazel und Danesh 2002).

Die antisoziale Persönlichkeitsstörung ist mit hohen Gesundheitskosten, hoher psychiatrischer Komorbidität und geringerer Lebenserwartung aufgrund natürlicher (Tumor, COPD, HIV) und unnatürlicher Todesursachen (Suizid) verbunden (Krasnova et al. 2019).

Studien weisen darauf hin, dass der Peak der Prävalenz mit ca. 35 Jahren erreicht ist, und die Störung im höheren Alter wieder remittiert. Eine mögliche Remission wird mit ca. 50 Jahren angenommen, vermutlich bei Frauen eher als bei Männern (Goldstein und Grant 2009).

6 Klinische Phänomene des Narzissmus

6.1 Psychopathologie

6.1.1 Problemstellungen

Obwohl es viele ausgearbeitete Theorien zur Entwicklung und Psychopathologie der narzisstischen Persönlichkeitsstörung gibt, die empirische Forschung wieder vermehrt Interesse an der Untersuchung des Störungsbildes gezeigt hat, die Kriterien klar und die Diagnostik der narzisstischen Persönlichkeitsstörung valide erfolgen kann, gibt es mehrere Probleme in der Beschreibung der zentralen narzisstischen Psychopathologie.

1. **Der Übergang von einem narzisstischem Persönlichkeitsmerkmal im Normalbereich zu einer narzisstischer Persönlichkeitsstörung im pathologischen Bereich ist fließend und erschwert die Feststellung einer narzisstischer Psychopathologie.**

Narzisstisch ist zunächst ein Persönlichkeitsmerkmal im Normalbereich, das insbesondere durch Ehrgeiz und Leistungsorientierung gekennzeichnet ist. Bereits beim normalen Narzissmus zeigen sich eine hohe Anspruchshaltung sowie Kränkungs- und Neidgefühle anderen gegenüber (Fiedler und Herpertz 2023). Eine Fokussierung auf sich selbst und die eigenen Leistungen im normalen Bereich weicht, je stärker die narzisstische Psychopathologie ausgeprägt ist, einer Selbst- und Beziehungsstörung im pathologischen Bereich. Ein Muster von Großartigkeit (pathologisches Größen-Selbst) und ein Mangel an Einfühlungsvermögen (Empathiemangel) mit antisozialem Verhalten sind dann die Kennzeichen eines pathologischen Narzissmus (Kernberg 2016).

> Im normalen Bereich sind Ehrgeiz und Leistungsbereitschaft charakterisierend für einen narzisstischen Persönlichkeitsstil. Im pathologischen Bereich sind ein Muster von Großartigkeit und ein Mangel an Einfühlungsvermögen typisch für eine narzisstische Persönlichkeitsstörung.

6.1 Psychopathologie

Zwischen normalem Narzissmus und narzisstischer Persönlichkeitsstörung kann ein Übergang mit leichter und mittelgradiger narzisstischer Psychopathologie beschrieben werden. Der Unterschied in Persönlichkeit (Selbst) und Beziehungen ist in ▶ Abb. 6.1 für den normalen Narzissmus und den pathologischen Narzissmus aufgeführt.

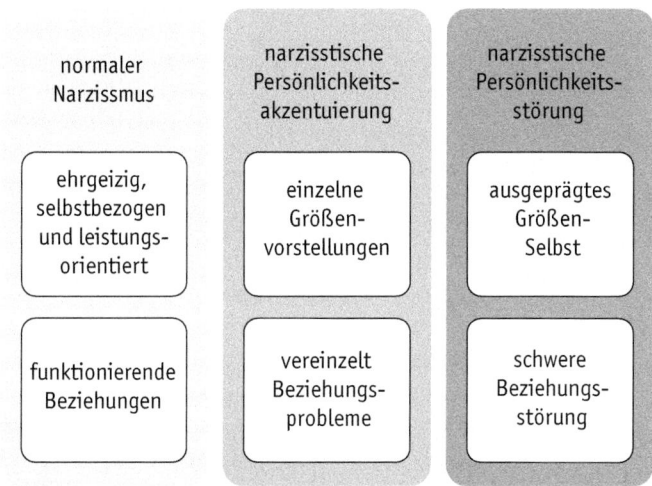

Abb. 6.1: Persönlichkeit (Selbst) und Beziehungen bei normalem und pathologischem Narzissmus

2. **Die Diagnose einer narzisstischen Persönlichkeitsstörung kann anhand der diagnostischen Kriterien (DSM-5) gestellt werden. Die diagnostischen Kriterien bilden allerdings nur einen Teil der narzisstischen Psychopathologie ab.**

Werden die diagnostischen Kriterien des aktuellen DSM-5 zugrunde gelegt, sind diese Kriterien (▶ Kap. 2) wie beschrieben vor allem:

- ein tiefgreifendes Muster der eigenen Großartigkeit,
- ein Bedürfnis nach Bewunderung und
- ein Mangel an Einfühlungsvermögen.

Diese Kriterien sind allerdings nur für den grandiosen Typus der narzisstischen Persönlichkeitsstörung charakteristisch, und auch von diesem Typus wird nur ein geringer Anteil der Personen im Interview dazu offen berichten wollen und können (z. B. SKID-II). Der vulnerable Typus der narzisstischen Persönlichkeitsstörung lässt sich mit den diagnostischen Kriterien nur unzureichend abbilden (Ronningstam 2005, Pincus und Lukowitsky 2010, Krizan und Herlache 2018). Verschiedene Autoren haben darauf hingewiesen, dass diese Form der narzisstischen Persönlichkeitsstörung besonders häufig in klinischen Settings auftritt und damit Krankheitswert hat, während der *grandios narzisstische Typus* stabiler ist und weniger häufig eine Behandlung aufsucht (Pincus et al. 2009, Miller et al. 2017).

> Der vulnerable narzisstische Typus ergänzt den grandios narzisstischen Typus, der in den diagnostischen Kriterien des DSM-5 als narzisstische Persönlichkeitsstörung abgebildet ist.

Studien zufolge berichtet der *vulnerable narzisstische Typus* weniger positive und mehr negative Affekte, leidet unter »neurotischen« und ängstlich-depressiven Symptomen (Miller et al. 2017), weist eine große Sensitivität für soziale Zurückweisungen auf und zeigt Ähnlichkeiten mit den Kriterien der Borderline-Persönlichkeitsstörung (Euler et al. 2018). Als zusätzliche Dimension wurde der *»offene«* versus der *»verschlossene«* Ausdruck der narzisstischen Psychopathologie eingeführt (Masterson 1993). Während der »offene« Ausdruck die genannten prototypischen Charakteristika aufweist, kommt bei einigen Patienten mit »verschlossenem« Narzissmus die Problematik eher unterdrückt oder dissoziiert zum Ausdruck. Die Betroffenen beschreiben häufig ein schwaches oder schambesetztes Selbstwertgefühl. Die Beziehungsschwierigkeiten sind durch wiederholte Enttäuschungen, Zurückweisungen und Selbstwerteinbrüche charaterisiert (Weinberg und Ronningstam 2022). Da der »verschlossene« Ausdruck aber gewisse Überschneidungen mit dem *vulnerablen Typus* aufweist, verzichten wir auf weitere Ausführungen dieser Dimension und beschränken uns auf die Einteilung in grandios narzisstisch und vulnerabel narzisstisch.

Die Unterscheidung in *vulnerabel narzisstisch* und *grandios narzisstisch* besitzt eine erhebliche klinische Relevanz und ist mittlerweile empirisch gut abgestützt (Miller et al. 2017, Jauk und Kaufman 2018). Beide narzisstische Typen können als Funktionsweisen verstanden werden, die auch situativ rasch wechseln oder je nach Lebensereignissen und -phasen ineinander übergehen können. Auch Überlappungen beider narzisstischer Funktionsweisen (vulnerabel narzisstisch und grandios narzisstisch) wurden bereits beschrieben (Clemens et al. 2022).

3.   Die Selbstwertprobleme der narzisstischen Störungen sind phänomenologisch nicht immer erkennbar und empirisch nicht gut abgesichert. Eine *Selbstregulationsstörung* tritt dagegen bei den narzisstischen Störungen regelhaft auf.

Entsprechend der Theorien liegt den narzisstischen Störungen (narzisstische Persönlichkeitsstörung und antisoziale Persönlichkeitsstörung) immer eine *Selbstwertproblematik* zugrunde. Beim grandios narzisstischen Typus und bei der antisozialen Persönlichkeitsstörung lassen sich diese Selbstwertprobleme jedoch nicht immer und sofort erkennen. Auf ein besonders stabiles Selbstwertgefühl dieser Personen wird verwiesen (Ackerman et al. 2018). Auch Personen mit gesundem Narzissmus werden durch ein besonders gutes Selbstwertgefühl charakterisiert (Vater et al. 2013, Back 2023). Es wird aber davon ausgegangen, dass bei narzisstischen Störungen schwere Selbstwertprobleme bestanden haben, die früh in der Entwicklung auftraten und kompensiert wurden und in gewisser Weise »maskiert« vorliegen. Diese Hypothese ließ sich bislang empirisch zwar noch nicht konsistent nachweisen (Miller et al. 2017). Es ist betont worden, dass Personen mit narzisstischen Störungen besondere Anstrengungen unternehmen, um ein positives Selbstbild aufrecht zu erhalten und sich auf die Regulation ihrer Person (Selbst) und ihres Selbstwertes konzentrieren (Pincus et al. 2009). Deshalb verwenden wir hier den Begriff der Selbstregulation anstelle von Selbstwert. Die Störung der Selbstregulation zeigt sich somit auch nur bei Personen mit narzisstischen Störungen und nicht bei Personen mit gesundem Narzissmus und stabilem Selbstwertgefühl.

> Die Selbstregulationsstörung ist ein weiteres wesentliches Merkmal der narzisstischen Psychopathologie. Sie zeigt sich immer in Kränkungssituationen.

Die *Selbstregulation* führt zur Aufrechterhaltung des grandiosen Selbst (Selbstbild) und reguliert den Selbstwert. In einer Krisensituation zeigt sich die Störung der Selbstregulation mit entsprechenden psychopathologischen Symptomen. Auch Personen vom grandios narzisstischen Typus können situativ mit ihrem ansonsten stabil erscheinenden Selbstwert einbrechen (Hartmann 2018). Es ist klinisch nachvollziehbar, dass die oben beschriebenen Entstehungsbedingungen von Traumatisierungen und Mentalisierungsstörungen in der frühen Kindheit bei noch nicht näher bekannter erblicher Vulnerabilität ein grandioses Selbst bei Personen mit narzisstischen Störungen mitverursacht haben (▶ Kap. 2). Die Motivation der betroffenen Personen liegt darin, dieses grandiose Bild von sich selbst zu erhalten, zu schützen und damit ihren Selbstwert zu regulieren. Dafür brauchen sie u.a. die ständige Bewunderung von anderen Menschen. Das Selbstwertgefühl bei zugrundeliegendem grandiosem Selbst muss immer stabil gehalten werden. Der Fokus liegt deshalb in einer ständigen Selbstaufwertung und einer gleichzeitigen Entwertung anderer Menschen. Studien zeigen, dass eine emotionale narzisstische Reaktivität besonders in den Bereichen Selbstwert und Wut festzustellen ist, und dass Menschen mit narzisstischen Störungen auf negative Rückmeldung besonders häufig mit Entwertungen reagieren (Morf und Rhodewalt 2006).

Ernsthafte Schwierigkeiten, Kritik von anderen anzunehmen und eine dadurch ausgelöste Kränkbarkeit sind eindeutige Zeichen einer situativ auftretenden narzisstischen Selbstregulationsstörung.

4. **Grandiosität und Vulnerabilität als Kennzeichen der narzisstischen Persönlichkeitsstörung lassen sich auch gut im Konzept anderer Persönlichkeitsstörungen (Borderline-Persönlichkeitsstörung, antisoziale Persönlichkeitsstörung) beschreiben und untersuchen.**

Viele Beschreibungen stützen die Unterscheidung in einen grandiosen Typus, der selbstüberschätzend, arrogant und egoistisch in Erscheinung tritt und einen vulnerablen Typus, der schüchtern, empfindsam und selbstunsicher imponiert (Ronningstam 2005, Pincus et al. 2009).

Wenn beide Typen der narzisstischen Persönlichkeitsstörung nur mit *Grandiosität* und *Vulnerabilität* beschrieben werden, ergibt sich ein fließender Übergang zur antisozialen Persönlichkeitsstörung mit Rücksichtslosigkeit und Ausnutzung anderer Menschen sowie mangelnder Empathie und erhöhter Aggressivität einerseits und zur Borderline-Persönlichkeitsstörung mit ängstlich-depressiver Symptomatik und negativer Affektivität (inkl. Ärger) sowie Selbstregulationsschwierigkeiten andererseits. Diese Symptomatik kennzeichnet die beiden narzisstischen Typen gut und ist stärker ausgeprägt als bei den beiden anderen Persönlichkeitsstörungen (Walter et al. 2011, Euler et al. 2018). Neuere Übersichtsarbeiten betonen die Bedeutung der beiden narzisstischen Typen und heben als Charakteristikum der narzisstischen Persönlichkeitsstörung andere Kernsymptome hervor. Diese liegen bei beiden narzisstischen Typen vor und verbinden beide.

Zum einen wird ein »*Antagonismus*« (Widerstand, Gegnerschaft, Feindseligkeit) festgestellt, der in den Beziehungen der Personen mit narzisstischen Persönlichkeitsstörung besonders häufig zum Ausdruck kommt (Miller et al. 2017), zum anderen wird die »*Anspruchshaltung*« als ein typisches Symptom der narzisstischen Persönlichkeitsstörung beschrieben (Ackerman et al. 2018).

> Grandiose und vulnerable narzisstische Typen zeigen beide eine leichte Kränkbarkeit, eine hohe Anspruchshaltung, einen Widerstand in Beziehungen und einen Mangel an Empathie.

6.1.2 Narzisstische Kernsymptomatik

Wie in ▶ Kap. 2 beschrieben, zeigen die narzisstischen Störungen entsprechend der diagnostischen Kriterien ein charakteristisches Muster von Grandiosität, einem Bedürfnis nach ständiger Bewunderung und einem Mangel an Empathie. Dieses ist offen beim *grandiosen narzisstischen Typ* zu beobachten und meist versteckt beim *vulnerablen narzisstischen Typ* zu entdecken. Wir sprechen deswegen von einem extrovertierten Modus beim grandiosen Typ und von einem introvertierten Modus beim vulnerablen Typus. Andere Autoren bezeichnen diesen Unterschied auch als »ziel-orientiert« beim grandiosen Typus und »vermeidungs-orientiert« beim vulnerablen Typus (Krizan und Herlache 2018).

In ▶ Abb. 6.2 ist ein Modell für charakteristische Merkmale und Symptome der narzisstischen Störungen – von der situativen Auslösung über die Ausprägungstypen bis zum Verhalten – dargestellt.

Symptome der Selbstregulationsstörung (State-Marker)

Die Probleme der Selbstregulation liegen dem narzisstischen Muster beider narzisstischer Typen zugrunde und zeigen sich besonders deutlich in Krisensituationen. Die psychischen Krisenzustände der eigenen Person (Selbst) haben wahrscheinlich früh in der Kindheit begonnen und die Entwicklung eines pathologischen Narzissmus angestoßen.

Vermutlich haben sequentielle Traumatisierungen des Kindes mit wiederholten Gefühlen von Ohnmacht und Hilflosigkeit entweder zu einem fragilen Selbstwertgefühl geführt (vulnerabel narzisstischer Typus) oder wurden als Defizit kompensiert und in gewisser Weise überdeckt und maskiert (grandios narzisstischer Typus). Wir gehen davon aus, dass der grandiose Typus schwerer gestört ist als der vulnerable Typus, weil beim grandiosen Typus antisoziale Züge mit ausgeprägtem Empathiemangel und antisozialem Verhalten hinzukommen. Der grandiose Typ und der vulnerable Typ sind als

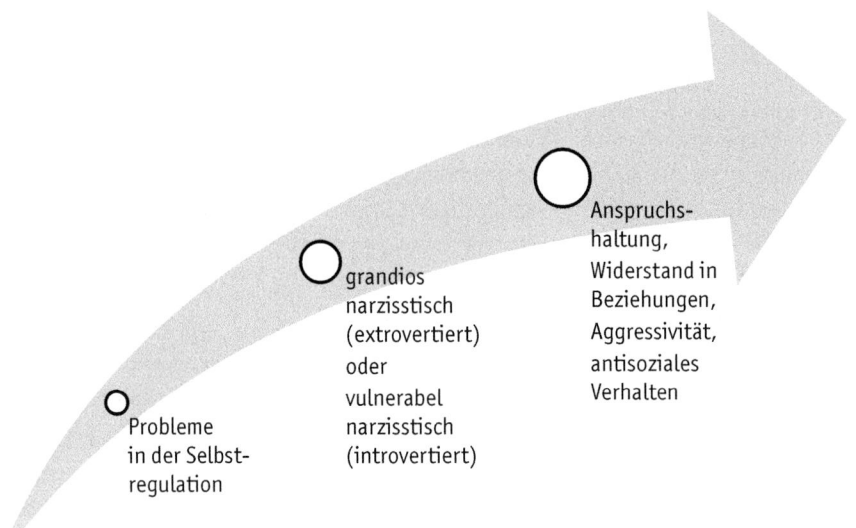

Abb. 6.2: Selbstregulation, Ausprägungstypen (grandios und vulnerabel) und charakteristische Symptome der narzisstischen Psychopathologie

Idealtypen zu verstehen. Übergänge und Mischformen treten auf. So wird betont, dass grandiose Fantasien und Arroganz im Auftreten auch Ängste vor Versagen oder Kontrollverlust verbergen können (Ronningstam 2013).

Die *Selbstregulationsstörung* narzisstischer Störungen zeigt sich immer dann, wenn das grandiose Selbst in Gefahr ist. Ist der Selbstwert der Person (Selbst) in Gefahr, wird auch von einem »bedrohten Selbst« gesprochen (Deneke und Hilgenstock 1989). In der Interaktion mit anderen Menschen können verschiedene Formen von Kränkungen wie Kritik oder Ablehnung zu Selbstregulationsproblemen führen und das fragile Selbst offen legen. Das »bedrohte Selbst« erlebt Gefühle von Hilflosigkeit und Ohnmacht. Diese Gefühle legen eine »narzisstische Wunde« offen, die je nach Fall weit in die Kindheit zurückreicht, Gefühle von Hilflosigkeit und Ohnmacht, die situativ auftreten, zeigen die Selbstregulationsstörung und können mit Wut, Aggressionen und Rachegefühlen (eher grandios narzisstischer Typus), aber auch mit Angst, Scham und sozialem Rückzug (eher vulnerabler narzisstischer Typus) gegenüber den verursachenden Personen beantwortet werden. Chronische Kränkungen, die wiederholend auftreten, und nicht zu massiven negativen Affekten führen, können einen kompletten sozialen Rückzug nach sich ziehen und damit zur Isolation der Betroffenen oder zu Suizidalität führen (Steiner 2006).

In ▶ Abb. 6.3 sind die Auswirkungen der akuten Selbstregulationsstörung bei Personen mit narzisstischen Störungen nach schweren *Kränkungen* dargestellt.

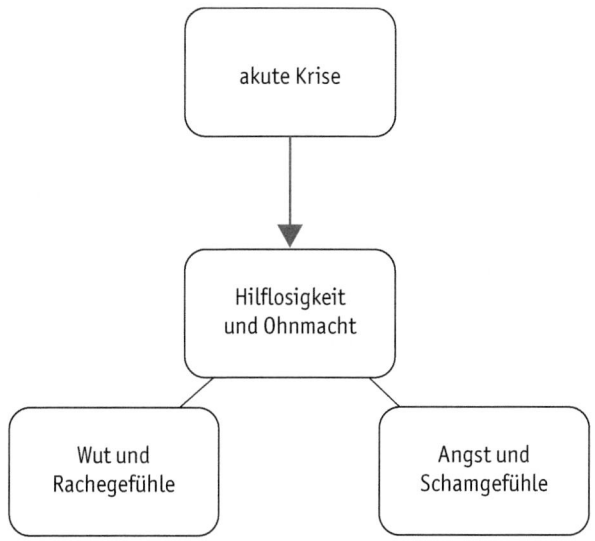

Abb. 6.3: Auswirkungen der Selbstregulationsstörung in der akuten Krisensituation

Antisoziales Verhalten und Anspruchshaltung (Trait-Marker)

Der *Empathiemangel* als das charakteristische narzisstische Symptom (▶ Kap. 2) und als Grundlage für antisoziales Verhalten zeigt sich selten unmittelbar in klinischen Zusammenhängen. Er eignet sich deshalb auch nur bedingt als ein psychopathologisches Symptom, um Personen mit narzisstischen Störungen zu erkennen und zu diagnostizieren.

In ersten Studien konnte für Patienten mit narzisstischer Persönlichkeitsstörung gegenüber Patienten mit Borderline-Persönlichkeitsstörung und gesunden Kontrollprobanden in einigen Testverfahren eine niedrigerer Wert für emotionale Empathie, nicht aber für kognitive Empathie festgestellt werden (Ritter et al. 2011).

Die Beziehungsgestaltung der Personen mit narzisstischen Störungen ist symptomatisch für den charakteristischen Mangel an Empathie. Personen mit narzisstischen Störungen haben kein Interesse für die Gefühle anderer und auch kein echtes Interesse für die Gedanken anderer Menschen. Aufgrund dieser *Beziehungsstörung* können sie die selbstverständliche Ambivalenz in einer langjährigen Beziehung nicht ertragen und auch nicht zugeben, selbst zu zwischenmenschlichen Konflikten beizutragen. Die Beziehungen werden ausgenutzt, um Bewunderung zu erhalten und Bedürfnisse befriedigen zu können. Sollte die Beziehung nicht mehr von Nutzen sein, wird sie ggf. kurzfristig aufgegeben. Häufige Beziehungsabbrüche sind die Folge. Beziehungen halten meist so lange, bis die Partnerin Anforderungen aufgrund eigener Bedürfnisse stellt (Gabbard 2010).

Wie der Mangel an Empathie ist auch das grandiose Selbst den Betroffenen meist nicht bewusst. Dafür lässt sich eine hohe Anspruchshaltung als auch ein hoher Widerstand in Beziehungen leichter und deutlicher im Verhalten einer Person festzustellen. Die hohe Anspruchshaltung entspringt direkt der eigenen Grandiosität, dem Gefühl etwas Besonderes zu sein und deswegen auch einen besonderen Umgang und besondere Privilegien zu verdienen. Ein hoher Widerstand entsteht in der Beziehungsaufnahme dadurch, dass die Betroffenen dauernd auf der Hut sein müssen, dass ihre Grandiosität durch andere nicht angegriffen und verletzt wird. Abhängigkeiten in Beziehungen sind grundsätzlich zu verhindern.

Interessanterweise konnte eine *hohe Anspruchshaltung* (»Entitlement«) in Studien sowohl bei grandios als auch bei vulnerabel narzisstischen Personen festgestellt werden (Miller et al. 2012, Grubbs und Exline 2016). Die hohe Anspruchshaltung stellte sich zudem als eine besonders konsistente Variable der narzisstischen Psychopathologie heraus (Glover et al. 2012) und wurde von Klinikern als der wichtigste Indikator für pathologischen Narzissmus eingeschätzt (Russ et al. 2008). Hierzu mögen gesellschaftliche und generationale Faktoren mit beitragen (siehe ▶ Kap. 3 und ▶ Kap. 7).

Je stärker das antisoziale Verhalten und die Aggressivität in Beziehungen sind, und das psychopathologische Bild bald auch bestimmen, desto eher sprechen wir von einer *antisozialen Persönlichkeitsstörung* im engeren Sinn. Personen mit narzisstischer Persönlichkeitsstörung zeigen eine erhöhte Aggressivität gegenüber Gesunden, die bei Personen mit antisozialer Persönlichkeitsstörung in der Regel noch schwerer ausgeprägt ist und zu aggressiven Verhalten und Kriminalität führen kann (Kernberg 2006). Studien konnten zeigen, dass das Risiko für aggressives Verhalten bei der antisozialen Persönlichkeitsstörung um den Faktor 12,8 gegenüber der Allgemeinbevölkerung erhöht ist (Yu et al. 2012).

Von psychoanalytischer Seite sind die zentralen Kennzeichen der häufigen *Entwertungen* (und Idealisierungen) sowie der (teils unbewusste) *Neid* auf andere Menschen zu ergänzen (Kernberg 1996, Rosenfeld 2002, Dammann et al. 2012).

In ▶ Tab. 6.1 sind die wesentlichen Ausprägungen narzisstischer Psychopathologie dargestellt. Die Psychopathologie kann sich auf die eigene Person, auf die Beziehung zu anderen Menschen als Trait-Marker oder auf die

Selbstregulation als State-Marker beziehen. Teilweise ist die Psychopathologie den Personen mit narzisstischen Störungen nicht bewusst, zeigt sich aber im korrespondierenden Verhalten in der Beziehung.

Tab. 6.1: Narzisstische Psychopathologie

Selbst und Objekte	nicht-bewusste Psychopathologie	narzisstische Symptome
Selbstregulation (State)	◆ Kränkungserleben ◆ Hilflosigkeit und Ohnmacht	◆ Wut und Rachegefühle ◆ Scham und Angstgefühle
eigene Person (Trait)	◆ grandioses Selbst ◆ Kränkbarkeit, Kritikanfälligkeit	◆ hohe Anspruchshaltung ◆ hoher Widerstand in Beziehungen
andere Personen (Trait)	◆ mangelnde Empathie ◆ Entwertung anderer Menschen	◆ antisoziales Verhalten in Beziehungen ◆ Aggressivität

6.1.3 Kränkung als zentraler Prozess

Die Probleme in der *Selbstregulation* zeigen sich sehr deutlich in dem Kränkungserleben, das als typisch für die narzisstische Kernsymptomatik gelten kann.

Haller (2013, 2022) hebt hervor, dass Kränkungen trotz ihrer starken Wirkung oft nicht ernst genommen werden, da es keine klare wissenschaftliche Definition oder Diagnose für sie gibt, was dazu führt, dass Betroffene zögern, darüber zu sprechen. Er definiert den Begriff »Kränkung« in seinen umfangreichen Arbeiten als ein Phänomen, das letztlich jeden Menschen betrifft und tiefgreifende Auswirkungen haben kann. Haller betont, dass Kränkungen sensible Stellen in uns berühren und Ängste vor Liebesentzug und Gerechtigkeitsverletzungen ansprechen. Kränkungen treffen Menschen im Innersten, da sie auf einem »wahren Kern« basieren müssen, um emotional wirksam zu sein.

> Kränkungen sind eine große psychologische Macht, die sowohl psychische als auch körperliche Krankheiten auslösen kann und zu multiplen privaten, beruflichen und gesellschaftlichen Konflikten führt.

Die Kränkungs-Gefühle können von verschiedenen Quellen wie zwischenmenschlichen Beziehungen, dem beruflichen Umfeld oder von gesellschaftlichen Normen herrühren. Art und Intensität der jeweiligen Kränkung hängt von individuellen Erfahrungen, Persönlichkeit und Selbstwertgefühl ab. Menschen reagieren unterschiedlich auf Kränkungen und ihre Bewältigung erfordert Selbstreflexion, emotionale Intelligenz und Unterstützung durch andere.

Kränkungen erschüttern die eigenen Werte, den *Selbstwert* und das Gerechtigkeitsempfinden einer Person. Sie können zu Enttäuschung, Selbstzweifeln und langfristigen negativen Auswirkungen führen. Menschen mit einem stabilen Selbstwertgefühl sind weniger kränkbar, da sie negative Botschaften nicht sofort auf sich beziehen und positive Rückmeldungen besser annehmen können. Die Bewältigung von Kränkungen erfordert Selbstreflexion, emotionale Intelligenz und die Fähigkeit, die Situation ganzheitlich zu betrachten. Es ist entscheidend, die eigenen wunden Punkte zu erkennen und zu verstehen, wie eine Kränkung entstanden ist, um angemessen darauf reagieren zu können, was Haller treffend als »Narzissmusfalle« beschreibt. Zudem spielen eher trivial die Tagesform und kontextuelle Faktoren eine Rolle dabei, wie stark eine Kränkung das Selbstbewusstsein beeinflusst. Kränkungen rufen nicht nur negative Emotionen hervor, sondern beeinflussen auch das Selbstbild und die zwischenmenschlichen Beziehungen und sind somit Teil des Prozesses der Selbstfindung und persönlichen Entwicklung. Hier dürften erhebliche Unterschiede zwischen zu Narzissmus neigenden Individuen und anderen Charakteren liegen.

6.2 Diagnostik

6.2.1 Diagnostik von Persönlichkeitsstörungen nach DSM-5

Nach dem DSM-5 müssen Persönlichkeitsstörungen von Persönlichkeitszügen, die nicht die Schwelle einer Persönlichkeitsstörung erreichen, abgegrenzt werden. Persönlichkeitszüge werden nur als Persönlichkeitsstörung diagnostiziert, wenn sie unflexibel, unangepasst und überdauernd sind sowie zu Funktionsbeeinträchtigungen und subjektivem Leiden führen (APA 2013).

Wie in ▶ Kap. 2 beschrieben, folgt das DSM-5 in der Diagnostik der Persönlichkeitsstörungen einer deskriptiven Klassifikation. Seit dem DSM-IV werden die spezifischen Persönlichkeitsstörungen zusätzlich nach Clustern eingeteilt. In ▶ Tab. 6.2 sind die Persönlichkeitsstörungen nach DSM-5 und ICD-10 gegenübergestellt.

Tab. 6.2: Persönlichkeitsstörungen nach Clustern des DSM-5 und ICD-10

DSM-5		ICD-10
Cluster A bizarr, exzentrisch	Paranoide Persönlichkeitsstörung	Paranoide Persönlichkeitsstörung (F60.0)
	Schizoide Persönlichkeitsstörung	Schizoide Persönlichkeitsstörung (F60.1)
	Schizotype Persönlichkeitsstörung	–
Cluster B dramatisch, emotional	**Antisoziale Persönlichkeitsstörung**	**Dissoziale Persönlichkeitsstörung (F60.2)**
	Narzisstische Persönlichkeitsstörung	**(Andere spezifische Persönlichkeitsstörung)**
	Borderline-Persönlichkeitsstörung	Emotional instabile PS (F60.3) Impulsiver Typ (F60.30) Borderline-Typ (F60.31)
	Histrionische Persönlichkeitsstörung	Histrionische Persönlichkeitsstörung (F60.4)
Cluster C ängstlich, vermeidend	Vermeidend-selbstunsichere Persönlichkeitsstörung	Ängstliche Persönlichkeitsstörung (F60.6)
	Dependente Persönlichkeitsstörung	Abhängige Persönlichkeitsstörung (F60.7)
	Zwanghafte Persönlichkeitsstörung	Anankastische Persönlichkeitsstörung (F60.5)

Im Hauptteil des DSM-5 (Sektion II) entspricht die Systematik hinsichtlich der Persönlichkeitsstörungen unverändert der kategorialen Einteilung des DSM-IV. Wesentliche Änderung im DSM-5 ist, dass die Persönlichkeitsstörungen nicht mehr auf einer separaten Achse, sondern gemeinsam mit den anderen psychischen Störungen aufgeführt werden.

Die interne Konsistenz der DSM-IV/ DSM-5-Kriterien für die narzisstische Persönlichkeitsstörung wird als akzeptabel beschrieben. Es werden Cronbach's Alpha Werte zwischen 0,63 und 0,88 beschrieben (Roepke und Vater 2014).

Zur Diagnostik der narzisstischen Persönlichkeitsstörung existieren mehrere halbstrukturierte klinische Interviews. State-of-the-art bei der Diagnosestellung einer Persönlichkeitsstörung ist die Durchführung eines strukturierten Interviews. Die DSM-Kriterien allein reichen als Grundlage nicht, um eine Diagnose einer Persönlichkeitsstörung zuverlässig stellen zu können (DGPPN 2022, Fiedler und Herpertz 2023).

Das mit dem DSM-IV korrespondierende Diagnoseinstrument ist das *Structured Clinical Interview for DSM-IV Personality Disorders* (SCID-II, First et al. 1996). SKID-II ist ein ins Deutsche übersetztes zweistufiges Verfahren des SCID-II, bestehend aus einem Fragebogen zur Selbstbeurteilung und einem nachfolgenden Interview. Der Fragebogen dient dem Screening für die Merkmale der Persönlichkeitsstörungen. Im nachfolgenden Interview können dann nur noch diejenigen Fragen gestellt werden, die im Fragebogen mit »ja« angekreuzt wurden. Dieses Vorgehen reduziert die Durchführungszeit des SKID-II auf ungefähr 30 Minuten (Wittchen et al. 1997).

SCID-5-PD ist der Nachfolger des SKID-II. Das Verfahren wurde in SCID-5-PD umbenannt, weil im DSM-5 Persönlichkeitsstörungen aufgrund der Abschaffung des multiaxialen Systems nicht mehr unter der Achse II geführt werden. Neben dem Interviewleitfaden beinhaltet das SCID-5-PD auch einen Persönlichkeits-Screeningfragebogen (SCID-5-SPQ) mit 106 Fragen. Dieser Selbstbeurteilungsbogen wird vor der Durchführung des Interviews optional als Screeninginstrument eingesetzt, um die Durchführungszeit des anschließenden Interviews zu verkürzen. Die Durchführung des Fragebogens SCID-5-SPQ dauert etwa 20 Minuten. Die durchschnittliche Durchführungszeit des SCID-5-PD liegt wie beim SKID-II bei etwa 30 Minuten. Die diagnostische Power des SKID-II variiert zwischen 0,45 für die narzisstische Persönlichkeitsstörung und 0,95 für die antisoziale Persönlichkeitsstörung (Beesdo-Baum et al. 2019).

In ▶ Tab. 6.3 sind die Kriterien und die dazugehörigen Fragen zur narzisstischen Persönlichkeitsstörung gemäß SCID-5-PD aufgeführt. Wenn mehr als fünf Symptome sicher vorhanden sind, sollte die Diagnose einer narzisstischen Persönlichkeitsstörung gestellt und mit den betroffenen Personen ausführlich besprochen werden.

Anhand der Auflistung wird deutlich, dass der grandiose narzisstische Typus gut erfasst wird, dass aber der vulnerable narzisstische Typus in den Fragen, die auf den DSM-IV-/DSM-5-Kriterien beruhen, wie schon beschrieben nicht abgebildet wird. Personen, die auch unter einer hohen Kränkbarkeit leiden und eine Selbstregulationsstörung aufweisen, die vorrangig mit Scham und Angstgefühlen zum Ausdruck kommt, werden nur wenige Fragen des SKID-II positiv beantworten und damit das Kriterium erfüllen können. Dazu kommt, dass das grandiose Selbst (»übertriebenes Selbstwertgefühl«), das der narzisstischen Pathologie zugrunde liegt, gerade bei Personen vom vulnerablen Typus wenig bewusst und/oder in seinen Verhaltensweisen und

Einstellungen nicht offen ausgedrückt wird. Häufig führen die Betroffenen ein »zwei-gleisiges Leben«: Innerlich mit Größenideen beschäftigt und äußerlich auf Absicherung ihrer narzisstischen Verwundbarkeit bedacht. Sie werden deshalb meist auch keine Diagnose einer narzisstischen Persönlichkeitsstörung erhalten, und damit auch keine entsprechende Therapie.

Tab. 6.3: SCID-5-PD Kriterien und Fragen zur Diagnostik der narzisstischen Persönlichkeitsstörung (nach Beesdo-Baum et al. 2019, S. 27 f.)

Kriterien	Fragen
Grandioses Gefühl von sich selbst	• Sind Sie wichtiger, talentierter oder erfolgreicher als die meisten Menschen? • Haben Ihnen andere Menschen schon einmal gesagt, Sie hätten eine hohe Meinung von sich selbst?
Denken ist beherrscht von Fantasien über unbegrenzten Erfolg, Macht, Glanz und Schönheit	• Denken Sie oft an Macht, Ruhm oder Anerkennung?
Denken ist beherrscht von Fantasien über die ideale Liebe	• Denken Sie oft an die ideale Liebe?
Glaubt von sich selbst, besonders und einzigartig zu sein	• Wenn Sie ein Problem haben, bestehen Sie fast immer darauf, den höchsten Vorgesetzten zu sprechen? • Versuchen Sie, Zeit mit Menschen zu verbringen, die wichtig oder einflussreich sind?
verlangt nach übermäßiger Bewunderung	• Ist es Ihnen wichtig, dass andere Sie beachten oder bewundern?
Anspruchsdenken	• Halten Sie sich für jemanden, der eine Sonderbehandlung verdient?
Ausbeuterisch in zwischenmenschlichen Beziehungen	Stellen Sie Ihre Bedürfnisse oft über die anderer Menschen? • Haben sich andere beschwert, dass Sie Menschen ausnutzen?
Mangel an Empathie	• Sind die Bedürfnisse anderer Menschen nicht Ihr Problem? • Halten Sie die Probleme anderer für langweilig? • Haben sich andere beschwert, das Sie ihnen nicht zuhören?
Ist oft neidisch auf andere	• Haben Sie das Gefühl, Erfolg mehr zu verdienen als andere?

Tab. 6.3: SCID-5-PD Kriterien und Fragen zur Diagnostik der narzisstischen Persönlichkeitsstörung (nach Beesdo-Baum et al. 2019, S. 27 f.) – Fortsetzung

Kriterien	Fragen
Glaubt, dass andere ihn/sie beneiden	• Haben Sie den Eindruck, dass andere oft neidisch auf Sie sind?
Arrogante, überhebliche Verhaltensweisen und Einstellungen	• Glauben Sie, dass nur wenige Menschen Ihre Zeit und Ihre Aufmerksamkeit verdienen? • Haben sich andere beschwert, dass Sie sich überheblich oder arrogant verhalten?

6.2.2 Diagnostik von Persönlichkeitsstörungen im DSM-5, Sektion III

Obwohl strukturierte Interviews teilweise erfolgreich eingesetzt werden, können Persönlichkeitsstörungen häufig nicht eindeutig einer einzigen Persönlichkeitsstörung zugeordnet werden. Dann kann die Diagnose »unspezifische Persönlichkeitsstörung« (»personality disorder not otherwise specified«, PNOS) gestellt oder mehrere spezifische Persönlichkeitsstörungen als Komorbiditäten angegeben werden (Torgersen et al. 2001, Zimmerman et al. 2005).

Weiterhin zeigte sich in empirischen Studien, dass weniger die einzelne spezifische Persönlichkeitsstörung als vielmehr die Schwere der Persönlichkeitsstörung ein entscheidender Prädiktor für Funktionsfähigkeit und Prognose ist, so dass anstelle des kategorialen Systems der Persönlichkeitsstörungen im DSM-IV vermehrt dimensionale Modelle für Persönlichkeitsstörungen diskutiert wurden (Crawford et al. 2011, Trull et al. 2011). Um den Bruch zum DSM-IV nicht zu groß werden zu lassen, wurde der neue dimensionale Ansatz nach breiter Diskussion schließlich im Anhang (Sektion III) des DSM-5 untergebracht, verbunden mit dem Auftrag, das Modell empirisch besser abzustützen (APA 2013).

Im alternativen Modell des DSM-5 in Sektion III (▶ Tab. 6.4) werden vor allem zwei Komponenten unterschieden:

Kriterium A bezieht sich auf das Funktionsniveau der Persönlichkeit und wird anhand der Level of Personality Functioning Scale (LPFS) (Bender et al. 2011) operationalisiert. Es werden vier Fähigkeitsbereiche unterschieden: Identität und *Selbststeuerung* mit Bezug auf das eigene Selbst sowie Empathie und Nähe mit Bezug auf andere Menschen. Das Ausmaß der Beeinträchtigung in diesen vier Bereichen wird auf einer 5-stufigen Skala (0–4) erfasst und daraus ein Gesamtwert (Funktionsniveau des Patienten insgesamt) angegeben. Für die Diagnose einer Persönlichkeitsstörung ist mindestens eine mittelgradige Beeinträchtigung (Level 2) nötig. Das Kriterium A hat große Ähnlichkeiten mit der Operationalisierten Psychodynamischen Diagnostik (OPD) (Arbeitskreis OPD 2023), welche überwiegend unter deutschsprachigen psychodynamisch orientierten Klinikern und Forschern verwendet wird und sich an das Modell des Borderline-Organisationsniveaus von Kernberg und die Strukturtheorie von Rudolf anlehnt (▶ Kap. 2). Level 2 der Level of Personality Functioning Scale entspricht dort einem Strukturniveau von 2,5 (mäßig-gering) (Zimmermann et al. 2013).

Kriterium B bezieht sich auf maladaptive Persönlichkeitseigenschaften mit 25 Facetten, die fünf übergeordneten Domänen (negative Affektivität, Verschlossenheit, Antagonismus, Enthemmtheit und Psychotizismus) zugeteilt sind. Die Persönlichkeitsfacetten werden anhand eines Persönlichkeitsinventars (PID-5) mit 220 Items erfasst. Die ersten vier Domänen entsprechen in etwa den negativen Polen der »big five«-Persönlichkeitsdimensionen: emotionale Stabilität, Extraversion, Verträglichkeit und Gewissenhaftigkeit (Costa und Mac Crae 1990). Anhand der Einschätzungen der Kriterien A und B lassen sich die festgestellten Beeinträchtigungen sechs prototypischen Persönlichkeitsmustern zuordnen: antisoziale, vermeidende, Borderline-, narzisstische, zwanghafte und schizotypische Persönlichkeit.

Tab. 6.4: Kriterium A und B in Sektion III der DSM-5

	Selbst	interpersonell
Kriterium A		
	• Identität	• Empathie
	• Selbststeuerung	• Nähe
Kriterium B	• negative Affektivität	
	• Verschlossenheit	
	• Antagonismus	
	• Enthemmtheit	
	• Psychotizismus	

Wenn das Muster der Beeinträchtigung keinem der Typen entspricht, kann eine sog. traitspezifische Persönlichkeitsstörung diagnostiziert werden. Die Zuordnung zu den sechs Typen dient vor allem der Kontinuität im DSM. Durch die Erhebung des Schweregrads anhand von Kriterium A und der Klassifikation spezifischer maladaptiver Muster durch Kriterium B lassen sich für die

Behandlung der betroffenen Patienten spezifische und personalisierte Foki ableiten. Es wird sich andererseits zeigen müssen, ob die Klassifikation in ihrer Komplexität im Praxisalltag anwendbar ist (Herpertz 2011, Zimmermann et al. 2013).

Eine narzisstische Störung kann entsprechend dem alternativen Model im DSM-5 schwer oder weniger schwer ausgeprägt sein (Kriterium A). Der Empathiemangel ist hier ein wichtiges Kriterium auf der interpersonellen Ebene und symptomatisch für narzisstische Störungen. Im Unterschied zu anderen schweren Persönlichkeitsstörungen wie der Borderline-Persönlichkeitsstörung ist die Identität zumindest beim grandios narzisstischen Typus auf den ersten Blick noch stabil. Erst in Bedrohungssituationen werden Personen mit narzisstischer Störung in ihrem Selbstwerterleben labilisiert (Selbstregulationsstörung) (Ronningstam 2005).

Antagonismus ist ein zentrales psychopathologisches Symptom narzisstischer Störungen (Widerstand, Feindseligkeit in Beziehungen). Er tritt auf, wenn die eigene Person (Selbst) in Gefahr ist oder schon prophylaktisch, wenn eine mögliche Gefahr antizipiert wird. Je größer der Antagonismus ausgeprägt ist, desto stärker tritt die Aggressivität in Beziehungen auf.

Die negative Affektivität ist abgesehen von einer Aggressivität eher als ängstlich-depressive Symptomatik beim vulnerablen narzisstischen Typus und als reaktive Wut in Kränkungssituationen bei der narzisstischen und antisozialen Persönlichkeitsstörung zu finden.

6.2.3 Persönlichkeitsstörung und Narzissmus im ICD-11

Auch in der Entwicklung der ICD-11 wurde Kritik gegenüber dem kategorialen System der Persönlichkeitsstörungen in der ICD-10 geäußert. Wie im DSM-5, Sektion III (alternatives Modell), kam es in der ICD-11 zu einem Paradigmenwechsel in der Klassifikation von Persönlichkeitsstörungen. Es gibt vor allem vier Gründe, die für eine neue *dimensionale Klassifikation* und gegen die bisherige *kategoriale Klassifikation* sprechen (Herpertz 2018):

- Es gibt ein Kontinuum zwischen Normalität und Persönlichkeitspathologie
- Eine artifizielle Komorbidität mit anderen Persönlichkeitsstörungen ist häufig
- Eine einzige Persönlichkeitsstörung hat sehr heterogene Ausprägungstypen
- Längsschnittstudien zeigen psychosoziale Beeinträchtigungen trotz Remission

In der ICD-11 wurde deshalb ein neues dimensionales Modell entworfen, das sich von der ICD-10 radikal unterscheidet. Wenn die Definition für eine Persönlichkeitsstörung grundsätzlich erfüllt ist, wird anschließend der Schweregrad der Persönlichkeitsstörung eingeschätzt (Jeung-Maarse und Herpertz 2020).

Als allgemeine Kriterien für die *Definition* einer Persönlichkeitsstörung gelten:

- Vorliegen einer andauernden Funktionsbeeinträchtigung in den Aspekten des Selbst (Identität, Selbstwert, Selbstbild, Selbststeuerung) und in der Beziehungsgestaltung (befriedigende Beziehungen zu entwickeln und aufrechtzuerhalten, Perspektive anderer Menschen einnehmen zu können, Konflikte adäquat lösen zu können).
- Die Störung manifestiert sich in unangepassten Mustern von Kognition, emotionalem Erleben, emotionalem Ausdruck und Verhalten.
- Die Störung soll mindestens zwei Jahre anhalten.
- Die Störung geht mit Leiden und gravierenden sozialen Funktionsbeeinträchtigungen einher.

Wie in ▶ Tab. 6.5 dargestellt, wird an dem Ausmaß der sozialen Funktionsbeeinträchtigung und dem Vorhandensein selbst- und/oder fremdschädigenden Verhaltens der Schweregrad der Persönlichkeitsstörung dreistufig skaliert.

Der Schweregrad der Persönlichkeitsstörung in der ICD-11 entspricht dem Kriterium A, Sektion III des DSM-5, und bezieht sich ebenfalls zentral auf das soziale Funktionsniveau der Persönlichkeit.

Nach der Einteilung des Schweregrades kann noch eine Zuordnung in fünf Merkmalsdomänen vorgenommen werden. Zusätzlich bleibt auch das Qualitätsmerkmal »Borderline-*Muster*« bestehen, das ebenfalls vergeben werden kann, wenn die typischen Merkmale wie Stimmungsschwankungen, emotionale Anspannungszustände und Selbstverletzungsverhalten vorhanden sein sollten (Herpertz 2018). Die Kriterien des Borderline-Musters in der ICD-11 entsprechend weitgehend den Kriterien der Borderline-Persönlichkeitsstörung im DSM-5 (APA 2013).

6 Klinische Phänomene des Narzissmus

Tab. 6.5: Schweregrad der Persönlichkeitsstörung (ICD-11)

Schweregrad	soziale Funktionsbeeinträchtigung	aggressives und selbstdestruktives Verhalten
leicht	Leichte Funktionsbeeinträchtigung mit Begrenzung auf spezifische Lebensbereiche. Einige soziale und berufliche Rollen können aufrechterhalten werden.	Kein selbst- oder fremdschädigendes Verhalten.
mittel	Mittelgradige Funktionsbeeinträchtigung mit Auswirkung auf mehrere Lebensbereiche.	Gelegentliche selbst- und fremdschädigende Verhaltensweisen.
schwer	Schwere Funktionsbeeinträchtigung mit Auswirkung auf alle Lebensbereiche. Keine Erfüllung sozialer Erwartungen.	Häufiges selbst- oder fremdschädigendes Verhalten.

Die Merkmalsdomänen in der ICD-11 ähneln den Domänen der Sektion III des DSM-5. Beide sind in ► Tab. 6.6 zum Vergleich gegenübergestellt. In der ICD-11 fehlt der Psychotizismus, dafür ist die Zwanghaftigkeit aufgenommen.

Tab. 6.6: Merkmalsdomänen der Persönlichkeitsstörungen (ICD-11 und DSM-5, Sektion III)

ICD-11	DSM-5	Merkmale
negative Affektivität	negative Affektivität	häufige negative Emotionen, emotionale Labilität, geringes Selbstvertrauen, Pessimismus und Misstrauen
Dissozialität	Antagonismus	Egozentrismus, manipulatives Verhalten, Mangel an Empathie, Aggressivität/ Feindseligkeit, Gefühllosigkeit
Enthemmung	Enthemmtheit	impulsives, rücksichtsloses oder risikosuchendes Verhalten
Zwanghaftigkeit	–	perfektionistisches, zögerliches und skrupulöses Verhalten
Distanziertheit	Verschlossenheit	sozialer Rückzug, mangelnde Selbstbehauptung, eingeschränkte Affektivität und Freudlosigkeit
–	Psychotizismus	

6.2 Diagnostik

Das Besondere an der ICD-11 Konzeption sind weniger die Merkmalsdomänen als vielmehr die dimensionale Betrachtungsweise. Es wird damit ein Persönlichkeitsprofil beschrieben, das nicht mehr ein Entweder/Oder, sondern je nach Person ein mehr oder weniger von den beschriebenen Merkmalen aufweist (▶ Tab. 6.6). Auch wenn der Narzissmus als Begriff ganz verschwunden ist, wird vor allem die vulnerable narzisstische Psychopathologie bei »negativer Affektivität« abgebildet, und die antisozialen Persönlichkeitsanteile bei »Dissozialität« einzuordnen sein.

Für die narzisstische Persönlichkeitsstörung bedeutet dies, dass der grandiose narzisstische Typus weniger Beachtung findet, in der Diagnostik der Persönlichkeitsstörung (ICD-11) – solange die antisozialen Persönlichkeitszüge und das entsprechende Verhalten nicht im Vordergrund stehen. Damit wird der grandios narzisstische Typus in die Normalität »entlassen«. Er würde erst wieder diagnostiziert werden können, wenn die Selbstregulationsstörung in Krisensituationen oder die teilweise daraus resultierende psychische Komorbidität (Depression, Sucht) die Betroffenen destabilisieren, sie mit hoher »negativer Affektivität« in Behandlung kommen, und dabei vermutlich eher vulnerabel narzisstisch imponieren.

Die in der Vergangenheit gut untersuchte antisoziale Persönlichkeitsstörung wird anhand ihrer Kernsymptomatik auch in der ICD-11 weiterhin gut zu diagnostizieren sein. Je nach dem Ausmaß der Impulsivität mit rücksichtslosem oder risikosuchendem Verhalten kann diese Symptomatik auch zusätzlich als »Enthemmtheit« abgebildet werden.

In ▶ Abb. 6.4 sind die narzisstischen Störungen (narzisstische und antisoziale Persönlichkeitsstörung) nach dem alten kategorialen System den neuen zentralen Merkmalsausprägungen in der ICD-11 zugeordnet.

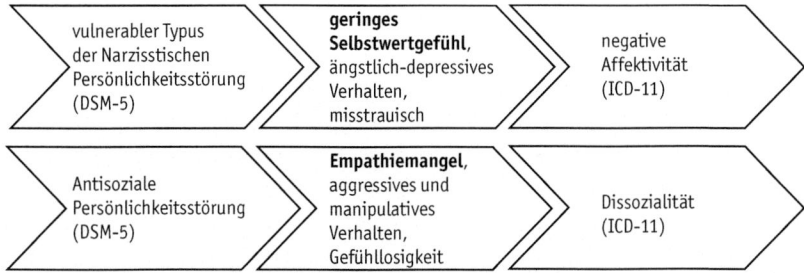

Abb. 6.4: Die narzisstischen Störungen im DSM-5 und ICD-11

6.2.4 Testpsychologie bei narzisstischen Störungen

Zusätzlich zu den DSM-5/ICD-10-Kriterien, welche die Grundlage der Diagnostik der narzisstischen Störungen (im kategorialen System) darstellen, und den darauf aufbauenden strukturellen Interviews wie dem SCID-5-PD, die eine erste Verdachtsdiagnose bestätigen können, gibt es zahlreiche Fragebögen, die meist als self-reports weitere Hinweise auf die Typen der narzisstischen Persönlichkeitsstörung und auf individuelle oder gruppenspezifische Dimensionen und Besonderheiten des Narzissmus liefern können.

Ein weit verbreitetes Testverfahren ist das *Narcissistic Personality Inventory (NPI)*, das auf dem DSM-III aufbaut und narzisstische Verhaltensweisen erfasst (Raskin und Hall 1979). Studien zufolge wurde der NPI in ungefähr 77 % der Untersuchungen zum Narzissmus eingesetzt (Cain et al. 2008). Die empirischen Befunde zum NPI sind aber inkonsistent. Es wurden Lösungen mit verschiedenen Faktoren vorgeschlagen, am häufigsten zeigte sich eine Drei-Faktoren-Lösung mit den Dimensionen »Führung und Autorität«, »grandioser Exhibitionismus«, und »ausbeuterische Anspruchshaltung« (Ackerman et al. 2011). Der Globalwert des NPI und der Faktor »grandioser Exhibitionismus« korrelierten dabei stark mit anderen Skalen zur Grandiosität (Krizan und Johar 2012). Der NPI wird in strukturellen Analysen als ein konsistentes und relativ homogenes Maß für die narzisstische Grandiosität eingeschätzt (Krizan und Herlache 2018). Analysen einer ins Deutschen übersetzten Kurzform, der NPI-15, favorisierten eine Lösung mit zwei Faktoren (»Führungspersönlichkeit« und »Grandiosität«), konnten aber nur für den Faktor »Führungspersönlichkeit« eine ausreichend gute psychometrische Qualität nachweisen (Spangenberg et al. 2013). Dabei scheint es sich bei dem Faktor »Führungspersönlichkeit« eher um eine adaptive narzisstische Persönlichkeitsvariante zu handeln und weniger um einen maladaptiven narzisstischen Persönlichkeitsstil bzw. eine narzisstische Persönlichkeitsstörung.

Ein weiteres Testverfahren zur Erfassung von Narzissmus ist das relativ neue Pathological Narcissism Inventory (PNI) (Pincus et al. 2009). Mit dem in den letzten Jahren zunehmenden Interesse an dem Konzept eines vulnerablen narzisstischen Typus der narzisstischen Persönlichkeitsstörung wurde der PNI auch bedeutsamer für die Wissenschaft und Diagnostik des Narzissmus. Neben dem Gesamtwert werden hier grandiose und vulnerable narzisstische Themen abgebildet. In der Allgemeinbevölkerung konnte eine stabile Faktorenstruktur und eine hohe Reliabilität für den Fragebogen festgestellt werden (Wright et al. 2010). Studien fanden allerdings einzelne Schwächen für die Messung des grandiosen Narzissmus (Zeigler-Hill et al. 2011), so dass der PNI seine besonderen Stärken in Erfassung des vulnerablen Narzissmus zeigt, aber auch für die Messung von Grandiosität und Anspruchshaltung eingesetzt werden kann (Krizan und Herlache 2018, Euler et al. 2018).

Auch für die Erfassung der narzisstischen Vulnerabilität geeignet ist die Hypersensitive Narcissim Scale (HNS) (Hendin and Cheek 1997). Nachteile gibt es gegenüber dem PNI, der ausführlicher ist und auch einzelne Dimensionen narzisstischer Vulnerablität genauer messen kann (Pincus et al. 2009). Ein Vorteil ist der ökonomische Einsatz, die Skala besteht aus nur zehn Items (Krizan und Herlache 2018).

Das psychoanalytisch orientierte Narzissmusinventar (NI) von Deneke und Hilgenstock (1989) ist ein deutschsprachiges Instrument zur Erfassung der Selbstregulation und der narzisstischen Selbstorganisation. Die Autoren bezogen sich bei der Entwicklung des NI insbesondere auf die theoretischen Arbeiten der Selbstpsychologie (Kohut 1989). Mithilfe der Itemanalyse wurden 163 narzissmusrelevante Items und 18 Skalen auf vier Faktoren formuliert. Verschiedene Studien wiesen den NI als valides Verfahren aus (Rauchfleisch et al. 1995). Allerdings wirft der Umfang Probleme bezüglich der Praktikabilität in der Klinik auf. Es liegen mittlerweile auch NI-Kurzformen vor, z. B. der NI-90 (Schoeneich 2000). Der NI-90 erfasst wie die Originalversion nicht die narzisstische Persönlichkeitsstörung, und nimmt keine Trennung von gesundem und pathologischem Narzissmus vor, ist aber ergänzend zu den strukturierten Interviews hilfreich, besonders um die Selbstregulation in Krisensituationen individuell oder in speziellen Untergruppen abzubilden (Walter et al. 2005).

Die Stärken der psychologischen Testverfahren liegen insgesamt darin, besondere Ausprägungen narzisstischer Psychopathologie oder Selbstregulation bei pathologischem Narzissmus darzustellen. Die Testverfahren sind dabei auch ergänzend einzusetzen, weil sie unterschiedliche Schwerpunkte des Narzissmus abbilden können (Krusemark et al. 2018). Für die Diagnosefindung oder die Differentialdiagnostik der narzisstischen Persönlichkeitsstörung sind sie wenig geeignet.

In ▶ Tab. 6.7 sind die Vor- und Nachteile der beschriebenen psychologischen Testverfahren zusammengefasst.

Für den Kinder- und Jugendlichen-Bereich bietet das OPD-KJ-2-Manual (Arbeitskreis OPD-KJ-2 2022) zusätzlich die Gelegenheit, die einzelnen Funktionseinschränkungen separat zu erfassen.

6 Klinische Phänomene des Narzissmus

Tab. 6.7: Testverfahren zur Untersuchung des Narzissmus

Test	Vorteile	Nachteile
Narcissistic Personality Inventory (NPI)	zur Erfassung der narzisstischen Grandiosität geeignet	narzisstische Vulnerabilität wird nicht abgebildet
Pathological Narcissism Inventory (PNI)	zur Erfassung der narzisstischen Vulnerabilität besonders gut geeignet	weniger gut geeignet, um narzisstische Grandiosität zu messen
Hypersensitive Narcissim Scale (HNS)	zeitsparender Einsatz, um narzisstische Vulnerabilität zu messen	wenig ausführlich
Narzissmusinventar (NI)	zur Erfassung der narzisstischen Selbstregulation gut geeignet	keine Abgrenzung zwischen gesundem und pathologischem Narzissmus möglich

6.3 Komorbidität

6.3.1 Andere psychische Störungen

Personen mit narzisstischer Persönlichkeitsstörung haben gegenüber Personen ohne Persönlichkeitsstörung eine höhere Rate an kardiovaskulären und gastrointestinalen Erkrankungen (Quirk et al. 2015). Die Komorbidität mit anderen psychischen Störungen bei der narzisstischen Persönlichkeitsstörung ist häufig. Am häufigsten traten Suchterkrankungen (40,6 %), Angststörungen (40 %) und affektive Störungen (28,6 %) auf (Stinson et al. 2008). Bei Kindern und Jugendlichen ist auch stets ein ADHS zu beachten.

> Bei der narzisstischen Persönlichkeitsstörung ist die Komorbidität mit affektiven Erkrankungen und Suchterkrankungen besonders hoch.

Die hohe psychische *Komorbidität* ist bedeutsam, weil es in der Regel die Komorbiditäten sind und nicht die narzisstischen Störungen, die die Betroffenen in die Klinik und in Behandlung führen.

Suchterkrankungen

Das Risiko, bei bestehender Persönlichkeitsstörung an einer zusätzlichen komorbiden Suchterkrankung zu leiden, ist um den Faktor fünf für Alkoholabhängigkeit und um den Faktor zwölf für die Drogenabhängigkeit erhöht (Trull et al. 2010). In einer Übersichtsarbeit zur Komorbidität von Persönlichkeitsstörungen bei Patienten mit Suchterkrankungen zeigte sich eine Prävalenzrate zwischen 34 % und 73 % (Verheul 2001).

> Bei ungefähr jedem zweiten Patient wird neben der Diagnose einer Persönlichkeitsstörung auch die Diagnose einer Suchterkrankung gestellt.

In einer Stichprobe mit Borderline-Persönlichkeitsstörung hatte die Hälfte der Patienten auch eine Alkohol- und/oder eine drogenbezogene Störung. Tatsächlich wurde das gemeinsame Auftreten von Suchterkrankungen und Cluster-B-Persönlichkeitsstörungen besonders häufig berichtet (Walter et al. 2009, Walter und Gouzoulis-Mayfrank 2019). Bei Patienten mit antisozialer Persönlichkeitsstörung hatten sogar 80–85 % eine komorbide Abhängigkeitserkrankung, am häufigsten eine Alkoholabhängigkeit (Chavez 2010). In einer Studie bei Studenten konnte die Schwere der antisozialen Persönlichkeitsstörung 9–26 % der Varianz für riskanten episodischen Alkoholkonsum erklären (Sylvers et al. 2011). Dies rege dazu an, bei adoleszenter Suchtmittelabhängigkeit auch nach einer narzisstischen Störung zu fahnden.

Bei Patienten mit Alkoholabhängigkeit wurden auch andere spezifische Persönlichkeitsstörungen festgestellt, darunter neben der Borderline-Persönlichkeitsstörung auch die narzisstische Persönlichkeitsstörung. Das Auftreten einer oder mehrerer Persönlichkeitsstörungen hatte einen positiven Zusammenhang mit der Schwere der Suchtproblematik (Preuss et al. 2009). Bei Patienten mit Alkoholabhängigkeit und cannabisbezogenen Störungen wurden neben schizotypischen Persönlichkeitsstörungen Borderline-Persönlichkeitsstörungen und antisoziale Persönlichkeitsstörungen häufig diagnostiziert (Hasin et al. 2011).

Kritisch bleibt anzumerken, dass die standardisierten Interviews zur Diagnostik der Persönlichkeitsstörungen ein delinquentes Verhalten erfassen, das bei der Abhängigkeit von Heroin oder Kokain beinahe regelhaft zu finden ist und als sog. »Beschaffungskriminalität« im Rahmen der Suchterkrankung zu werten ist und kein antisoziales/psychopathisches Verhalten im engeren Sinn darstellt, das typischerweise mit fehlender Empathie, Rücksichtslosigkeit und Aggressivität verbunden ist (Walter et al. 2011).

Wie bei den Suchterkrankungen scheint die Komorbidität von Persönlichkeitsstörung und pathologischem Glücksspiel häufig aufzutreten. Es wurden erhöhte Prävalenzen für die narzisstische Persönlichkeitsstörung und die Borderline-Persönlichkeitsstörung festgestellt (Saez-Abad et al. 2008).

Auch der klinische Verlauf ist für Patienten mit Persönlichkeitsstörung und komorbider Suchterkrankung ungünstiger. Trotz Verbesserungen im Verlauf zeigten Patienten mit komorbider antisozialer Persönlichkeitsstörung sowohl in der Schwere der Sucht als auch der psychischen Problematik eine stärkere Beeinträchtigung als diejenigen ohne komorbide Persönlichkeitsstörung (Galen et al. 2000). Zudem konnte festgestellt werden, dass eine komorbide antisoziale, Borderline- und schizotypische Persönlichkeitsstörung als spezifische Persönlichkeitsstörung einen signifikanten Prädiktor für eine anhaltende Drogenabhängigkeit über mehrere Jahre darstellt – eine andere komorbide psychische Störung hatte dagegen keinen Einfluss auf den Verlauf der Drogenproblematik (Fenton et al. 2012).

Ein weiterer Befund zeigt auf, wie wichtig die Diagnosestellung einer Persönlichkeitsstörung für den Verlauf der suchtspezifischen Behandlung ist: Die komorbide Persönlichkeitsstörung remittiert nicht nach einer Behandlung der Suchterkrankung (Verheul et al. 2000). Umgekehrt ist es die komorbide Suchterkrankung, die mit einem schlechteren Verlauf bei Patienten mit einer Borderline-Persönlichkeitsstörung assoziiert ist (Zanarini et al. 2004).

Affektive Erkrankungen

Suchterkrankungen und Depressionen hängen eng mit den Cluster-B-Persönlichkeitsstörungen zusammen (Gunderson 2000, Zanarini et al. 2011). In einer Studie wurde gefunden, dass Patienten mit narzisstischer Persönlichkeitsstörung in 64,5 % der Fälle gleichzeitig eine affektive Störung aufwiesen, und die Komorbiditätsrate höher ausfiel, wenn nicht gleichzeitig noch eine Borderline-Persönlichkeitsstörung vorlag (Ritter et al. 2010).

Wie erwartet ist besonders für den vulnerablen narzisstischen Typus der Zusammenhang zwischen Angst und Depression einerseits und narzisstischen Symptomen andererseits empirisch gut untersucht. Es konnte eine Assoziation zwischen narzisstischer Vulnerabilität und depressivem Temperament in der Allgemeinbevölkerung (Tritt et al. 2010) und bei psychiatrischen Patienten (Kealy et al. 2012) gefunden werden. Vulnerable narzisstische Persönlichkeitszüge (mit der *Hypersensitive Narcissism Scale* gemessen) waren ein signifikanter Prädiktor für depressive Symptome bei Patienten mit Dysthymie (Erkoreka und Navarro 2017).

> Vulnerable narzisstische Persönlichkeitszüge sind empirischen Studien zufolge mit Angst und depressiven Symptomen assoziiert.

Umgekehrt haben Personen vom grandios narzisstischen Typus mehrheitlich ein positives Selbstwertgefühl, ein hohes subjektives Wohlbefinden und zum Teil auch weniger depressive Symptome (Sedikides et al. 2004). Dies kann vermutlich teilweise die Inkonsistenz empirischer Studien erklären, die keinen oder einen inversen Zusammenhang zwischen narzisstischen Störungen und Depression festgestellt hatten (Tritt et al. 2010). Erste Befunde zeigen, dass ab einem bestimmten Grad der narzisstischen Symptomatik die vulnerablen narzisstischen und die grandios narzisstischen Ausprägungen wieder miteinander zusammenhängen, und dass der grandiose narzisstische Typus nicht nur hohe Werte für Antagonismus/Dissozialität, sondern auch für Angst und Depression aufweist (Jauk und Kaufman 2018).

Suizidalität

Prospektive Langzeitstudien konnten für Personen mit narzisstischer Persönlichkeitsstörung, nicht aber für Personen mit anderen Persönlichkeitsstörungen, ein erhöhtes Risiko für später auftretende Suizidversuche nachweisen (Ansell et al. 2015). Im Unterschied zu Personen mit Borderline-Persönlichkeitsstörung, die gegenüber anderen Persönlichkeitsstörungen ebenfalls erhöhte Raten für Suizidversuche und Suizide gezeigt hatten (Yen et al. 2004), waren die Suizidversuche bei Personen mit narzisstischer Persönlichkeitsstörung weniger impulsiv, dafür häufiger letal, und hingen typischerweise mit kritischen Lebensereignissen aus dem beruflichen Umfeld zusammen (Blasco-Fontecilla et al. 2009). Schamgefühle wurden als charakteristisch für Suizidversuche bei pathologischem Narzissmus beschrieben (Ronningstam und Maltsberger 1998). Schamgefühle treten häufig in Krisensituation auf, wenn das grandiose Selbst bei narzisstischer Selbstregulationsstörung beeinträchtigt ist oder einzubrechen droht (▶ Kap. 6).

Dies zeigt sich klinisch besonders in der KJPP bei Notaufnahmen, dass oft eine für den außenstehenden Beobachter trivial erscheinende narzisstische Kränkung vorausgeht.

Bei jugendlichen Suizidanten ist diese narzisstische Problematik seit vielen Jahren vor allem im Selbstwertbereich in Kombination mit überhöhten Erlösungs- und Todesfantasien als zentraler Faktor beschrieben (Henseler 1974).

In einer Stichprobe mit depressiven Patienten mit und ohne narzisstische Persönlichkeitsstörung war die komorbide Persönlichkeitsstörung nicht wie erwartet mit einem erhöhten Risiko für Suizidversuche assoziiert (Coleman et al. 2017). Einheitlich konnte bisher gezeigt werden, dass die Schwere der narzisstischen Persönlichkeitsstörung (Anzahl der DSM-IV-Kriterien) mit der Häufigkeit von schweren Suizidversuchen und vollendeten Suiziden zusammenhängt (Blasco-Fontecilla et al. 2009, Giner et al. 2013).

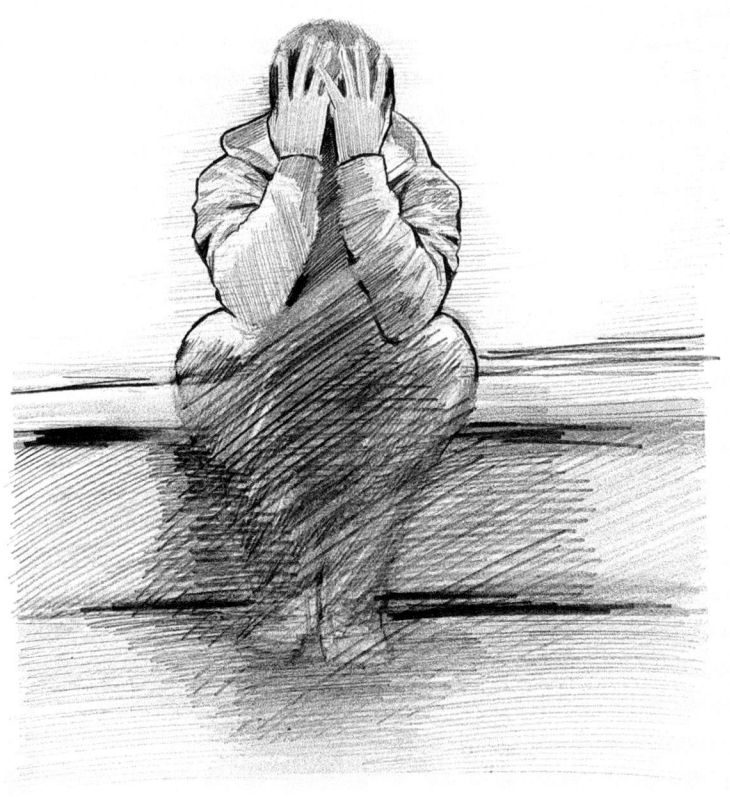

Personen mit narzisstischer Persönlichkeitsstörung haben auch gegenüber anderen Persönlichkeitsstörungen ein erhöhtes Risiko für Suizid.

6.3.2 Andere Persönlichkeitsstörungen

Die *Komorbidität* narzisstischer Störungen mit anderen Persönlichkeitsstörungen ist auch aufgrund des kategorialen Systems im DSM-5 sehr hoch. Wie oben beschrieben ist es eher die Regel als die Ausnahme, dass mehrere Persönlichkeitsstörungen gleichzeitig diagnostiziert werden (Herpertz 2018).

Für die narzisstische Persönlichkeitsstörung gibt es besonders mit den anderen Cluster-B-Persönlichkeitsstörungen einen großen Überschneidungsbereich. So lassen sich hohe Komorbiditätsraten mit den anderen Cluster-B-Persönlichkeitsstörungen finden, während komorbide Cluster-A- und Cluster-C-Persönlichkeitsstörungen seltener vorkommen (Ritter et al. 2010). Teilweise wurde angenommen, dass fast alle Patienten mit narzisstischer Persönlichkeitsstörung nach DSM-III auch die Kriterien einer anderen Persönlichkeitsstörung erfüllen (Gunderson et al. 1991). Neuere Untersuchungen zeigen, dass bei Patienten mit Persönlichkeitsstörungen im Durchschnitt nicht weniger als drei Persönlichkeitsdiagnosen gestellt werden, und dass nur 50 % aller Patienten die Kriterien für die Diagnose einer einzigen Persönlichkeitsstörung erfüllen (Regier et al. 2013).

Die hohen Komorbiditätsraten der Cluster-B-Persönlichkeitsstörungen sprechen auch für eine dimensionale Betrachtungsweise von Persönlichkeitsstörungen im Allgemeinen und von Narzissmus und narzisstischen Störungen im Speziellen.

7 Narzissmus in den Lebensphasen

7.1 Kindheit

Es gibt faktisch wenig systematische und empirische Untersuchungen über das Auftreten von narzisstischen Phänomenen bei Jungen und Mädchen in Vorschule und Grundschulzeit. In der ambulanten kinder- und jugendpsychiatrischen und psychotherapeutischen Praxis zeigen sich hochgradig irritable, permanent mit ihrem Selbstwertgefühl ringende und leicht kränkbare bzw. provozierbare Mädchen, deren Problematik aber in der Praxis häufig unter Diagnosen wie Angststörung, Anpassungsstörung (eine eher unspezifische Diagnose) oder zunehmend ADHS subsummiert wird.

Wenn in der Vorstellung des Diagnostikers und Kindertherapeuten der Narzissmus als Konzept für 20- bis 50-jährige Männer »reserviert« ist (▶ Kap. 2), wird man leicht die typischen Symptome verpassen. Interessanterweise taucht selbst der Begriff des »normalen« Narzissmus als Übergangsphänomen in Standard-Lehrbüchern der Entwicklungspsychologie (z.B. Hasselhorn und Schneider 2007, Siegler et al. 2016) gar nicht auf.

In der Realität führen aber Enttäuschungen, Verlusterlebnisse, Herabwürdigungen und vor allem eine familiäre Anspruchsatmosphäre mit unklaren aber hohen Erwartungshaltungen auf mehreren Ebenen gleichzeitig (Schulleistungen, Äußeres, positive Ausstrahlung, Verantwortungsübernahme für Eltern und Geschwister etc.) bei vulnerablen Mädchen zu einer übermäßigen Aktivierung der Selbstwerterhaltung. Gesellschaftliche und mediale Erwartungshaltungen an Kinder kommen in den letzten Jahrzehnten sehr verstärkend hinzu (vgl. ▶ Kap. 3.2). Das Rollenvorbild der leiblichen Mutter und die expliziten und impliziten Erwartungen des real existierenden, abwesenden oder phantasierten Vaters haben in dieser Altersphase einen wesentlich direkteren Einfluss auf das Erleben und Verhalten des Mädchens als im Jugend- und Erwachsenenalter (Seiffge-Krenke 2017). *Peergroupeinflüsse* sind höchst bedeutsam und können durch gegenseitige Konkurrenzsituation vor allem im materiellen Bereich die Problematik auch von dieser Seite her verstärken.

In einer stark auf Hyperindividualisierung und Betonung der eigenen Einzigartigkeit und Besonderheit ausgerichteten Familienatmosphäre und gesellschaftlich medialen Umgebung ist die Abgrenzung von anderen und damit gleichzeitig die Gefahr der Entwertung von anderen naheliegender als beispielsweise in einer kollektivistischen oder auf Nivellierung ausgerichteten Gesellschaft. Die Integration von Besonderheit und Einzigartigkeit bis hin zu Exzentrik gelingt auf dem Boden eines stabilen und selbstkritischen selbstreflexiven Selbstwertgefühls besser, als wenn eben genau dieses das Hauptproblemfeld darstellt. Man wird daher klinisch-praktisch trennen müssen zwischen einzelnen »narzisstischen Phasen« mit starker Betonung des Subjektiven und hoher Kränkbarkeit bei Einzelthemen (schulische oder private Auftritte, Stolz und Freude über Haustiere, Überidentifikation mit Idolen etc.) und grundlegenden, pervasiven und alle Entwicklungsbereiche des Kindes hemmenden narzisstischen Symptomen im engeren Sinne.

Auch bei Jungen in der Kindergarten- bis Ende der Grundschulzeit wird man selten vom Vollbild eines Narzissmus sprechen können, bei dieser Gruppe ist die Kenntnis der Konzeptualisierung aber im Einzelfall ebenfalls nützlich. Im Alltag der kinder- und jugendpsychiatrischen oder psychotherapeutischen Praxis sind es vor allem wegen *ADHS* (Aufmerksamkeitsdefizitsyndrom) und *Störung des Sozialverhaltens* vorgestellte Jungen, bei denen die Prüfung des Vorliegens narzisstischer Phänomene bis hin zum übergreifenden narzisstischen Erleben und Handeln für die Langzeitprognose und für die Therapieplanung hilfreich sein kann. Auch die Frage nach einer auf eine frühe Persönlichkeitsstörung hinweisenden Emotionsarmut (sog. Callous-unemotional trait) kann in diesem Alter bereits bedeutsam sein (Sevecke und Krischer 2016).

Es macht in der Kooperation und Compliance einen Unterschied, ob ein von einer komorbiden Störung betroffener Junge die Überzeugung hat, durch Beratung und Therapie herabgewürdigt und stigmatisiert zu werden und dabei Interventionen gleichsam als stetige Kränkungen erlebt – oder ob er den hilfreichen Aspekt in den Vordergrund stellen kann. Gerade bei Patienten mit ADHS findet man gehäuft »narzisstische Plomben«, womit die narzisstische Verarbeitungsweise ansonsten dysfunktionaler Erlebens- und Verhaltenskomponenten gemeint ist. Werden kinderpsychiatrische Störungen (zu) spät erkannt, entwickeln sich beim Kind Laienkonzepte und eigene Hypothesen und entsprechende »Gegenmaßnahmen« im Abwehrverhalten. Diese bestehen im Einzelfall in einer völlig unrealistischen Überhöhung der noch vorhandenen eigenen Fähigkeiten bzw. im manchmal primär prozesshaft aggressiven kindlichen »Konkurrenzkampf« in der Abwertung von anderen.

Diese letztlich nachvollziehbaren narzisstischen Abwehrstrategien können sich über die letzten Jahre (8–11) zu Grundhaltungen und Persönlichkeitsanteilen bis hin zur Persönlichkeitsentwicklungsstörung weiter ausbreiten. Auch bei Jungen spielen die Vorbild- und Anleitungsfunktionen der Eltern eine zentrale Rolle, wobei vor allem die kritische Rückmeldung seitens männlicher

Identifikationsfiguren von Bedeutung ist. Bleibt diese aus und werden letztlich dysfunktionale oder pathologische Verhaltensweisen des Jungen als »typisch männlich« verstärkt, so ergibt sich eine weitere Komponente im multifaktoriellen Entstehungsprozess narzisstischer Auffälligkeiten in der Grund- und Vorschulzeit. Noch stärker als bei Mädchen ist die Abwertung von Anderen bei Jungen ein selbstwertstabilisierender Faktor. Die Überbetonung der eigenen Schönheit, Körperlichkeit und Stärke unterliegt mehr einer direkten Relativierung durch den Vergleich mit Gleichaltrigen, während die Abwertung Anderer medial leichter gelingt (Twenge und Campbell 2009).

In Milieus und Familien, in denen die aggressive Abwertung anderer Gruppen zum selbstverständlichen Verhaltensrepertoire gehört (Chauvinismus, Misogynie, Antisemitismus, Islamphobie, Antiziganismus, weitere rassistische und diskriminierende Tendenzen), ist daher die narzisstische Abwehrformation als ein weiterer verstärkender Faktor zu sehen.

Gleichzeitig ergeben sich bei Jungen durch die Organisation ihrer Gruppenaktivitäten mit früher Klärung von Hierarchie und Stärke auch gewisse Schutzfaktoren gegenüber einer unrealistischen Einordnung der eigenen Möglichkeiten und Fähigkeiten, so in der Offline-Welt wie im Cyberspace.

7.2 Jugend

Sowohl die praktisch klinischen Erfahrungen als auch die Klassifikationen und Lehrbücher legen nahe, dass in der Jugendphase zwischen dem 12. und 18. Lebensjahr die entscheidenden Grundlagen für eine spätere narzisstische Störung gelegt werden. Daher ist die Anamneseerhebung und Analyse dieser Altersphase auch für das Verständnis später auftretender narzisstischer Phänomene und Störungen von hoher Bedeutung.

Nach dem Ende der Latenzphase etwa im zwölften Lebensjahr mit der ihr eigenen oft hohen emotionalen und sozialen Stabilität und Gleichförmigkeit entwickelt sich der weibliche Organismus in der Frühpubertät bis Pubertät sowohl auf körperlicher wie auf emotional-intellektueller Ebene je nach Fall sehr schnell weiter. Man wird kaum junge Mädchen zwischen 12 und 15 Jahren finden, die nicht eine gewisse Verunsicherung wegen dieser Veränderungsvorgänge erleben. Es hängt von verschiedenen für die gesunde weibliche Entwicklung relevanten Schutzfaktoren ab, ob diese Phase den Selbstwert beeinträchtigt oder die junge Frau gestärkt aus diesen Veränderungen hervorgeht. Die grundlegenden Arbeiten zur Gesundheitspsychologie und Psychodynamik des Mädchens (Seiffge-Krenke 1994, 2017) legen nahe, dass einerseits die Vorbildrolle der Mutter relevant ist, andererseits die sog. »beste Freundin« (eher weniger eine Gruppe von Freundinnen). In deren »interaktiven Spiegel« erkennt sich die junge Frau wider, streitet interaktiv diskursiv mit dieser, hat gemeinsam Freude und entwickelt sich weiter.

Selbstverständlich kann es auch mehrere hintereinander abfolgende »beste Freundinnen« geben, die hohe Konstanz dyadischer Beziehungen bei gut gelingenden weiblichen Adoleszenzprozessen ist aber in ihrer Bedeutung unbestreitbar – und auch durch eine Vielzahl virtueller Freundinnen unersetzbar.

Fasst man diese Überlegungen zusammen, so zeigt die moderne Adoleszenz für vulnerable Mädchen eine vor allem durch gesellschaftlich-mediale Vorgänge erhöhte Gefahr, Rolle und Status in der Gesellschaft durch narzisstisch orientierte Verhaltensweisen scheinbar zu sichern. Transkulturelle Unterschiede spielen hier eine zentrale Rolle.

Die für Mädchen dargestellten gesellschaftlich-medialen Einflussfaktoren spielen mittlerweile für Jungen fast genau die gleiche Rolle, wenn auch unter anderen Vorzeichen.

Statt im dyadisch-kontrastierenden Vergleich (mit beispielsweise dem »besten Freund«) zu stehen, kann der erste relevante Schritt zum narzisstischen »Um-Sich-Selbst-Kreisen« sein, wenn vernünftige Korrektive aus der Peergroup, der Schule und der Familie ausbleiben bzw. vom Individuum ausgeblendet werden. Die mangelnde Kompetenz in geleiteter kritischer Rückmeldung verhindert den Aufbau eines inneren Wertesystems, das im guten Fall rationale Selbsteinschätzung und Fremdeinschätzung zunehmend zueinander führt. Statt dessen boomen emotionsgeleitete, gefühlte »like« oder »dislike« in sog. Bewertungsportalen. Es bedarf schon einer sehr stabilen Identität, hierauf nicht zu reagieren.

Die bei Jungen eher als bei Mädchen festzustellende Neigung zu externalisierendem Verhalten lässt die Wahrscheinlichkeit steigen, dass narzisstische Erlebens- und Verhaltensweisen quasi als integraler Bestandteil von Störungen des Sozialverhaltens, von Delinquenz, vor allem vom Aufmerksamkeitsdefizitsyndrom gesehen und nicht in ihrer eigenen Spezifität und Behandlungsbedürftigkeit erkannt werden. Im klinischen Alltag bei jungen Männern sind es gerade narzisstische Kränkbarkeiten, die beispielsweise eine Psychotherapie oder auch eine Pharmakotherapie bei diesen Störungsbildern verhindern. Werden narzisstische Größenphantasien und Selbstidealisierungen als alterstypische Angeberei und Aufschneiderei bzw. als Kompensation klarer Defizite (Schulleistungen etc.) verkannt, vor allem in ihrer Bedeutung für das innere Erleben und den Aufbau der Persönlichkeit, bleiben viele gut gemeinte Interventionen oberflächlich bzw. ineffektiv.

7.3   Junges Erwachsenenalter/Emerging Adulthood

Das frühe Erwachsenenalter, gekennzeichnet durch vielfältige psychosoziale, rechtliche und neurobiologische Veränderungen wird auch als *emerging adulthood* bezeichnet. Bei jungen Frauen wie bei jungen Männern hat sich diese Phase in den letzten Jahrzehnten in gewisser Weise »verlängert«, indem Ausbildungsgänge später begonnen werden, beispielsweise nach dem Abitur (sei es nun G8 oder G9), Reisezeiten eingeplant werden und insgesamt ein späterer Eintritt in das Berufsleben erfolgt. Diese gesellschaftliche Phase hatte ihren Beginn in den 1980er-Jahren mit den damals erfolgten Verlängerungen von Wehr- und Zivildienst, Wartezeiten auf Universitäten und einem gesamtgesellschaftlich gestiegenen Wohlstand, der einen späteren Berufeintritt ermöglichte. Dies galt und gilt selbstverständlich für bestimmte gesellschaftliche Schichten stärker als für andere (Seifge-Krenke 2017).

In diesem Kontext ist das frühe Erwachsenenalter eine Zeit, in der narzisstische Größen- und Alleinstellungsphantasien dadurch befördert werden, dass der junge Erwachsene sich im Anschluss an Schule und Elternhaus erstmalig eine Offline-Umgebung suchen kann, die den persönlichen Neigungen und Haltungen entgegenkommt. So sinken bei bestimmten Störungsbildern wie etwa dem ADHS scheinbar die Prävalenzzahlen nach dem 18. Geburtstag. Dies ist nicht auf ein schlagartiges Verschwinden dieses Störungsbildes zurückzuführen, sondern auf die Tatsache, dass sich der Jungerwachsene eine »ökologische Nische« suchen bzw. aufbauen kann, in der vormals als pathologisch geltende Verhaltensweisen keine relevante Rolle mehr zu spielen scheinen.

Dies trifft auf junge Frauen im Alter zwischen 18 und 25 Jahren insofern zu, als sie sich zunehmend Korrektiven beispielsweise aus einer Ausbildungssituation oder einem noch von den Eltern mitbestimmten Freundeskreis entziehen können (Seiffge-Krenke 2017).

Gleichzeitig ist in dieser Phase das sexuelle Experimentieren und der Wechsel von Beziehungspartnern eher die Regel als die Ausnahme, weswegen langfristige Beziehungskomplikationen durch eine narzisstische Persönlichkeit auf einzelne Episoden von Kurzbeziehungen reduziert werden können. Durch eine geschickte, letztlich aber dysfunktionale Wahl von Ausbildungs-

und Wohnsituationen gelingt es der jungen Frau mit narzisstischer Störung ggf. ebenso, ihre problematischen Verhaltensweisen jeweils kurzfristig mit verschiedenen Interaktionspartnern »abzuhandeln« und sich nicht durch langfristige Bindungen und Verpflichtungen eben jenen regelmäßigen Rückmeldungen auszusetzen, die das Selbstbild sowohl hinterfragen als auch stabilisieren.

Gerade das Nichtfestlegen auf berufliche Langzeitperspektiven (»Generation Praktikum«), fragmentierte und modularisierte Ausbildungsgänge und der geringere Bezug auf ausbildende Fachpersonen/Lehrer/Meister zugunsten von abstrakten Programmbeschreibungen ermöglicht es der jungen Frau, sich in dieser Altersphase kritischen Rückmeldungen Dritter zu entziehen und sich selbst als letzlich relevante Bezugsgröße weiter zu etablieren. Die Bedeutung der *besten Freundin* (s. o.) tritt in den Hintergrund und massenmediale automatisierte Rückmeldungsmechanismen (Instagram, TikTok etc.) kommen hinzu. Die Betonung äußerer und vergänglicher Merkmale (Schönheit, Jugend, Frische etc.) sind in bestimmten beruflichen Branchen weiterhin von hoher Bedeutung.

Ungünstig ist eine Entwicklung, bei der die junge Frau mit narzisstischer Persönlichkeitsstörung sich vor allem auf kurzfristige berufliche Aktivitäten (Praktika, Hilfstätigkeiten, einfache Studiengänge etc.) konzentriert und nicht langfristig eine Grundlage für die berufliche Selbstständigkeit aufbaut. Hierdurch sind Abhängigkeitssituationen von anderen Personen vorprogrammiert.

Gelingt es aber der jungen Frau, die narzisstischen Gefährdungen auszugleichen und zu integrieren und kann sie sich vor Traumata oder bis an Suizidalität grenzende Einbrüche des Selbstwertgefühls schützen, so kann diese Lebensphase für die narzisstische Persönlichkeit die angenehmste und leichteste sein, da die stark verhaltens- und erziehungsorientierten Einschränkungen von Kindheit und Jugend weggefallen sind und die faktischen sozialen Verpflichtungen des reifen Erwachsenenalters noch nicht greifen. In dieser Altersphase wird die narzisstische junge Frau sehr selten aus diesem Grunde zur Diagnostik und Therapie kommen. Es sind in der klinischen Erfahrung eher komorbide Störungen (wie Essstörungen, Depressionen, Angststörungen etc.), die eine Problematik auslösen und dann quasi im Nebenschluss auch zur Differentialdiagnose einer narzisstischen Persönlichkeitsstörung führen.

Viele der o. g. gesellschaftlichen und sozialen Veränderungen im frühen Erwachsenenalter treffen nicht nur für junge Frauen, sondern auch für junge Männer zu.

Während die teilweise gefährliche Rolle der sozialen Medien bei jungen Männern eine geringere Rolle zu spielen scheint, sind es sehr wohl ungünstige Partnerwahlen, die nicht wohlwollend kritisch, sondern bedingungslos unterstützend bis bewundernd oder zumindest neutral sind. Diese Partnerinnenwahl entlastet vordergründig, trägt aber mit zu der bekannten Verfestigung der Problematik in dieser Altersphase bei. Entscheidend ist, wie mit sozialen und vor allem ausbildungsbezogenen Frustrationen umgegangen wird. Werden diese externalisiert und umgedeutet (verkanntes Genie, unentdecktes Talent etc.) und damit die Verantwortung für eigenes Scheitern der Umgebung zugeschoben, so verstärken sich die eher antisozialen Denk- und Erlebensweisen. Kommt es zu depressiven Einbrüchen mit Selbstwertkrisen bis hin zur Suizidalität, so besteht eher die Chance, durch Diagnostik und Therapie bzw. auch durch Selbsterkenntnis und Reflektion im Freundeskreis das eigene Erleben und Handeln zu hinterfragen.

Auch die Rolle der leiblichen Eltern darf in dieser Altersphase nicht unterschätzt werden. Wenn diese die narzisstischen Probleme nicht erkennen, negieren oder sogar positiv umdeuten (und finanzieren), und damit (weiter) an einem unrealistischen Selbstbild und abgehobenen Selbstwertgefühl ihres »wunderbaren Sohnes« Anteil haben, so entsteht eine narzissmusfördernde Kontinuität in der verzerrten Wahrnehmung.

In dieser Altersphase ist bei jungen Männern auch auf berufliche Anfangserfolge mit kurzfristigem Gewinn zu achten, die den jungen Mann davon abhalten, langfristige Ausbildungs- und Berufsverpflichtungen einzugehen, sondern ihn dazu verführen, durch schnellen Wechsel von Tätigkeiten (»Job-Hopping«) kurzfristige Bestätigung zu erzielen.

7.4 Reifephase (25–40 Jahre)

Die reifere Entwicklungsphase umfasst letztlich im Vollbild die dargestellten Verhaltens- und Erlebensweisen bzw. psychodynamischen Interaktionen des Narzissmus (▶ Kap. 4 und ▶ Kap. 5).

Während in Kindheit, Adoleszenz und Emerging Adulthood die narzisstischen Verhaltens- und Erlebensweisen quasi eine Variante der Entwicklung waren und stark von den Außen- und Rahmenbedingungen beeinflusst wurden, hat sich ab einem Alter von 25 Jahren die Problematik zumeist verfestigt und es zeigt sich das oben dargestellte klinische Vollbild. Die emotionalen und sozialen Verpflichtungen dieser Lebensphase sind vielfältig, der Aufbau der

7.4 Reifephase (25–40 Jahre)

eigenen Familie, Kindererziehung, berufliche Stabilität und Generativität, langsames Einstellen auf die Alterung der eigenen Eltern – alle diese Entwicklungsaufgaben werden bei einer narzisstischen Persönlichkeit unter den speziellen Vorzeichen durchlebt und gestaltet. Die Heterogenität in dieser Altersphase ist besonders deutlich. Dementsprechend bedarf es der genauen Differentialdiagnostik und Analyse bei weiblichen Patientinnen, die sich auch in dieser Altersphase eher wegen komorbider Störungen (vor allem Depressions- und Angsterkrankungen) vorstellen. Bestimmte dem Jugend- und jungen Erwachsenenalter zuerkannte Eigenschaften und Verhaltensweisen (Selbstdarstellung, Schönheitspflege, Ausblenden von Risiken etc.) greifen nicht mehr als Abwehr- und Copingmechanismen und die Eigenverantwortlichkeit steigt. Ggf. zeigen sich typische Abwehrmechanismen der Projektion bis hin zur projektiven Identifikation, wenn sich Frauen in diesem Alter als Opfer der Gesellschaft, der Umstände, der Männer, der Wirtschaft etc. darstellen und somit ihr fragiles Selbstbild kaschieren. Suizidale Krisen aber auch beginnender Substanzkonsum (vor allem Alkohol und Schmerzmittel) spielen hier eine klinisch relevante Rolle (Walter et al. 2016).

Auch in dieser Altersphase sind die Unterschiede zwischen den Geschlechtern vor allem phänomenologisch in den narzisstischen Agierfeldern und Handlungsbereichen zu sehen, weniger in den Grundmechanismen selber, die für beide Geschlechter zutreffen.

Bei Männern dürften – allen Emanzipationsbestrebungen und sozialen und wirtschaftlichen Veränderungen zum Trotz – die narzisstischen Themen eher Statusthemen sein, im Berufsbereich, vielleicht noch im Sektor von Sexualität, Sport und Bewegung und sich vor allem im materiellen Bereich darstellen.

Das an äußere Objekte, Wohlstand, Reichtum, vielleicht noch nicht so sehr an Gesundheit gekoppelte Selbstwertgefühl muss ständig verteidigt werden und bedarf der regelmäßigen Bestätigung durch Andere. Das klinische Vollbild entspricht weitestgehend den in ▶ Kap. 5 dargestellten Symptomen, die im Einzelfall variieren.

Interessant sind in dieser Alternsphase ko-narzisstische Konstellationen bei Paaren, die beide von dieser Problematik betroffen sind und sich gegenseitig in ihren labilen Selbstwerten und ihrer emotionalen Bedrohung stabilisieren.

Die Inszenierung von beruflichem Erfolg, sozialem Aufstieg bzw. Wohlstand, der perfekten idealen (Jung-)Familie und der Herabwürdigung anderer nicht so erfolgreicher Familienmodelle ist hier zu finden. Im ungünstigen Fall entsteht ein Entwicklungs- und Nährboden für narzisstische Probleme der nächsten Generation.

7.5 Generativität (40–60 Jahre)

In dieser Altersphase zeigt sich das in den vorherigen Kapiteln (▶ Kap. 3 und ▶ Kap. 4) vorgestellte Vollbild der narzisstischen Persönlichkeitsstörung in jeglicher Ausprägung.

Die Einflussbedingungen von Narzissmus fördernden Umgebungen treten in den Hintergrund, (Objekt-)Beziehungsverhalten und Bindungsmuster sind weitgehend stabil, eigene Kinder, berufliche oder materielle Leistungen und der langsam alternde Körper stehen als narzisstische Selbstobjekte zur Verfügung. Die Beziehungsgestaltungen sind derart, dass externe Irritationen wie beispielsweise in der dritten Lebensdekade geringer sind und ausgeblendet werden. Insbesondere die Beschäftigung mit dem alternden Körper in einem Spektrum von vernünftiger Gesundheitsvorsorge, Ästhetik, hypochondrischen Ängsten um mangelnde Attraktivität bis hin zu schweren narzisstischen Selbstwertkrisen sind in der Praxis festzustellen. Zu den weiteren klinischen Phänomenen und ihrer Einordnung ▶ Kap. 3 und ▶ Kap. 5.

Für den männlichen Narzissmus in der fünften und sechsten Lebensdekade trifft im Wesentlichen das für weibliche Narzissten geschilderte zu, ggf. mit etwas geringerer Betonung des Körperlichen und stärkerer Betonung der beruflichen Leistung. Verallgemeinerungen sind hier selbstverständlich schwierig, im Allgemeinen gelten auch hier die detaillierten Darstellungen der vorhergehenden Kapitel (▶ Kap. 3 und ▶ Kap. 5).

Folgt man den Befunden der Glücksforschung, so stellt bei vielen Menschen die fünfte und dann die sechste Lebensdekade die glücklichste dar (Myers und Diener 2018).

Dieser allgemeine Trend dürfte bei narzisstischen Persönlichkeiten und Patienten mit narzisstischer Persönlichkeitsstörung deutlich weniger zutreffen, zumal wenn sich erhebliche klinische Auffälligkeiten gezeigt haben. Die Diskrepanz in den Bereichen der Selbstzufriedenheit, der Selbstakzeptanz und der ggf. durch Trauerarbeit geleisteten Integration schwieriger Lebensthemen (beruflicher Aufstieg, frühe Elternschaft, Alterung der eigenen Eltern etc.) werden von narzisstischen Persönlichkeiten als bedrohlicher erlebt. Auch die Thematik von Trennung und Scheidung und/oder das Suchen neuer sexueller Erfahrungen (sog. zweiter Frühling) können die narzisstische Problematik verstärken. Zu den klinischen Phänomenen im Einzelnen ▶ Kap. 3 und ▶ Kap. 5.

7.6 Beginnende Altersphase (60–70 Jahre)

Auch wenn sich in der medizinischen und psychotherapeutischen Praxis vor allem in den Bereichen der Orthopädie/Rheumatologie, der Kardiologie und der Gynäkologie vielfältige Patientinnen mit narzisstischen Auffälligkeiten zeigen, so ist die für diese Altersgruppe begrenzt und es wird implizit eine Fortschreibung der Phänomene der vorherigen Lebensphasen vorausgesetzt.

Unter einem entwicklungspsychiatrischen Aspekt tritt in der siebten bis achten Lebensdekade der Alterungsprozess nicht nur physisch, sondern auch mental immer deutlicher in den Vordergrund und beeinflusst auch die Phänomenologie bei narzisstischen Persönlichkeiten und ihren entsprechenden Störungen.

Umschriebene narzisstische Krisen mit erheblichem Kränkungserleben, Einsamkeitsgefühlen und Objektverlustängsten zeigen sich in psychosomatischen Reaktionsmustern und – das vorherrschende Problem des höheren Alters – in Suizidalität (Minder und Harbauer 2015). Der Konsum von Medikamenten und Alkohol in dieser Altersgruppe nimmt zu. Insbesondere die Beendigung einer Berufstätigkeit oder das endgültige Ausziehen der Kinder können Wendepunkte hin zu einer stärkeren Symptomatik sein, wenn die innerliche Leere nicht durch andere – narzisstisch besetzte – Aktivitäten kompensiert werden kann. Der nun unvermeidliche Alterungsprozess, die Reduktion neuer sozialer Kontakte als Ablenkung von innerseelischen Leere-Zuständen und die nachlassende körperliche und geistige Vitalität können im Einzelfall zu einer höchst ungünstigen Mischung führen, die klinisch oft als Depression verkannt wird.

Im Prinzip gelten auch in dieser Altersphase die für weibliche narzisstische Persönlichkeiten dargestellten Rahmenbedingungen.

Bei stark auf das Berufsleben fokussierten männlichen Narzissten ist die (ggf. vorzeitige) Pensionierung und vor allem der damit verbundene Statusverlust und der Verlust sozialen Einflusses von nicht zu unterschätzender Bedeutung.

Ist die »narzisstische Bühne« entzogen, hat sich der Selbstwert primär über die Funktion, den Status und den Einfluss definiert und sind nicht frühzeitig andere – narzisstisch stabilisierende – Verhaltensweisen eingeübt worden, so stellt insbesondere die unmittelbare Phase nach dem Ende der beruflichen Tätigkeit eine krisenhafte Situation dar.

Sind stützende Faktoren nicht existent, ist ein Alkohol- und Medikamentenkonsum nicht als vorübergehende »Plombe« verfügbar, so zeigt sich bei Männern noch stärker als bei Frauen eine Suizidalität als pathologische

Ausweichmöglichkeit (Minder und Harbauer 2015). Wenn körperliche und geistige Fitness vorausgesetzt werden können, gelingt es Selbstständigen und Unternehmern oft leichter, noch den Narzissmus befriedigende Sozialkontakte zu pflegen und somit den Abschiedsprozess von der berufstätigen Phase hinauszuschieben oder gänzlich zu leugnen. Erheblicher Alkoholismus, promiskuitive Verhaltensweisen, der Hang zu altersunangemessenen Risikosportarten sowie die Negierung von manifesten Erkrankungen sind in dieser Altersphase häufig zu finden. Eine gewisse hirnorganisch mitbedingte Starrheit und Inflexibilität im Denken, lässt die über Jahre ggf. verschleierten narzisstischen Denk- und Erlebensweisen auch in der Interaktion zu Angehörigen, Kindern und anderen Kommunikationspartnern oft erst richtig deutlich werden. Altersweisheit und Altersmilde tauchen hier eher weniger auf. Sozialer Rückzug, multiple kränkende Trennungerlebnisse und Abkehr von stützenden Beziehungen können die Folge sein, so dass ggf. ein suizidaler Teufelskreis entsteht (Teising 2016).

7.7 Höheres und hohes Alter (ab 70 Jahren)

Für das hohe Alter bzw. später das Greisenalter liegen wenige Befunde zur Persistenz, Phänomenologie bzw. zur Therapie von narzisstischen Persönlichkeitsstörungen vor (Lindner und Fiedler 2013).

Antisoziale Verhaltensweisen dürften in dieser Altersgruppe kaum noch eine Rolle spielen, es sind eher die selbstschädigenden und suizidalen Gedanken und Handlungen, die den Patienten psychiatrisch und in den seltensten Fällen psychotherapeutisch auffällig werden lassen (Minder und Harbauer 2015).

Auch in der gerontopsychiatrischen Literatur taucht die Thematik des Narzissmus des hohen Lebensalters nur selten auf, vermutlich, weil andere psychische Störungen wie Demenz, Depression, Angststörungen sowie Suchterkrankungen des hohen Alters das Bild komorbid anreichern bzw. die grundsätzliche Persönlichkeitsstruktur verschleiern.

Es stellt sich selbstverständlich auch therapeutisch die Frage, inwieweit ab einem gewissen Alter narzisstische Erlebens- und Verhaltensweisen überhaupt noch diagnostisch aufgegriffen und vor allem therapeutisch angegangen werden sollen, wenn sie nicht in eine Suizidalität münden.

Andererseits gibt es auch bei narzisstischen Persönlichkeiten im hohen Alter »luzide Intervalle«, in denen kritische Selbstreflektion möglich ist. Im

Idealfall lassen sich in derartigen selbstkritischen Momenten langjährige familiäre Konfliktthemen, anstehende Entscheidungen (Erbe, Gestaltung des letzten Lebensabschnitts etc.) mit Angehörigen dann gut besprechen und klären. Unter dem Aspekt der Familienberatung und Familientherapie des hohen Lebensalters spielt die Berücksichtigung narzisstischer Einschränkungen also eine relevante Rolle. Es geht dann weniger darum, grundsätzliche Persönlichkeitsveränderungen anzustreben, sondern die Möglichkeit zu erarbeiten, punktuell und themenbezogen narzisstische Einschränkungen abzulegen und proaktive Problemlösungen vor allem für Kinder und Eltern, ggf. aber auch Mitarbeiter und Unternehmen zu finden.

8 Therapie des Narzissmus

8.1 Störungsspezifische Psychotherapie der Persönlichkeitsstörungen

8.1.1 Allgemeine Behandlungsprinzipien

> Die Behandlung der ersten Wahl bei Persönlichkeitsstörungen ist die Psychotherapie.

In den letzten beiden Jahrzehnten sind störungsspezifische und manualisierte Behandlungskonzepte für Persönlichkeitsstörungen entwickelt worden (Gunderson et al. 2018). Daraus lassen sich grundlegende Behandlungsprinzipien für die Psychotherapie der Persönlichkeitsstörungen ableiten:

- Behandlungplan mit Zielen
- Klare Therapievereinbarungen mit Regeln bezüglich der Ziele, der Rolle von Therapeut und Patient sowie der Grenzen der Verfügbarkeit des Therapeuten
- Kooperation mit dem Patienten im Hinblick auf seine Verantwortung für Veränderungen
- Herstellung einer tragfähigen therapeutischen Beziehung mit einer guten Balance zwischen Nähe und Distanz
- Selbstreflexion des Therapeuten und Austausch mit Kollegen zur persönlichen Psychohygiene

Die Behandlungsplanung erfordert die Beachtung störungstypischer Erlebensmuster und Verhaltensweisen in ihren individuellen Ausprägungen. Die Behandlung sollte sich an einer Hierarchisierung von Behandlungszielen orientieren. An oberster Stelle sind Probleme zu bearbeiten, die das Leben selbst gefährden, wie Selbst- oder Fremdgefährdung und Suizidalität (Bohus 2019).

Auch Kontrolle und Steuerung des Verhaltens stellen bei vielen Patienten mit Persönlichkeitsstörungen zentrale Ziele dar, vor allem in den ersten Therapiephasen. Dies sind vor allem aggressive Impulsdurchbrüche, selbstverletzendes oder kriminelles Verhalten, Drogen- und Substanzmissbrauch, schwere Essstörungen, dissoziative oder psychotische Symptome. Bei narzisstischen Störungen sind zudem die Probleme der Lebensführung frühzeitig zu thematisieren, damit nicht ein sog. sekundärer Krankheitsgewinn entsteht und die Therapie zu einer Art »Lebensersatz« wird. Den Aktivitäten des alltäglichen Lebens außerhalb der Therapie kommt deshalb immer eine hohe Bedeutung zu (Diamond et al. 2013).

Nach Festlegung der Therapieziele gilt es, eine Problemanalyse vorzunehmen bzw. die aktuelle Lebenssituation und biografische Daten zu erheben sowie Akzentuierungen in Wahrnehmungen, Erlebens- und Denkweisen zu analysieren und spezifische Interaktionsmuster im sozialen Umfeld der Patienten zu erkennen.

Die Kommunikation von Diagnosen sowie der Einsatz von Psychoedukation ist wichtig, wird aber je nach Therapieschule unterschiedlich gehandhabt. Während verhaltenstherapeutische Therapieformen das Mitteilen der Diagnose und die Psychoedukation zu Beginn der Behandlung als unverzichtbaren Bestandteil der therapeutischen Arbeit erachten, reflektieren psychodynamisch orientierte Therapieformen verstärkt die interaktionellen Anteile einer Psychoedukation und die damit verbundenen Übertragungsmuster und Abwehrmechanismen, um zu entscheiden, in welcher Form und zu welchem Zeitpunkt eine psychoedukative Aufklärung über das Störungsbild erfolgen sollte.

Besonders wichtig in der Therapie von Persönlichkeitsstörungen sind Therapievereinbarungen, in denen die Klärung der Rahmenbedingungen und Besonderheiten der Psychotherapie vorgenommen wird, wie Frequenz, Dauer, Finanzierung der Therapie, Vorgehen bei unentschuldigtem Nicht-Erscheinen und Vorgehen bei Krisen und Suizidalität.

> Ein frühes Festlegen von Therapievereinbarungen ist bei Patienten mit Persönlichkeitsstörungen mitentscheidend für den späteren Therapieerfolg.

Die getroffenen Therapievereinbarungen haben folgende Funktionen (Dammann 2001):

- einen Schutz der Therapie vor extremen Verhaltensweisen
- eine Antizipation von Problemsituationen für den Therapieerfolg
- eine Prüfung der Motivation des Patienten für eine längere Therapie

8 Therapie des Narzissmus

- eine Eingrenzung für das Ausagieren negativer Affekte
- eine Minimierung des sekundären Krankheitsgewinns

Bei allen Therapieverfahren ist der Aufbau einer tragfähigen therapeutischen Beziehung wesentlich, weil die Patienten aufgrund der dysfunktionalen Beziehungsgestaltung eine Modifikation des Beziehungsverhaltens und ein Reflektieren darüber dringend brauchen. Gerade die psychodynamische Psychotherapie setzt an der therapeutischen Beziehung an, in der sich die Muster der dysfunktionalen Beziehungsgestaltung abspielen und wiederholen. Entsprechend ist die Supervision der Therapien von großer Bedeutung (Sollberger 2009).

Die allgemeinen Behandlungsprinzipien für die Psychotherapie der Persönlichkeitsstörungen, die es zu Beginn jeder Therapie zu beachten gilt, sind in ▶ Abb. 8.1 schematisch dargestellt.

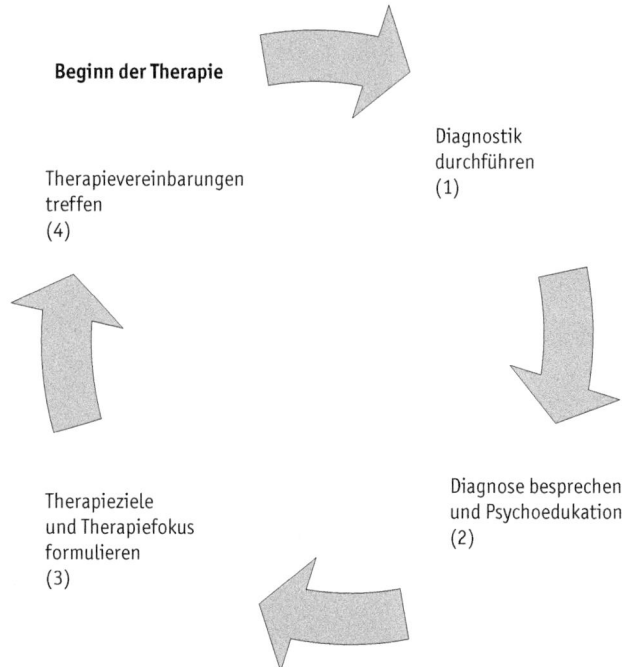

Abb. 8.1: Allgemeine Behandlungsprinzipien bei Persönlichkeitsstörungen

Während verhaltenstherapeutische Ansätze klassische Interventionen wie Entspannungsverfahren zur Reduktion des Grundanspannungsniveaus, Desensibilisierungsübungen und Expositionen sowie Rollenspiele zum Aufbau von sozialen Fertigkeiten und zur Verbesserung des Selbstwerts einsetzen, arbeiten psychodynamische Verfahren insbesondere mit der therapeutischen Beziehung und in der jeweiligen Übertragungssituation zwischen Therapeut und Patient. Gruppentherapeutische Ansätze bieten optimale Bedingungen, um die Schwierigkeiten der Patienten im Hier-und-Jetzt zu bearbeiten. Sie bieten ein Trainingsfeld für schwierige Alltagssituationen im Umgang mit anderen Menschen, in denen die relevanten Probleme auch emotional erlebbar werden (Walter et al. 2022).

8.1.2 Therapiemethoden

Über Jahrzehnte galt die Psychotherapie der Persönlichkeitsstörungen als schwierig und insgesamt als nur wenig erfolgsversprechend. Erst die störungsspezifischen Psychotherapieansätze, die in den 1990er-Jahren durch die Dialektisch-Behaviorale Therapie (DBT) nach Marsha Linehan (1993) bei Borderline-Störungen und die übertragungsfokussierte Psychotherapie (Clarkin 1999) bei schweren Persönlichkeitsstörungen (Transference Focused Psychotherapy, TFP) nach Otto Kernberg in die Psychotherapie eingeführt wurden, änderten diese Annahme grundlegend.

Diese Therapien waren manualisiert und zeigten gute Therapieergebnisse in kontrollierten Studien. In den darauffolgenden Jahren kamen mit der Mentalisierungsbasierten Therapie (Mentalization-based Treatment, MBT) von Bateman und Fonagy (2004) sowie der Schematherapie nach Young (2003) zwei weitere störungsspezifische Psychotherapien hinzu, die primär für die Behandlung der Borderline-Persönlichkeitsstörung entwickelt wurden, aber auch für andere Cluster-B-Persönlichkeitsstörungen, und hier insbesondere für die narzisstische und die antisoziale Persönlichkeitsstörung beschrieben wurden (Kernberg 2016, Euler und Walter 2020, Euler 2021, Doering et al. 2021).

Für den Kinder- und Jugendbereich waren der interaktionelle, relationale Ansatz von Bleiberg von großer Bedeutung (Bleiberg 2004).

Trotz aller Unterschiedlichkeit der Störungskonzepte und der ätiologischen Modelle finden sich in diesen unterschiedlichen Therapiemethoden grundlegende therapeutische Gemeinsamkeiten. Alle Therapiemethoden basieren auf folgenden Merkmalen (Sollberger und Walter 2010):

- Spezifische Störungsbilder sind phänomenologisch beschreibbar
- Ätiopathogenetische Modelle dienen als Grundlage der Interventionen

- Manualisierte und hierarchisierte Vorgehensweisen sind vorhanden
- Empirische Überprüfbarkeit ist ein Qualitätskriterium

Im Weiteren beruhen die Therapieansätze auf der Auffassung, dass weder rein verhaltenstherapeutisch-handlungsorientierte, noch psychodynamisch-einsichtsorientierte Verfahren in »Reinform« günstig sind. Auch von Seiten der kognitiven Verhaltenstherapie ist die Arbeit mit Beziehungen und emotionalem Erleben essentiell, während psychodynamische Verfahren vermehrt auch verhaltensorientierte Konfrontationen der Patienten vornehmen, etwa wenn es darum geht, die Folgen dysfunktionalen Verhaltens (bei impulsiven, aggressiven, potentiell fremd- oder selbstschädigenden Verhaltensweisen) vorwegzunehmen. Die spezifischen Modifikationen psychodynamischer Therapieansätze liegen auch darin, dass eine stärkere Betonung auf die Stabilität des Behandlungsrahmens gelegt wird, die Therapeuten transparenter in der Grundhaltung und deutlich aktiver in der Klärungsarbeit sind, negative und destruktive Übertragungsaspekte frühzeitig und konsequent in der Therapie bearbeitet werden und Deutungen der Übertragungsbeziehungen mehrheitlich im Hier-und-Jetzt erfolgen (Sollberger und Walter 2010).

> Zusammenfassend kann festgehalten werden, dass alle störungsspezifische Psychotherapien von Persönlichkeitsstörungen auf das Verständnis für negative Emotionen und ihre Regulierungsmöglichkeiten in Beziehungen fokussieren.

Dialektisch-Behaviorale Therapie (DBT)

Die DBT gilt zurzeit als eines der wissenschaftlich am besten kontrollierten Verfahren. Linehan (1993) definierte die Borderline-Persönlichkeitsstörung als tiefgreifende Störung der Emotionsregulation. Das therapeutische Konzept der DBT (Bohus 2019, Bohus und Wolf-Arehult 2013) kommt aus der kognitiven Verhaltenstherapie und integriert Elemente anderer Therapieformen wie gestalttherapeutische oder achtsamkeitsbasierte Techniken. Zentrale Prinzipien der DBT sind eine von Akzeptanz geprägte Grundhaltung, eine dialektische, in hohem Maße durch Klarheit und Offenheit bestimmte, stets auf ausreichende Validierung bedachte Beziehungsgestaltung und eine von klaren Algorithmen bestimmte Strukturierung der Therapie. Nach dem Konzept der DBT gehören zu einer ambulanten Behandlung notwendigerweise vier zusammenwirkende Komponenten: Einzeltherapie, Skillstraining, Telefoncoaching und Supervision. Die Intensität der Behandlung richtet sich nach dem aktuellen Schweregrad der Störung und dem individuellen Bedarf.

Übertragungsfokussierte Psychotherapie (TFP)

Das Therapieziel der TFP liegt darin, die persönlichkeitsstrukturellen Probleme, besonders aber die Identitätsdiffusion der Patienten zu verändern. Der Identitätsdiffusion liegen dysfunktionale Verhaltensmuster, extreme affektive Reaktionen sowie kognitive Wahrnehmungs- und Denkverzerrungen zugrunde. Die Veränderung erfolgt durch die Auflösung fixierter internalisierter Objektbeziehungen und in der psychotherapeutischen Arbeit an der Integration abgespaltener Selbst- und Objektanteile zu einem differenzierten Bild des Selbst und des Anderen. Ansatzpunkt der Therapie bildet dabei die im »Hier-und-Jetzt« der therapeutischen Dyade sich entwickelnde Übertragungsbeziehung (Clarkin et al. 2001). Das Rational der TFP besteht in der Annahme, dass sich die auf vergangenen Beziehungserfahrungen basierenden, dissoziierten oder projizierten internalisierten Objektbeziehungen in der therapeutischen Beziehung re-aktualisieren, so dass die inneren Repräsentanzen in der Arbeit an dieser Beziehung bewusst gemacht und zu einem differenzierten Identitätsempfinden integriert werden können (Clarkin und Kernberg 2015).

Mentalisierungsbasierte Therapie (MBT)

Haltung und Technik der MBT sind an der zugrunde liegenden Theorie orientiert, dass interpersonelle Situationen bei Patienten mit Persönlichkeitsstörungen unsichere Bindungsmuster aktivieren und dadurch emotionale Erregung auslösen, die das Mentalisieren und damit die interaktive Auseinandersetzung mit mentalen Zuständen erschweren oder verunmöglichen (Bateman und Fonagy 2004). Die mangelnde Top-Down-Kontrolle des frontalen Kortex zur Affekt- und Impulsregulation wird als neurobiologisches Korrelat dazu betrachtet. Das primäre Ziel ist demnach, Mentalisieren in einem sicheren Bindungskontext zu gestalten. Unter sorgfältiger Balance einer zu hohen oder zu niedrigen affektiven Intensität erfolgt dies durch eine nicht-wissende, kollaborative Grundhaltung des Therapeuten. Er bemüht sich, durch affektfokussiertes Fragen mit Bezug auf interpersonelle Situationen inklusive der Beziehung im Hier-und-Jetzt das Mentalisieren des Patienten zu fördern (Euler und Walter 2020).

Schematherapie

Die Schematherapie fokussiert aufgrund der ursächlichen Zusammenhänge von ungünstigen Kindheitserfahrungen und der Entwicklung spezifischer negativer Wahrnehmungs-, Denk- und vermeidender Handlungsmuster (»maladaptive Schemata«), um in empathischer Konfrontation jeweils realitätsbezogene Abgleichungen der verzerrten Wahrnehmungen und Kognitionen vorzunehmen (Young et al. 2003). Die wichtigste Intervention des Therapeuten liegt in einem »limited reparenting«. Durch die begrenzte »Nachbeelterung« soll das Defizit an mangelnder emotionaler Zuwendung in der Kindheit unter Einhaltung der therapeutischen Grenzen kompensiert werden (Sollberger und Walter 2010). Dem Patienten soll damit ermöglicht werden, innerhalb der Therapiebeziehung das problematische Bindungserleben gewissermaßen zu »überlernen« (Jacob und Arntz 2014).

8.1.3 Empirische Evidenz

Die *Wirksamkeit* der Psychotherapie ist für die Borderline-Persönlichkeitsstörung gut dokumentiert (Stoffers et al. 2012), wobei die meisten Studien sich auf die vier genannten Modelle der störungsspezifischen Psychotherapie konzentrieren (DBT, TFP, MBT, Schematherapie).

Für diese vier *störungsspezifischen Psychotherapien (DBT, TFP, MBT, Schematherapie)* ist eine empirische Evidenz für die Behandlung der Borderline-Persönlichkeitsstörung nachgewiesen worden (Cristea et al. 2017). Die Leitlinien empfehlen deshalb auch die Anwendung dieser störungsspezifischen Therapiemethoden (Euler et al. 2018, Simonsen et al. 2019, DGPPN 2022).

Erste Effekte dieser Therapien zeigten sich bereits nach sechs und zwölf Monaten (McMain et al. 2009), obwohl die meisten Behandlungen der Borderline-Persönlichkeitsstörung mehrere Jahre dauern können (Giesen-Bloo et al. 2006). Leichsenring und Rabung (2011) empfehlen ungefähr 100 Sitzungen als ein Optimum für die Behandlung von Persönlichkeitsstörungen. Trotz dieser Resultate muss kritisch angemerkt werden, dass die Langzeiteffekte dieser Psychotherapien ungenügend verstanden sind, insbesondere im Hinblick auf die soziale und berufliche Integration des Patienten. Obwohl die psychische Symptomatik über die Jahre rückläufig ist (Zanarini et al. 2010), bleibt die psychosoziale Funktionsfähigkeit der Patienten weiterhin reduziert (Gunderson et al. 2011).

Die verbesserte Wahrnehmung der Emotionen spielt eine zentrale Rolle in den Behandlungen der Borderline-Persönlichkeitsstörung. Es konnte gezeigt werden, dass die verbesserte Emotionsregulation bei Patienten mit Borderline-Persönlichkeitsstörung die Therapieeffekte voraussagt und vermittelt (McMain et al. 2013, Kramer et al. 2016). Nach psychodynamischer Psychotherapie (TFP) konnte die Fähigkeit verbessert werden, über Beziehungen reflexiv und differenziert zu sprechen (Levy et al. 2006, Fischer-Kern et al. 2015).

Als *Prädiktoren* für eine erfolgreiche Therapie wurden bis jetzt die therapeutische Allianz und die Symptombeeinträchtigung zu Beginn der Therapie empirisch bestätigt (Barnicot et al. 2012, Busmann et al. 2019). Damit kommt der patientengerechten Passung eine wichtige Rolle für den Therapieerfolg zu, wobei derzeit noch unklar ist, wie wichtig die Veränderung der therapeutischen Allianz in der Behandlung der Persönlichkeitsstörungen ist (Euler et al. 2018).

8.2 Pharmakotherapie bei Persönlichkeitsstörungen

Für die Borderline-Persönlichkeitsstörung (DGPPN 2022) und die antisoziale Persönlichkeitsstörung (Khalifa et al. 2020) kann festgehalten werden, dass keine pharmakologische Behandlung einen positiven Effekt auf die Persönlichkeitsstörung zeigen konnte und deswegen grundsätzlich nicht empfohlen wird.

Bei Persönlichkeitsstörungen sind psychopharmakologische Behandlungen grundsätzlich nur indiziert, wenn weitere komorbide psychische Störungen wie affektive Störungen hinzukommen, oder wenn im Sinne der Notfallmedikation bei Erregungszuständen und psychotischen Episoden Medikamente wie Mood-Stabilizer und Antipsychotika der zweiten Generation erfolgsversprechend sind (Herpertz et al. 2007). Treten depressive Symptome nur im Rahmen der Persönlichkeitsstörung auf, sollten keine Antidepressiva eingesetzt werden, da ihre Wirksamkeit fraglich ist. Erst wenn eine valide diagnostizierte Depression mindestens mittelgradiger Ausprägung unter Beachtung des erforderlichen Zeitkriteriums festgestellt wird, sollte diese pharmakologisch entsprechend der jeweiligen Leitlinien mit Antidepressiva behandelt werden (Euler et al. 2018). Gerade chronische Depressionen sind eher mit dem Gefühl der inneren Leere bei zugrundeliegender Persönlichkeitsstörung verbunden und sprechen nicht gut auf eine antidepressive Medikation an (Lammers 2015).

Atypische Antipsychotika wie Olanzapin, Aripiprazol oder Quetiapin können zur symptomatischen Behandlung von Ärger und Aggressivität sowie Irritabilität und psychotischen Symptome eingesetzt werden (Stoffers et al. 2010, Ingenhoven et al. 2010, Vita et al. 2011). Die Dosierungen sind generell niedrig zu wählen. Auch Mood-Stabilizer können zur Behandlung von Ärger, Aggressivität und Impulsivität bei Persönlichkeitsstörungen eingesetzt werden, mit einer Empfehlung für Lamotrigin und Topiramat (Ingenhoven et al. 2015). Die Indikation von Antipsychotika und Mood-Stabilizer ist sorgfältig zu prüfen, und klinischer Nutzen und Nebenwirkungen sind miteinander abzuwiegen.

Nicht nur bei Kindern und Jugendlichen ist zwingend bei komorbidem ADHS eine adäquate multimodale Thearpie inkl. Medikation einzuleiten.

Bei komorbider Drogenabhängigkeit ist in Krankheitsphasen mit anhaltendem Substanzkonsum meist eine zusätzliche Substitutionsbehandlung indiziert. Die Substitution mit einem Opioidagonisten kann zu einer psychosozialen Stabilisierung führen und stellt gerade für Patienten mit Persönlichkeitsstörung und Opiatabhängigkeit eine wichtige Behandlungsform dar (Walter et al. 2022, Walter und Gouzoulis-Mayfrank 2019).

Wenn eine Medikation indiziert ist und eingesetzt wird, ist sie in die psychotherapeutische Behandlung von Persönlichkeitsstörungen zu integrieren. Nicht nur die Nebenwirkungen sollten dabei thematisiert werden, sondern auch die Wünsche und Hoffnungen der Patienten, die sich auf die Effekte der Medikamente beziehen. Beachtet werden sollten zudem die vielfältigen Wechselwirkungen zwischen Medikamenten und Psychotherapie (Küchenhoff 2016). Ebenso ist stets eine sog. Selbstmedikatikon z.B. mit Cannabis zu prüfen.

8.3 Besonderheiten in der Therapie narzisstischer Störungen

8.3.1 Indikationsprüfung

Die Behandlung der Wahl ist auch bei narzisstischen Störungen die Psychotherapie. Im Unterschied zur Borderline-Persönlichkeitsstörung liegen für die narzisstische Persönlichkeitsstörung keine randomisiert-kontrollierten Studien zur Wirksamkeit spezifischer Psychotherapieverfahren vor (Weinberg und Ronningstam 2022). Dennoch ist es wichtig, dass die spezifischen Besonderheiten der narzisstischen Psychopathologie in der Psychotherapie berücksichtigt werden.

Die erhöhte *Kränkbarkeit (Selbstregulation)*, die *Größenvorstellungen (Größen-Selbst)* sowie die *Beziehungsstörung (Empathiemangel)* stellen die narzisstische Psychopathologie dar (▶ Kap. 6) und können leicht als Persönlichkeitsakzentuierung oder schwer als Persönlichkeitsstörung vorliegen. Für den normalen Narzissmus braucht es keine Psychotherapie. In Krisensituationen können hier Beratungsangebote hilfreich sein. Für die narzisstische Persönlichkeitsstörung (DSM-5) sollten die genannten evidenzbasierten störungsspezifischen Psychotherapien unter der Berücksichtigung der narzisstischen Psychopathologie angewendet werden.

Die Indikationsprüfung zur Psychotherapie narzisstischer Psychopathologie erfolgt durch die Diagnosestellung einer narzisstischen Störung, die als narzisstische Persönlichkeitsstörung oder antisoziale Persönlichkeitsstörung (DSM-5) oder als Persönlichkeitsstörung mit negativer Affektivität und/oder Dissozialität oder auch anderen Persönlichkeitsdomänen (ICD-11) zum Ausdruck kommen kann. Wie im ▶ Kap. 6 ausgeführt, sollte die Diagnostik einer Persönlichkeitsstörung anhand eines strukturierten Interviews und idealerweise durch einen erfahrenen Kliniker erfolgen.

Liegen narzisstische Persönlichkeitszüge vor, die aufgrund einer ausreichenden psychosozialen Funktionsfähigkeit meist nicht für die Diagnose einer Persönlichkeitsstörung ausreichen, sind diese als narzisstische Persönlichkeitsakzentuierung zu klassifizieren. Meist kommen die Personen dann nicht aufgrund der narzisstischen Psychopathologie, sondern aufgrund anderer komorbider psychischer Störungen, wie einer depressiven Episode, oder aufgrund eines belastenden Ereignisses in Behandlung, so dass sich phänomenologisch eine narzisstische Krise zeigt. Zu Beginn einer Therapie ist es in diesem Fall schwer, die narzisstische Persönlichkeitsstörung oder Persönlichkeitsakzentuierung hinter den emotionalen Reaktionen einer narzisstischen Krise festzustellen und die Schwere der narzisstischen Psychopathologie einzuschätzen. Auch wenn andere psychische Komorbiditäten gleichzeitig vorliegen, kann es sehr schwierig oder unmöglich sein, die narzisstische Psychopathologie korrekt einzuordnen. Bei einem Abhängigkeitssyndrom mit Entzugssymptomen etwa, sind neben den körperlichen Symptomen immer auch narzisstische Symptome vorhanden, die aber mehrheitlich durch die Situation einer langjährigen Abhängigkeitserkrankung und ihre Folgeschäden bedingt sind (Walter 2012). Häufig ist es in diesen Fällen lohnend, mit der Persönlichkeitsdiagnostik etwas abzuwarten, bis die akute Situation vorüber ist.

Wie Kernberg (2006) ausführt, wird es umso schwieriger, eine Psychotherapie bei den betroffenen Personen erfolgreich durchzuführen, je stärker die narzisstische Psychopathologie und je deutlicher die Überschneidung zur antisozialen Persönlichkeitsstörung ausgeprägt sind. Erfolg bedeutet aus Sicht der übertragungsfokussierten Therapie (TFP) die Veränderung der Persönlichkeitsstruktur, so dass bei Abschluss der Psychotherapie durch die Integration negativer Affekte und abgespaltener Selbstanteile keine Persönlichkeitsstörung mehr vorliegt und ein neurotisches Funktionsniveau erreicht ist (Clarkin und Kernberg 2015).

Die Prognose der narzisstischen Störung richtet sich also vor allem nach der Schwere der narzisstischen Psychopathologie und ist umso schlechter, je ausgeprägter diese vorhanden ist. Kernberg (1996) hatte für den Grenzbereich zwischen narzisstischer und antisozialer Persönlichkeitsstörung den Begriff »maligner Narzissmus« geprägt, weil für ihn der maligne Narzissmus auch die Grenze der psychotherapeutischen Behandelbarkeit markiert. Personen mit antisozialer Persönlichkeitsstörung im engeren Sinn sind zumindest durch TFP nicht erfolgreich zu therapieren (Kernberg 2006), ggf. verstärkt sich die Symptomatik.

Der Umstand, dass seitens der Mentalisierungsbasierten Therapie (MBT) auch für die antisoziale Persönlichkeitsstörung die Indikation zur störungsspezifischen Psychotherapie gestellt wird (Bateman und Fonagy 2012), hängt vermutlich zum einen daran, dass auch maligne narzisstische Personen nach Kernberg bereits die Diagnose einer antisozialen Persönlichkeitsstörung nach DSM-5 Kriterien erfüllen, und dass zudem die MBT andere und weniger ehrgeizige Behandlungsziele als die TFP formuliert. Es geht nicht wie in der TFP um eine Strukturveränderung der Persönlichkeit, sondern um eine Reduktion aggressiver Verhaltensweisen und eine Verbesserung der Toleranz gegenüber negativen Gefühlen in der Interaktion mit anderen Menschen (Euler und Walter 2020). Möglicherweise führt auch die konfrontierende Technik der TFP, die bereits früh in der Therapie eingesetzt wird, zu mehr Drop-outs bei Patienten mit narzisstischer Psychopathologie in der Behandlung (Giessen-Blo et al. 2006, Busmann et al. 2019).

Liegt eine narzisstische Persönlichkeitsstörung im engeren Sinn vor (DSM-5) oder eine mittelschwere Persönlichkeitsstörung mit negativer Affektivität oder Dissozialität (ICD-11), können unter den psychodynamischen Psychotherapien die *übertragungsfokussierte Psychotherapie (TFP)* und die *mentalisierungsbasierte Therapie (MBT)* als evidenzbasierte Psychotherapien empfohlen werden (Clarkin und Kernberg 2015, Bateman und Fonagy 2012). Von verhaltenstherapeutischer Seite gilt die Schematherapie (Young et al. 2003) auch bei der narzisstischen Persönlichkeitsstörung als erfolgversprechend. Der

Schematherapie zufolge ist hier der verletzliche Kindsmodus durch intensive Einsamkeit charakterisiert, während der Elternmodus höchste Leistungen fordert. Der dysfunktionale Bewältigungsmodus ist durch Überkompensation geprägt. An spezifischen Techniken werden hier vor allem die begrenzte »Nachbeelterung« und die empathische Konfrontation eingesetzt (Jacob und Arntz 2014). Im deutschsprachigen Raum werden spezifische verhaltenstherapeutisch orientierte Psychotherapien für die narzisstische Persönlichkeitsstörung vor allem von Sachse (2011) und Lammers (2015) beschrieben.

Für eine Abschätzung der Prognose ist der Fokus bei der Diagnosestellung auf jene antisozialen Persönlichkeitsmerkmale zu richten, die eine störungsspezifische Psychotherapie grundsätzlich erschweren können. Diese sind Empathiemangel, Aggressivität, antisoziales Verhalten und Beziehungsstörungen. Auf der anderen Seite sind vulnerable narzisstische Persönlichkeitszüge möglicherweise als prognostisch günstig einzuschätzen (Busmann et al. 2021).

Da die narzisstischen Störungen sich auf einem Kontinuum narzisstischer Psychopathologie befinden, ist dies aber nicht immer einfach, da die Übergänge fließend sind. Auch aus diesem Grund ist eine sorgfältige Diagnostik der Persönlichkeit zu Beginn jeder Therapie immer sinnvoll und erforderlich (▶ Kap. 6).

Die *Diagnose* einer Verhaltensstörung im Kindes- und Jugendalter verbunden mit antisozialen Persönlichkeitszügen im Erwachsenenalter wie gewalttätiges, kriminelles und impulsives Verhalten, das im strukturierten Interview bestätigt wird, und mit der Diagnose einer antisozialen Persönlichkeitsstörung (DSM-5) einhergeht, führt nicht nur zu einer schlechteren prognostischen Einschätzung als für die narzisstische Persönlichkeitsstörung (DSM-5), sondern erfordert auch ein anderes therapeutisches Vorgehen. Während bei narzisstischer Persönlichkeitsakzentuierung der Beziehungsaufbau im Vordergrund steht und die Diagnose und konfrontierende Techniken nur vorsichtig »eingebaut« werden sollten, ist bei der antisozialen Persönlichkeitsstörung der Therapierahmen mit den Vereinbarungen zuerst zu klären und empathische konfrontierende Techniken sind eher zu verwenden. Wie in ▶ Tab. 8.1 dargestellt, kann zuerst ein störungsspezifisches Psychotherapieverfahren (z.B. MBT) versucht werden. Sollte dies aufgrund der schweren antisozialen Beziehungsstörung nicht möglich sein, kann vor allem in Krisensituationen oder Destabilisierungen auf supportive Techniken zurückgegriffen werden. Diese entsprechen für die weitere Therapieplanung eher einer psychotherapeutischen Begleitung mit anderen Zielen.

In ▶ Tab. 8.1 ist die jeweilige Psychotherapie sowie die entsprechende Prognose bei narzisstischen Störungen zusammengestellt.

Tab. 8.1: Prognose der Psychotherapie bei narzisstischen Störungen

Diagnose	narzisstische Psychopathologie	Psychotherapie	Prognose
Narzisstische Krise/Akzentuierte narzisstische Persönlichkeit (ICD-10)	vulnerables Selbst, Angst und Unsicherheit, depressive Reaktion	Beratung oder supportive Psychotherapie mit Schwerpunkt auf belastende Stressoren	sehr gut
Leichte bis mittelgradige Persönlichkeitsstörung (ICD-11)	vulnerables oder grandioses Selbst, Selbstwertprobleme, Selbstregulationsstörung, ängstlich-depressive Symptomatik	psychodynamische oder verhaltenstherapeutische Psychotherapie mit besonderer Berücksichtigung der narzisstischen Psychopathologie	sehr gut
Narzisstische Persönlichkeitsstörung (DSM-5)	grandioses Selbst, Gefühl von innerer Leere, Empathiemangel, Beziehungsstörungen	störungsspezifische Psychotherapie für Persönlichkeitsstörungen (TFP, MBT, Schematherapie)	gut
Antisoziale Persönlichkeitsstörung (DSM-5)/ Schwere Persönlichkeitsstörung mit Dissozialität (ICD-11)	grandioses Selbst, Aggressivität, antisoziales Verhalten, schwere Beziehungsstörungen	störungsspezifische Psychotherapie für Persönlichkeitsstörungen (MBT, Schematherapie), supportiv-begleitende Psychotherapie	mäßig

Günstig für die Prognose einer spezifischen Psychotherapie wirken sich folgende Faktoren aus, die diagnostisch eher auf eine narzisstische Persönlichkeitsakzentuierung und eine leichte narzisstische Persönlichkeitsstörung hinweisen (Lammers 2015):

- Erleben von Schuldgefühlen
- Gute Impulskontrolle
- Gute Angsttoleranz
- Fähigkeit depressive Gefühle auszuhalten
- Fähigkeit, den Therapeuten als eigenständige Person zu akzeptieren

Zusammenfassend sei betont, wie wichtig die Einschätzung der Schwere der narzisstischen Psychopathologie für die Indikationsprüfung ist. Die Schwere der narzisstischen Psychopathologie geht einher mit der Diagnose einer narzisstischen Persönlichkeitsakzentuierung, einer narzisstischen Persönlichkeitsstörung oder einer antisozialen Persönlichkeitsstörung. Die Diagnose verändert sowohl die Prognose der Behandlung als auch damit verbunden die Therapieziele und die einzusetzenden psychotherapeutischen Techniken. Im Zentrum steht die narzisstische Persönlichkeitsstörung, die durch störungsspezifische Psychotherapie (TFP, MBT, Schematherapie) in der Regel gut zu behandeln ist (Doering et al. 2021). Deshalb sollten, wenn das Vollbild einer narzisstischen Persönlichkeitsstörung vorhanden ist und nachdem ein strukturiertes Interview zur Diagnostik eingesetzt worden ist, die Techniken der evidenzbasierten störungsspezifischen Psychotherapieverfahren angewendet werden.

Akzentuierte narzisstische Persönlichkeitszüge (ICD-10) und die leichte Persönlichkeitsstörung (ICD-11) weisen eine noch bessere Prognose auf. Für die Therapie leichter ausgeprägter narzisstischer Psychopathologie braucht es für die kognitive Verhaltenstherapie oder die psychodynamische Psychotherapie zusätzlich die Berücksichtigung einiger spezifischer Besonderheiten für narzisstische Psychopathologie.

8.3.2 Interventionsplanung

Nach abgeschlossener Persönlichkeitsdiagnostik und Indikationsprüfung beinhaltet die Interventionsplanung für die Psychotherapie narzisstischer Störungen in der Regel folgende drei Schritte:

1. Diagnose besprechen
2. Gemeinsame Therapieziele festlegen
3. Therapievereinbarungen treffen

Diagnose

Bevor nach der Diagnostik die entsprechende Psychotherapie beginnen kann, sollte zuerst die Diagnose, die durch strukturierte Interviews gesichert gestellt wurde, mit dem Patienten auch thematisiert werden.

> Wenn die Diagnostik erfolgt ist, sollte die Diagnose immer auch mit dem Patienten besprochen werden.

Die *Diagnose* sollte dabei klar und wertschätzend und anhand der entsprechenden Kriterien mit dem Patienten erörtert werden. Potentiell kränkende Bezeichnungen wie »Persönlichkeitsstörung« sollten entweder vermieden oder abgemildert besprochen werden (»die Störung wird zwar so bezeichnet, das heißt aber nicht, dass Sie als Mensch immer so sind«). Grundsätzlich sind aufgrund der narzisstischen Vulnerabilität verletzende und kränkende Aussagen sowie Beurteilungen zu unterlassen. Die Atmosphäre während der Therapie sollte immer von Verständnis und Empathie gegenüber dem Patienten geprägt sein.

Gerade bei leichten narzisstischen Störungen wie bei narzisstischen Persönlichkeitszügen (ICD-10) und einer leichten Persönlichkeitsstörung (ICD-11) kann die Diagnostik auch im Verlauf der Behandlung thematisiert werden, da hier dem Therapierahmen nicht die gleiche Bedeutung zukommt wie bei schweren narzisstischen Störungen, und weil die Patienten häufig wegen akuter Krisenzustände in Behandlung kommen und erwarten, dass es ihnen erstmal besser geht. Sie müssen dann häufig für eine längerfristige Psychotherapie motiviert werden (Lammers 2015).

Wenn aber eine strukturierte Diagnostik durchgeführt wurde, erwartet der Patient auch eine Diagnose. Wichtig ist dabei, dass die Diagnostik immer therapeutisch eingebunden ist, dass mit dem Patienten besprochen wird, was das Ergebnis bedeutet, und warum eine Diagnostik auch bedeutsam für die Indikation und die Therapieziele ist.

Therapieziele und Therapiefokus

Die *Therapieziele* sind bei Patienten mit einer narzisstischen Störung in der Regel die gleichen. In den meisten Fällen handelt es sich um folgende Ziele, die, wenn sie erreicht werden, immer auch mit einer Verbesserung der narzisstischen Psychopathologie einhergehen:

1. Verbesserung des Selbstwertes und der Selbstregulation
2. Verbesserung der Fähigkeit, stabile Beziehungen zu führen
3. Reduktion der inneren Leere und Entwicklung von Lebensfreude

Die Ziele bauen aufeinander auf und werden als solche von den meisten Patienten mit narzisstischen Störungen sehr begrüßt. Wenn Krisen und akute Stressoren im Vordergrund der Therapiemotivation stehen, kann es hilfreich sein, mit dem Patienten zuerst konkrete Ziele zu besprechen, die mit der aktuellen Situation zusammenhängen. Hier ist es wichtig, darauf zu verweisen, dass eventuell andere Ziele im Verlauf der Therapie aufkommen können, die sich erst entwickeln, und die erst nach einigen Jahren Therapie erreicht werden können. Wichtig ist es, mit den Patienten die Ziele zu verhandeln, da sie meist selbstständig in Therapie kommen und teilweise genaue Vorstellungen mitbringen, wohin die Entwicklung gehen soll und welche konkreten Wünsche und Ziele sie haben. Gerade in der ersten Phase der Therapie ist ein besonders sensibler Umgang mit den narzisstischen Patienten entscheidend für die Entwicklung einer therapeutischen Beziehung, und dafür, ob eine langfristige Therapie der narzisstischen Störung überhaupt zustande kommt.

Der *Therapiefokus* kann je nachdem schwanken, ob die Patienten eher grandios narzisstisch oder vulnerabel narzisstisch imponieren. Wie schon beschrieben, ist diese Einteilung eine idealtypische Einteilung. Beide Seiten (vulnerabel narzisstisch und grandios narzisstisch) sind als Mischtyp mehr oder weniger bei allen Patienten vorhanden.

Allerdings ist der vulnerable narzisstische Patient häufig leichter narzisstisch gestört und damit leichter zugänglich für eine Psychotherapie. Er ist offener mit seiner vulnerablen Seite im Kontakt, weiß um seine Selbstwertproblematik und leidet meist unter einer ängstlich-depressiven Symptomatik. Hier ist der Fokus meist direkt mit der »narzisstischen Wunde« verbunden, er wird also auf die Verletzbarkeit der eigenen Person in den Interaktionen mit anderen Menschen bezogen.

Bei Patienten mit grandiosem Narzissmus wird die erste Phase darin bestehen, an den vorrangig abgewehrten Persönlichkeitsanteilen zu arbeiten, also gewissermaßen an der »narzisstischen Maske«, die Unsicherheiten und Kränkbarkeiten der eigenen Person in den Interaktionen mit anderen Menschen abwehrt. Diese »narzisstische Maske« stellt einen Schutz dar, so dass diese Personen meist erst durch eine erste depressive Episode oder mit Suchterkrankungen in Therapie kommen, und wenn die Diskrepanz zwischen inneren Größenvorstellungen und äußerer Realität zu groß geworden ist (Walter 2012). Der Fokus besteht bei den grandiosen Narzissten darin, die Verletzbarkeit hinter der Abwehr zu erkennen, um diese gemeinsam bearbeiten zu können. Die Arbeit an der Abwehr der Verletzbarkeit ist hier meist der wesentliche Therapiefokus. Deshalb haben wir je nach narzisstischer Phänomenolgie zwei unterschiedliche Schwerpunkte:

- »Narzisstische Wunde« bedeutet Arbeit an der Verletzbarkeit
- »Narzisstische Maske« bedeutet Arbeit an der Abwehr der Verletzbarkeit

Der Therapiefokus hilft in erster Linie dem Therapeuten, zu Beginn der Therapie den Faden nicht zu verlieren und eine Struktur für die Therapie halten zu können. Grundsätzlich fällt der Therapiefokus in einer Psychotherapie individuell sehr unterschiedlich aus. Im Fokus sollte allgemein der affektiv bedeutsamste und der therapeutisch am besten erreichbare psychische Konflikt eingestellt werden (Küchenhoff 2005). Sollten aber die narzisstischen

Probleme so wie bei einer narzisstischen Störung im Vordergrund stehen, lohnt sich häufig eine erste Fokussierung in der Psychotherapie auf die charakteristische Verletzbarkeit oder die Abwehr des Patienten.

Bei der Wahl des Therapiefokus ist die Einteilung in die bereits beschriebenen narzisstischen Typen von großer Bedeutung. Der vulnerabel narzisstische Typ, der bislang nur wenig diagnostiziert wurde (▶ Kap. 6), zeigt sich verletzlich und eher unsicher im Kontakt, ist beruflich sowie gesellschaftlich meist weniger erfolgreich oder im Leben gescheitert (Sachse et al. 2011). Der grandios narzisstische Typ hingegen, der bislang als narzisstische Persönlichkeitsstörung diagnostiziert wird (ICD-10, DSM-5), ist häufig leistungsorientiert und erfolgreich im beruflichen und gesellschaftlichen Kontext, auch weil seine Verletzbarkeit kompensiert wurde und abgewehrt wird. Bevor an der narzisstischen Verletzbarkeit (»narzisstische Wunde«) gearbeitet werden kann, sollte hier vorsichtig an der Abwehr der Verletzbarkeit (»narzisstische Maske«) gearbeitet werden.

Die Therapieziele sind grundsätzlich mit dem Patienten gemeinsam (bei Jugendlichen mit den Eltern) zu entwickeln und festzulegen. Die längerfristigen Ziele, an der Verbesserung des Selbstwertgefühls und der Beziehungsfähigkeit zu arbeiten, gelten für beide narzisstischen Typen. Diese Ziele leuchten den meisten Patienten mit Leidensdruck ein und können als allgemeine Ziele immer wieder in die Therapie einfließen, wenn sich die Probleme im Verlauf der Therapie noch offenkundiger zeigen. Kurzfristige Ziele werden häufig von den Patienten formuliert und werden selbstverständlich als sinnvoll in die Therapieplanung aufgenommen, wie etwa der Wunsch nach einer Verbesserung der Beziehung zum Partner oder nach einem besseren Umgang mit dem Vorgesetzten.

Therapievereinbarungen

Der Therapierahmen besteht aus den *Therapiezielen* und den Therapievereinbarungen. Die Therapievereinbarungen können schriftlich festgehalten werden, es reicht in der Regel auch eine mündliche Absprache.

Je schwerer die narzisstische Psychopathologie ausgeprägt ist, desto wichtiger ist es, die Therapievereinbarungen möglichst bald in der Interventionsplanung festzulegen, um für die notwendige Struktur zu sorgen und den entsprechenden Halt zu bieten, der entscheidend für den Erfolg der Psychotherapie ist. Struktur in Form von Therapievereinbarungen ist mit Sicherheit verbunden und führt dazu, dass mit den Patienten über die Einzelheiten des Therapierahmens gesprochen wird. Erst wenn der Rahmen steht und von dem Patienten auch gutgeheißen wird, ist eine Therapie mit narzisstischen Patienten überhaupt möglich. Patienten mit narzisstischen Störungen werden vielleicht anmerken, dass sie mehr Therapie brauchen als der Durchschnittspatient, oder dass sie eine »Ausnahmeregelung« verdienen, weil sie »besonders« sind. Darüber sollte verhandelt werden, bis Therapeut und Patient mit der Regelung einverstanden sind. Der Patient prüft aus gutem Grund hier den Therapeuten, ob er sich auf eine therapeutische Beziehung auch einlassen kann. In gewisser Weise ist er »besonders«, meist besonders verletzlich oder besonders ehrgeizig oder besonders leistungsstark. Wer diese Eigenschaften in der Gegenübertragung oder Resonanz schwer aushalten kann, sollte sich als Therapeut überlegen, ob die Behandlung narzisstischer Patienten das Richtige für ihn ist. Wer als Therapeut diese Eigenschaften als »eine Seite der Medaille« sehen kann, wird im Verlauf der Therapie die andere Seite kennenlernen, die hilflose und ängstliche Seite der narzisstischen Patienten. Sie ist den meisten Therapeuten »sympathischer« und in der Regel auch besser zu behandeln.

Die Therapievereinbarungen sollten die Punkte beinhalten, die für den Therapeuten essentiell sind, wie etwa den Umgang mit Krisensituationen oder die Erreichbarkeit an den Wochenenden und Feiertagen. Bei den übrigen Punkten kann ganz auf den Patienten und seine Wünsche eingegangen werden, wie etwa Zeitpunkt der Therapie oder initiale Frequenz der Therapie. Die Frequenz kann zu Beginn auch weniger intensiv sein, wenn der Autonomieverlust zu sehr gefürchtet wird.

In der Regel erfolgt die Psychotherapie bei akzentuierten narzisstischen Persönlichkeiten und bei leichten narzisstischen Persönlichkeitsstörungen einmal wöchentlich im ambulanten Setting. Bei schweren narzisstischen Störungen wie der narzisstischen oder der antisozialen Persönlichkeitsstörung (DSM-5) kann eine Psychotherapie zunächst zweimal wöchentlich angeboten werden, vor allem wenn im Verlauf der Therapie das selbststabilisierende grandiose Selbst bearbeitet wird und Selbstwerteinbrüche und Identitätsdiffusion im weiteren Verlauf zu erwarten sind. Der zusätzliche Einsatz elektronischer Medien muss wohl durchdacht sein.

8.3.3 Interventionsmethoden

Allgemein kann in der Psychotherapie leichter narzisstischer Störungen grundsätzlich verhaltenstherapeutisch (Eifert 2011, Beck 2013) oder psychodynamisch vorgegangen werden (Rudolf 2006, Reimer und Rüger 2012). Eine Anwendung eines evidenzbasierten störungsspezifischen Verfahrens von

Persönlichkeitsstörungen (TFP, MBT, Schematherapie) ist hier noch nicht zwingend erforderlich.

Die Psychotherapie leichter narzisstischer Störungen (leichte Persönlichkeitsstörung mit negativer Affektivität nach ICD-11) setzt dafür eine leichte Modifikation der psychotherapeutischen Interventionen voraus. Im Zentrum steht die Berücksichtigung des fragilen Selbstwertgefühls und der gestörten Selbstregulation der Patienten.

Die sorgfältige Prüfung der Indikation, das Besprechen der Diagnose und das Festlegen des Therapierahmens mit Zielen und Vereinbarungen sind für den Therapiebeginn auch bei leichten narzisstischen Störungen erforderlich. Bei leichten narzisstischen Störungen ist der Therapierahmen nicht in dem Maße entscheidend wie bei schweren narzisstischen Störungen (schwere Persönlichkeitsstörung mit Dissozialität nach ICD-11), wo der Therapierahmen essentiell ist. Bei leichten narzisstischen Störungen können Diagnostik und längerfristige Ziele, wenn sie für den Patienten noch schwer zu akzeptieren sind, erst im Verlauf der Therapie einfließen.

Die Psychotherapie bei narztisstischen Störungen lässt sich allgemein in drei charakteristische Therapiephasen unterteilen, die im Folgenden beschrieben werden:

1. Arbeit an der therapeutischen Beziehung
2. Arbeit an der narzisstischen Abwehr
3. Arbeit an der narzisstischen Vulnerabilität

Arbeit an der therapeutischen Beziehung

Die Beziehungsarbeit beginnt schon mit dem ersten Kontakt bzw. Handschlag und ist ganz an der charakteristischen Selbstwert- und Beziehungsstörung der Patienten orientiert. Die therapeutische Beziehung muss für konfrontative Interventionen gefestigt sein, damit die Patienten in Therapie bleiben, und damit die Interventionen für erfolgreiche Reflexionen und Bearbeitungen verwendet werden können. Das gilt besonders für den *grandios narzisstischen Typus*, weil durch seine Kompensationsmechanismen und Abwehrkonstellationen eine scheinbare Stärke signalisiert wird, die im Grunde nicht vorhanden, sondern äußerst brüchig ist. Gerade hier braucht es im ersten Schritt einen guten Beziehungsaufbau, der auf Validierung und Empathie im Gespräch beruht. Für den Aufbau der therapeutischen Beziehung sind auch Elemente der motivierenden Gesprächsführung hilfreich, die eine Verhaltensänderung in verschiedenen Bereichen zum Ziel hat (Miller und Rollnick 2015).

8.3 Besonderheiten in der Therapie narzisstischer Störungen

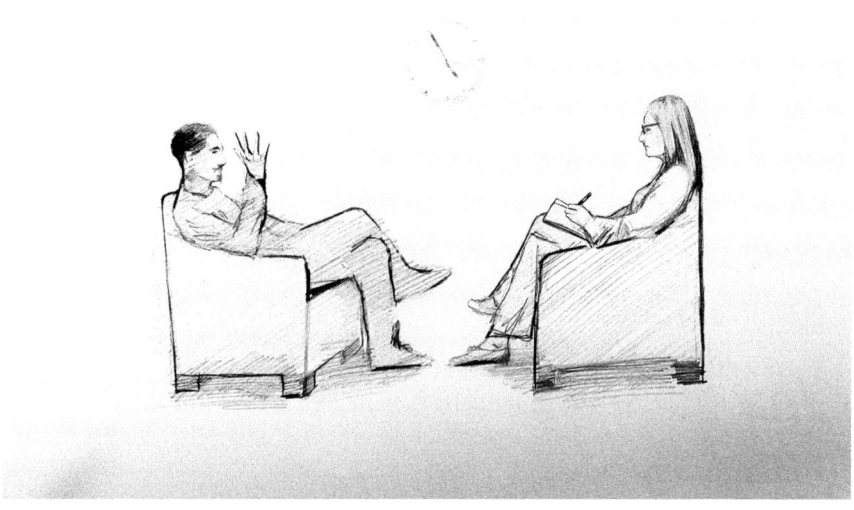

Je nach Wunsch des Patienten kann zuerst mit der aktuellen Situation oder auch mit biografischen Elementen begonnen werden. Immer sollte der Therapeut aber folgende Punkte berücksichtigen, damit der Patient Vertrauen in den Therapeuten und in die therapeutische Arbeit aufbaut:

- Der Therapeut sollte den Patienten als Person respektieren
- Der Therapeut sollte positive Aspekte grundsätzlich wertschätzen und stärken
- Der Therapeut sollte negative Aspekte grundsätzlich relativieren und weniger gewichten
- Der Therapeut sollte alle Anstrengungen des Patienten loben und ihn nicht kritisieren

Tatsächlich gibt es bei jedem Patienten positive Seiten und Fähigkeiten, so dass es meist nicht schwer fällt, diese auch zu finden und durch Lob und Anerkennung zu stärken. Die »nicht-wissende Grundhaltung« der MBT kann hier beispielsweise gut angewandt werden, um über die Interessen und Fähigkeiten des Patienten zu sprechen (Euler und Walter 2020). Jede Gelegenheit sollte in dieser Phase genutzt werden, um dem Patienten zu verdeutlichen, dass er insgesamt als kompetente, erfolgreiche und kluge Person geschätzt wird (Sachse et al. 2011). Der Therapeut stellt sich in dieser Phase dem Patienten wie ein »ideales Gegenüber« zur Verfügung.

Gerade vor dem Hintergrund des fragilen Selbstwertgefühls ist es wichtig, sich als Therapeut wieder zu vergegenwärtigen, dass der narzisstische Patient im bisherigen Leben schon große Anstregungen hinter sich gebracht hat und immer wieder von Neuem eine enorme Kraft aufwenden muss, um seine Verletzbarkeit vor anderen und vor sich selbst zu verstecken oder zu versuchen, diese Verletzbarkeit zu überwinden.

Ein Beispiel:
Der Patient äußert Selbstzweifel, weil er sich vorgenommen habe, mehr Sport zu treiben und weniger Alkohol zu trinken, dies ihm aber nicht immer gelinge.

Patient: »Das Wetter macht mich fertig, ich habe mich gestern nicht bewegt, weil es geregnet hat und ich nicht raus wollte in den Regen, stattdessen habe ich den ganzen Abend vor dem Fernseher gesessen und Wein getrunken.

Therapeut: »Das ist doch sehr verständlich, das würde mir auch so gehen. Ich finde es bemerkenswert, wie Sie es in dieser Jahreszeit überhaupt immer wieder schaffen, joggen zu gehen, obwohl es draußen so ungemütlich ist, da braucht es schon sehr viel Selbstdisziplin. Und einen Ausrucher darf man sich doch mal erlauben, Sie sind ja keine Maschine.«

Der Patient darf auf keinen Fall Gefahr laufen, in der Therapie »das Gesicht zu verlieren«. Das *Misstrauen* gegenüber anderen Menschen, für seine Anstrengung und seine Leistung eigentlich nicht anerkannt zu werden, kennt der narzisstische Patient teils seit früher Kindheit sehr gut. Dieses Misstrauen sollte in dieser ersten Phase durch die Arbeit an der therapeutischen Beziehung minimiert werden. Stattdessen sollte durch die anerkennende und empathische Grundhaltung gegenseitiges Vertrauen aufgebaut werden. Dies kann in der Regel gut gelingen, wenn die Hinweise zum therapeutischen Vorgehen eingehalten werden.

Arbeit an der narzisstischen Abwehr

Ist die therapeutische Beziehung ausreichend stabil, können die ersten Versuche unternommen werden, den Patienten vorsichtig zu konfrontieren. Diese ersten Konfrontationen können auch als *»Mini-Kränkungen«* bezeichnet werden. Die Zeitdauer des Beziehungsaufbaus ist unterschiedlich lang, dauert aber in der Regel länger, je schwerer die narzisstische Psychopathologie ausge-

8.3 Besonderheiten in der Therapie narzisstischer Störungen

bildet ist. Die Vorgehensweise, dass nach der Arbeit an der therapeutischen Beziehung die narzisstische Abwehr im Fokus steht, ist bewährt und findet sich bei allen Therapierichtungen wieder (Reich 1999, Dammann et al. 2012, Jacob und Arntz 2014, Euler und Walter 2020) – bei den narzisstischen Störungen ist diese Reihenfolge der Therapiephasen aber entscheidend für den Erfolg der Behandlung.

Je ausgeprägter die grandios narzisstische Seite ist, desto wichtiger ist diese Therapiephase. Die behutsamen Konfrontationen zeigen auf, wie kränkbar und aggressiv der Patient auf vermeintliche Angriffe reagiert. Die narzisstische Abwehr – oder auch das grandiose Selbst – schützt die vulnerable narzisstische Seite, die wiederum die Probleme des Selbstwertes und der Selbstregulation offenbart. Die daraus resultierenden Abwehrmechanismen der narzisstischen Grandiosität sind vor allem Idealisierung und Entwertung (Kernberg 2006).

Psychotherapeutische Interventionen beinhalten Konfrontationen dieser narzisstischen Abwehrmechanismen, wenn sie sich in der Therapie zeigen. Am besten eignen sich hierfür Konfrontationen, die sich aus der therapeutischen Beziehung selbst heraus ergeben. Dies passiert zum Beispiel systematisch in der übertragungsfokussierten Psychotherapie (Clarkin und Kernberg 2015). Insgesamt ist sowohl das klare Ansprechen und Benennen, als auch die Abmilderung und Balance der Konfrontation im Sinne eines dialektischen Vorgehens wichtig (Bohus 2019).

Ein Beispiel:
Ein Patient kommt zu spät zur Therapie und macht gleich zu Beginn abfällige Bemerkungen über die Therapie.
Patient: »Ich habe heute schon genug Stress gehabt und mich seit längerer Zeit auch schon gefragt, was das hier überhaupt soll!«
Therapeut: »Ich merke, dass Sie sich Gedanken über den Sinn der Therapie machen und verstehe, dass Sie, wenn Sie Stress gehabt haben, nicht mit Freude zur Therapie gekommen sind. Zumal Sie beim letzten Mal über Ihre Schwierigkeiten bei der Arbeit berichtet hatten, was sicher auch sehr stressig war. Mit den Äußerungen entwerten Sie jetzt aber auch unsere gemeinsame Arbeit. Meinen Sie nicht, dass wir eigentlich schon recht weit gekommen sind?«

Ein anderes Beispiel einer konfrontierenden Intervention beinhaltet das Thematisieren der typischen Schwierigkeiten narzisstischer Patienten mit anderen Menschen, die ihn in seinen Augen andauernd erniedrigen und seinen Wert nicht richtig schätzen. Hier zeigen sich das grandiose Selbst und die

Abwehrmechanismen, die das vulnerable Selbst schützen, besonders deutlich. Während in der ersten Therapiephase sehr viel Verständnis für die Gefühle des Patienten gezeigt werden, wird der Therapeut dies jetzt vermehrt konfrontativ bearbeiten. Obwohl es auch hier natürlich immer die verständisvolle Seite des Therapeuten braucht.

Eine wichtige und mögliche Konfrontation ist es, den Patienten aufzufordern, sich beispielsweise »in die Haut der anderen« zu versetzen. Durch diesen Perspektivwechsel wird einerseits emotionale Distanz geschaffen und andererseits ausprobiert, die Probleme mal von einem anderen Standpunkt aus zu betrachten. In der Verhaltenstherapie eignet sich beispielsweise die Technik der »Stuhldialoge« dazu, diesen Perspektivwechsel vorzunehmen. Dabei können auch andere Personen mit Hilfe von Stühlen dargestellt werden und in einen therapeutischen Prozess gebracht werden (Jacob und Arntz 2014).

Ein Beispiel:
Ein Patient beklagt sich über das Verhalten seines Arbeitskollegen, der keine Rücksicht auf seine Bedürfnisse nimmt.

Patient: »Er (der Kollege) versteht gar nichts, er lässt mich warten, wenn wir uns zum Mittagessen verabreden, ich muss mich immer bei ihm melden, dabei habe ich viel mehr Arbeit und auch Verantwortung als er, ich will mit ihm nichts mehr zu tun haben, das habe ich nicht nötig!«

Therapeut: »Sie sind offenbar wütend darüber, dass er (der Kollege) nicht verlässlich ist, so dass Sie am liebsten nichts mehr mit ihm zu tun haben wollen. Haben Sie sich schon mal gefragt, warum er so reagiert? Macht er dies mit anderen Kollegen auch so, vielleicht können Sie ihn mal beschreiben, was er für ein Mensch ist, und warum er sich so unzuverlässig verhält?«

Wichtig ist, dass die Konfrontation dosiert erfolgt, gerade so viel, wie es der Patient aushalten kann, damit er die Therapie nicht abbricht oder den Rückzug nach innen antritt, um eine »Schein-Therapie« weiterzuführen, in der er äußerlich zwar mitmacht, innerlich die Therapie aber entwertet oder bereits »ausgestiegen« ist.

Ein humorvoller Umgang eignet sich hier auch besonders gut, damit der Patient lernen kann, mit Kränkungen lockerer umzugehen und die Äußerungen anderer als emotional distanzierter erleben zu können. Dabei ist es natürlich wichtig, dass der Humor nicht aufgesetzt ist und künstlich wirkt. Aufrichtiges Interesse und die reflektierte Authentizität des Therapeuten sind die Grundlagen für eine stabile therapeutische Beziehung mit dem Patienten.

Arbeit an der narzisstischen Vulnerabilität

Der Kontakt mit der vulnerablen Seite wird erst möglich, wenn die therapeutische Beziehung stabil ist und nicht durch Grandiosität überdeckt und abgewehrt wird. Durch die Arbeit an der narzisstischen Abwehr und bei gleichzeitiger Berücksichtigung der Verletzbarkeit wird die narzisstische Vulnerabilität im Verlauf der Therapie zum Vorschein kommen.

In dieser Therapiephase kann zu Beginn eine Konfrontation mit der vulnerablen Seite sinnvoll sein, um eine Verbindung beider Seiten herzustellen, und um zu untersuchen, ob diese erste Gegenüberstellung von Grandiosität und Vulnerabilität bereits möglich ist.

Ein Beispiel:

Ein Patient beschreibt, wie er alle Probleme beseitigen kann, indem er besonders schnelle Lösungen findet, auf die sonst niemand kommt.

Patient: »Ich fühle mich eigentlich großartig, weil ich es kann, das muss ich schon mal sagen. Keiner ist im Job so gut wie ich. Wenn ich die Lösung schon gefunden habe, sind die anderen (Kollegen) immer noch mit Nachdenken beschäftigt (lacht).«

Therapeut: »Das ist schön zu hören, Sie sind aber auch wirklich schnell im Denken. Beim letzten Mal haben Sie mir aber auch berichtet, wie viel Sorgen und Ängste Sie manchmal haben, nach dem Aufstehen, wenn Sie an die Arbeit denken. Was meinen Sie, wie passt das für Sie zusammen?«

Unabhängig davon, wie der Patient reagiert, wird ihm dieses Beispiel, so wie andere Konfrontationen auch, vor Augen führen, dass es die vulnerable Seite gibt, die eher zu schmerzhaften und negativen Gefühlen führt, und die vielleicht auch schon länger besteht. Manchmal berichten die Patienten spontan von einer Episode aus der Vergangenheit, oder der Therapeut nimmt diese Verbindung auf, wenn ihm der Patient schon davon berichtet hat.

Es geht in dieser Phase auch darum, dass sich Validierung und Konfrontation in der Therapie in einer Balance befinden, die für jeden Patienten unterschiedlich ausfällt. In jeder Therapie sollten unbedingt beide Formen der Intervention angewandt werden. Wenn behutsam und empathisch, jedoch gleichzeitig klar und deutlich an der Abwehr gearbeitet wird, so wie in den dargestellten Beispielen an der direkten (Therapeut in der Therapie) oder an der indirekten Entwertung (andere Menschen im Alltag), werden die vulnerable narzisstische Seite und ihre Bedeutung für das fragile Selbstwertgefühl mehr und mehr deutlich.

8 Therapie des Narzissmus

Insgesamt führt das zunehmende Vertrauen und die Offenheit in der therapeutischen Beziehung bei vorsichtigen und empathischen Konfrontationen zu einem zunehmenden Kontakt des Patienten mit seiner vulnerablen Seite. Er lernt auf diese Weise mit der Zeit, dass eine Beziehung mit einem realen Gegenüber möglich ist, dass eigene Schwäche zeigen möglich ist – ohne allein gelassen oder nicht akzeptiert zu werden. Und dass die Verletzbarkeit und Sensibilität auch eine Stärke sein können, dass aber unabhängig davon beides zu ihm gehört. Die narzisstische Vulnerabilität wird in dieser Phase intensiv therapeutisch durchgearbeitet.

Im Verlauf der Therapie wird durch ein entstandenes besseres Selbstgefühl und mehr Toleranz für die eigene Verletzbarkeit auch die allgemeine Beziehungsfähigkeit verbessert. Der Patient muss sich nicht mehr schützen, sondern kann sich, so wie er ist, in zwischenmenschlichen Beziehungen ausdrücken. Durch die Reduktion der Abwehr und die Stabilisierung der eigenen Person wird insgesamt mehr persönliche Freiheit gewonnen, zwischenmenschliche Beziehungen und das eigene Leben zu gestalten.

In ▶ Abb. 8.2 sind die drei Therapiephasen zusammenfassend dargestellt.

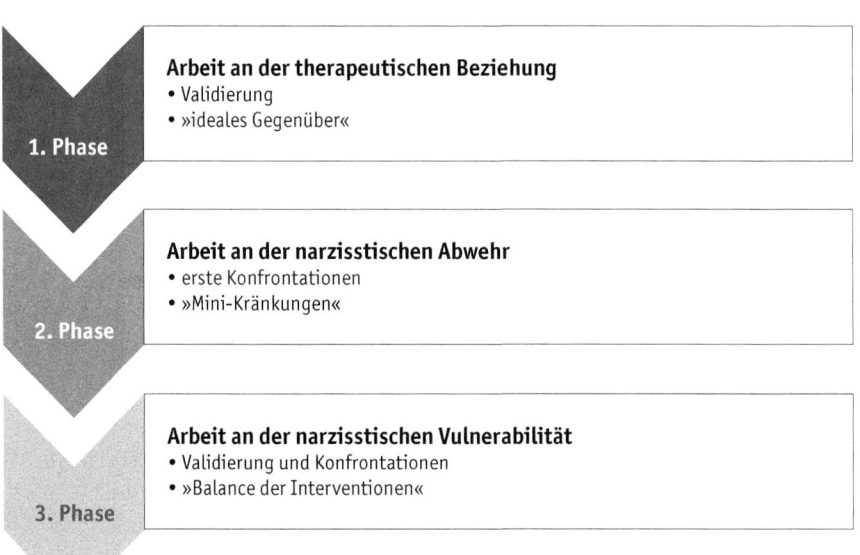

Abb. 8.2: Therapiephasen bei narzisstischen Störungen

8.3.4 Stolpersteine und Fallstricke

Auch wenn die oben dargelegten einerseits standardisiert-modularisierten, andererseits individuell-personalisierten komplexen Interventions- und Therapieansätze bei konsequenter Durchführung erfolgreich sind, gilt die Therapie von Persönlichkeitsstörungen als solche und insbesondere von chronifizierten Narzissten bzw. schweren narzisstischen Persönlichkeitsstörungen weiterhin als ausgesprochen kompliziert, aufwendig und teilweise für den Therapeuten auch frustrierend (Kaess und Brunner 2012). Es zeigen sich klinisch-praktisch typische Problemkonstellationen, die noch einmal herausgearbeitet werden sollen.

Der *erste Problembereich* ist der Beginn und die Iniziierung der Therapie. Bleibt eine konsequente und genaue Differentialdiagnostik aus, wird die *narzisstische Störung* nicht genügend benannt und in den Therapieplan mit einbezogen und werden die individuellen Rahmenbedingungen des Patienten z.B. beruflicher oder familiärer Art nicht genügend berücksichtigt, so kann mit sehr viel Energie und wahrscheinlich auch guter Beziehung eine Therapie einer narzisstischen Störung erfolgreich beginnen. Bereits nach wenigen Sitzungen stellt sich jedoch heraus, dass der Patient bestimmte Themen, die differentialdiagnostisch nicht ausreichend beachtet wurden (beispielsweise Depressivität, Dissozialität, Ängstlichkeit, Suchtmittelkonsum etc.), szenisch-interaktionell in den Vordergrund stellt.

Der Therapeut ist gefordert, zeitnah eine Reevaluation der aktuell inszenierten Gesamtsituation des Patienten zu machen und wird den narzisstischen Kernsymptomen zunächst nicht näherkommen. Der Patient präsentiert neue Szenerien, neue Personen und neue, hochaktuelle Problemlagen. Wenn der Therapeut zu alltags- und lösungsorientiert vorgeht und von nachhaltigen Konzepten abweicht, wird Stück für Stück aus einer persönlichkeitsstrukturell orientierten Therapie eine lösungsorientierte supportive Therapie mit der Gefahr der Symptomstabilisierung.

Wird die Begleitdepression als komorbide Störung nicht genügend erkannt, wird der Therapeut, der in der Anfangsphase vom Patienten oft idealisiert wird, dazu angeregt, neue Ideen und Vorschläge zu produzieren, die der Patient als nicht nützlich empfindet (depressive Ebene) und dann zunehmend abwertet (narzisstische Ebene im engeren Sinne).

Der oben dargestellte ständige Abgleich zwischen konkreten Themen des Patienten, die selbstverständlich nicht alle ignoriert werden können, und den langfristigen Themen, die letztlich zur Therapie geführt haben, ist für den Therapeuten anstrengend. Er muss ständig »auf der Hut sein«, die gleitenden

Übergänge im Sinne eines Abwehrverhaltens zwischen reifer und archaischer Abwehr des Patienten nicht zu verpassen (Kernberg 2006).

Der *zweite Problembereich* besteht in Unterbrechungen und Absenzen bzw. Urlauben des Therapeuten. Während der schwer narzisstische Patient selbst dazu neigt, Termine kurzfristig abzusagen oder ausfallen zu lassen, wenn in gewisser Weise attraktivere oder dringendere Termine anstehen, wird dies dem Therapeuten nicht leicht »verziehen«. Die stets *drohende Angst vor Objektverlust* führt dazu, dass der Therapeut nur dann idealisiert und positiv besetzt werden kann, wenn er quasi jederzeit zur Verfügung steht. Da es nicht gelingt, innere positive Bilder des Therapeuten zu internalisieren und konstant zu halten (gemäß dem »inner working model« nach Winnicott), bedarf es der steten konkreten Rückversicherung und somit der realen, hilfsweise der elektronischen Anwesenheit und Verfügbarkeit des Therapeuten. Werden ausfallende Stunden, Kongressabwesenheiten, Ferien etc. nicht frühzeitig besprochen und vorangekündigt, kann dies zu einer erheblichen Irritation in der therapeutischen Beziehung bis hin zur Suizidalität führen. Während dies bei Patienten auf einem höheren (neurotischen) Strukturniveau gemeinsam durchgearbeitet werden kann, neigt der narzisstische Patient dazu, die therapeutische Beziehung grundsätzlich in Frage zu stellen bzw. zu entwerten. Auch hier ist es wieder der Prozess des Umschlagens von einer Idealisierung in eine Entwertung, die die Therapie bedroht.

Der *dritte Problem*bereich, der häufig verkannt wird, besteht im Setting und seiner *Finanzierung* an sich. Handelt es sich um einen krankenkassenfinanzierten Therapieprozess mit beschränkter Dauer, kann bereits diese Tatsache besonders vulnerable narzisstische Persönlichkeiten dazu bringen, eine Therapie als von vornherein nicht ausreichend, zu kurz oder nicht auf die komplexe besondere Symptomatik des Individuums zugeschnitten zu betrachten und damit abzuwerten. Eine Eigenfinanzierung der Therapie führt andererseits dazu, dass vor allem bei stark materiell orientierten Patienten jede einzelne Therapiestunde im Nachhinein quasi auf die Waagschale gelegt wird, ob sich der materielle Einsatz gelohnt hat. Auch Zahlungsunregelmäßigkeiten, Krankenkassenprobleme, verspätete Zahlungen, Mahnungen oder im Verlauf der Therapie wieder neu auftauchende Verhandlungen über den Preis einer einzelnen Stunde und vor allem auch ausgefallener Stunden, gehören bei narzisstischen Persönlichkeiten stärker zum therapeutischen Alltag als bei anderen Störungen. Der Therapeut hat sich hierauf entsprechend einzustellen, wobei hier Erfahrungen mit anderen Persönlichkeitsstörungen insbesondere vom Borderline-Typus hilfreich sind.

Der *vierte Problem*bereich besteht in der konkreten *Übertragungs-/Gegenübertragungssituation* bzw. der Resonanz i. S. der OPD(-KJ2) gegenüber dem

8.3 Besonderheiten in der Therapie narzisstischer Störungen

narzisstischen Patienten. Häufig sind diese in sozialen und arbeitsbezogenen Belangen erfolgreich und »stellen etwas dar«. Sie erwarten damit von Hilfspersonen und Mitarbeitern (und als solcher kann der Therapeut im Sinne des narzisstischen Selbstobjekts gesehen werden) eine ständige Verfügbarkeit und zugleich hohe Effektivität. Wenn der Patient sich »schon zur Stunde bemüht«, kann er vom Therapeuten perfekte Aufmerksamkeit, hohe Vigilanz, optimale Intervention und ein gediegenes und angemessenes Setting erwarten. Der Therapeut hat hier *Gegenübertragungsaggressionen* im Sinne seiner eigenen Resonanzanalyse frühzeitig zu erkennen, durchzuarbeiten und sich vor allem supervisorisch begleiten zu lassen. Oft handelt es sich hier um frei fluktuierende Aggressionen, die aus der narzisstischen Gesamtkonstellation des Patienten erwachsen und die der Therapeut einerseits aufnehmen muss (im Sinne des Containments), andererseits aber auch als projektive Identifikation durchgearbeitet zurückgeben muss. Als Hilfsmittel kann hierzu die OPD(-KJ2)-Achse »Resonanz« hilfreich sein. Je stärker verhaltenstherapeutisch orientiert die Therapie angelegt ist, um so weniger sind diese Prozesse zu erwarten, bei stärker psychodynamisch orientierten Therapien gehören diese aggressiven Resonanzschleifen entscheidend zum Erfolg dazu. Genau diese frei fluktuierenden Aggressionen sind es ja, die im realen Leben die zwischenmenschlichen Beziehungen des Patienten belasten und teilweise verunmöglichen. Der Therapeut wird also in der eigenen Supervision vor allem zu den Themen eigene Kränkbarkeit, eigene Minderwertigkeitsgefühle aber auch eigene Größenphantasien, eigenes Omnipotenzerleben bzw. eigene soziale Herkunft zu reflektieren haben.

Als *fünfter Problembereich* können *narzisstisch-suizidale Krisen* und deren Bewältigung gelten. In einer gut gelingenden Psychotherapie wird es Phasen geben, in denen der Patient an seine emotionalen und strukturellen Grenzen geführt wird, um hier Fortschritte zu machen. Ist er aber strukturell nicht in der Lage, in der Therapie neu Erfahrenes oder Reflektiertes zu integrieren, kann sich die freifluktuierende Aggressivität nicht nur gegen andere Personen, sondern auch gegen das eigene Selbst richten. Kränkungserlebnisse als Auslöser suizidaler Krisen sind insbesondere in der Jugendphase besonders zu berücksichtigen, später aber auch bei »gestandenen« Patienten, deren pathologisches Selbst- und Weltbild durch eine Therapie ggf. erschüttert werden kann. Tauchen dann noch keine handhabbaren Lösungen am Horizont auf, ist der Trauerprozess blockiert, und besteht gleichzeitig eine Neigung zur Impulsivität und beispielsweise zu Substanzkonsum, bedeutet die narzisstische suizidale Krise ggf. ein akut psychiatrisches Handlungsfeld. Diese Thematik ist in der Anfangs- und Frühphase der Therapie antizipatorisch zu besprechen, auch die ggf. nötigen (Zwangs-)Maßnahmen. Bleibt dies aus, besteht die Gefahr, dass der Therapeut aus Sorge um zu starke Suizidalität des Patienten schwierige Therapiethemen zurückhält, nur oberflächlich behandelt oder sich z. B. vor Trennungssituationen (Ferien etc.) nur noch mit für den Patienten harmlosen Themen beschäftigt.

Als *sechsten Problembereich* sehen wir eine ungenau durchgeführte Differentialdiagnostik im Suchtverhalten bzw. eine unzureichende Erfassung und Bewertung dieser Komorbidität bei narzisstischen Störungen. In diesem Kontext ist hervorzuheben, ob bei dem Patienten eine komorbide Suchterkrankung im engeren Sinne vorliegt oder ob »nur« ein schädlicher Gebrauch bzw. ein phasenweiser Alkohol- bzw. Substanzkonsum.

Unterschätzt man als Therapeut die Wirkung und Bedeutung beispielsweise eines Kokain- oder Amphetaminabusus bei sehr leistungsfähigen narzisstischen Persönlichkeiten, wird sich im Laufe der Zeit diese Komorbidität als Hauptproblem herausstellen. Die positiven euphorisierenden Wirkungen einer Psychotherapie sind mit denen eines Amphetamin- oder Kokaingebrauchs nicht vergleichbar. Was trivial erscheinen mag, bedeutet in der Realität, dass auch sehr erfolgreiche Therapiestunden nicht im subjektiven Erleben an einen jederzeit verfügbaren und scheinbar nebenwirkungsfreien Drogenkonsum heranreichen. In diesem Kontext kann es notwendig sein, zunächst beispielsweise einen Kokainmissbrauch oder einen Alkoholmissbrauch in den Vordergrund der Therapie zu stellen und zu behandeln bzw. zu reduzieren und sich erst dann der narzisstischen Persönlichkeitsstörung im engeren Sinne zuzuwenden. Entscheidend bleibt aber die kritische Bewertung des Substanzkonsums durch den Therapeuten und hier auch ggf. die Kooperation mit einem Suchtexperten (Walter et al. 2022).

Zusammenfassend können folgende Stolpersteine und Fallstricke in der Therapie auftauchen:

- Beginn und Iniziierung
- Unterbrechungen und Urlaube
- Setting und dessen Finanzierung
- Übertragungs-/Gegenübertragungssituation
- Narzisstisch-suizidale Krisen
- Mangelnde Differentialdiagnostik des Suchtverhaltens

8.3.5 Therapieende

Wenn man die komplexe Genese, die multiplen Symptome und die tief mit der individuellen seelischen Struktur verbundene Problematik der narzisstischen

Persönlichkeit betrachtet, stellt sich die Frage, ob eine Therapie überhaupt jemals enden kann. Und in der Tat sind es in der psychotherapeutischen Praxis narzisstische Patienten, die auch nach einem offiziellen Therapieende sich wieder beim Therapeuten melden oder in irgendeiner Weise vorstellig werden, so dass der Prozess nicht gänzlich aufhört. Auch wenn es sich dabei scheinbar nur um Stellungnahmen, Berichte, Arbeitsunfähigkeitsbescheinungen oder Ähnliches handelt, ist es doch eine Art Wiederaufleben der Therapie, die vom Patienten phantasiert und ggf. eingefordert wird.

Dies passiert umso häufiger, je mehr der Patient das Gefühl hat, noch nicht alle wichtigen Themen mit dem Therapeuten erörtert zu haben und selber nicht in der Lage ist, die Methode der Therapie praktisch auf sich selbst anzuwenden.

Dies ist besonders bei sehr hochstrukturiert und stark von Therapeuten geführten Therapien mit Manualcharakter der Fall, die zwar empirisch besser überprüfbar sind, bei denen aber die höhere Gefahr besteht, dass individuell relevante Themen des Patienten nicht genügend bearbeitet wurden.

Es stellt sich daher die Frage, ob nicht bereits am Anfang der Therapie das Ende terminiert und eine begrenzte Anzahl an Stunden bzw. an Zeit verabredet werden soll oder ob genau umgekehrt zunächst eine intensivere Phase stattfindet und dann die Therapie in größeren Abständen – dann allerdings eher mit supportiven und praktisch orientieren Sitzungen – fortgeführt wird.

Selbstverständlich hängt das Therapieende auch häufig von praktischen Gegebenheiten wie Umzügen, Arbeitsstellenwechsel beider Personen, familiären Veränderungen, schweren körperlichen Erkrankungen, Unfällen und verschiedenen anderen Faktoren ab. Dennoch ist es gerade im Kontext der Objektverlustangst von narzisstischen Patienten wichtig, gemeinsam Kriterien für ein Therapieende zu erarbeiten und einem Abschieds- und Trennungsprozess, der ggf. von einem integrierten Trauerprozess begleitet wird, genügend Beachtung zu schenken.

Es gilt vor allem, Therapieabbrüche mit Entwertungen des Therapeuten (und letztlich des Patienten selbst) zu vermeiden und ein weitgehend konstruktives Ende von Therapien zu gestalten. In diesem Kontext ist es auch denkbar, dass ein Therapeut von vornherein mit dem Patienten die Bearbeitung bestimmter Therapiethemen (sog. Foci) bespricht und sich ausschließlich diesen widmet.

Für die Fokusbildung mag der Einsatz der OPD(-KJ-2) oder die ältere Methode des zentralen Beziehungskonfliktthemas (ZBKT nach Luborsky) hilfreich sein, entscheidend ist, dass der Therapeut sich von vornherein selbst begrenzt und einige wenige für die akute Lebenssituation des Patienten relevante Konfliktthemen bzw. Therapie-Foci adressiert (Küchenhoff 2005).

Der Patient ist dann jeweils auf diese Themen zurückzuführen, wenn er beispielsweise szenisch interaktionell neue Themen einbringt. In diesem Kontext ist es einfacher möglich, eine spätere zweite Therapiephase mit anderen Foci oder mit stärker strukturbezogenen Interventionen u. U. auch bei einem anderen Therapeuten zu beginnen (Rudolf 2006).

Hier besteht die Möglichkeit zu einem geplanten sequentiellen Therapieverlauf, wo die jeweiligen Endsituationen eher früher erfolgen und sich zwischen Phasen von Therapieeinheiten dann Phasen ohne diese einschieben lassen.

Diese Konzeptualisierung eines Therapieendes setzt allerdings einen langfristigen und ggf. mit mehreren Therapeuten geplanten Prozess voraus und ist nicht in jedem Fall umzusetzen.

8.4 Besonderheiten in der Beratung narzisstischer Probleme

8.4.1 Diagnose Narzissmus

Narzisstische Personen haben in der Regel keinen Leidensdruck aufgrund ihrer Persönlichkeitseigenschaften und kommen deshalb praktisch nie mit dem Problem »Narzissmus« in die Therapie. Das gilt für Personen mit normalem Narzissmus und für jene mit einer *narzisstischen Persönlichkeitsakzentuierung* (ICD-10) und einer *leichten Persönlichkeitsstörung* (ICD-11).

Patienten mit einer *narzisstischen Persönlichkeitsstörung* (DSM-5) oder mit einer *antisozialen Persönlichkeitsstörung* (DSM-5) sind durch die Schwere ihrer Psychopathologie und der häufig auftretenden schweren komorbiden psychischen Störungen (Alkohol- und Drogenabhängigkeit, depressive Störung) meist schon in Kontakt mit Psychiatern und Psychologen gekommen. Die meisten von ihnen haben bereits einige Klinikaufenthalte hinter sich. Eine Diagnostik der Persönlichkeitsstörung ist dann im besten Fall erfolgt und die Patienten kennen ihre Diagnose schon. Im psychiatrischen klinischen Alltag wurde ihnen – auch wenn die standardisierte Diagnostik nicht erfolgt ist – die Diagnose »Persönlichkeitsstörung« kommuniziert und sie konnten sich damit schon auseinandersetzen. Typischerweise haben Patienten mit einer Borderline-Persönlichkeitsstörung weder mit der Diagnostik noch mit der Diagnose ein Problem, wenn diese mit ihnen ausführlich und angemessen besprochen wurde. In der Regel sind sie sogar entlastet durch die Diagnosestellung. Bei den *narzisstischen Störungen* ist dies nicht der Fall.

Personen mit *narzisstischer Persönlichkeitsakzentuierung*, die nur einige narzisstische Persönlichkeitszüge aufweisen, kommen meist mit Anpassungsstörungen bei belastenden Lebensereignissen oder mit depressiven Episoden zu einem ambulant tätigen Psychiater oder Psychologen. Bei ihnen stellt die *Diagnose »Narzissmus«* oder »narzisstische Störung« das erste Problem dar – die Bezeichnung »Narzissmus« ist bereits die erste ernsthafte *Kränkung*.

> Kommt eine Person ohne Persönlichkeitsstörung, aber mit narzisstischen Persönlichkeitszügen und anderen psychischen Beschwerden in eine Beratung oder Therapie, sollte der Begriff Narzissmus zu Beginn möglichst vermieden werden, um die therapeutische Beziehung nicht zu gefährden.

Wenn der Patient Schwierigkeiten mit dem *Selbstwert* oder mit *Kränkungen* beschreibt, sollte vorsichtig und empathisch darauf eingegangen werden. Wenn keine narzisstische Persönlichkeitsstörung vorliegt, gibt es keinen Grund, die Bezeichnung Narzissmus voreilig zu verwenden. Der Begriff Narzissmus wird am besten erst dann aufgenommen, wenn der Patient selbst darauf zu sprechen kommt.

Der Begriff Narzissmus ist umgangsprachlich schon fast ein Schimpfwort für arrogante und rücksichtslose Verhaltensweisen geworden. In den Medien wird der Begriff Narzissmus mehrheitlich negativ besprochen, die positiven Eigenschaften des Narzissten werden dagegen nur selten beschrieben (Back 2023). Mittlerweile gibt es viele Erfahrungsberichte von Betroffenen und ein gut ausgebautes Netz von Selbsthilfegruppen, welche die Leiden in der Beziehung mit narzisstischen Personen zum Ausdruck bringen. Die umfangreiche Ratgeberliteratur ist besonders für Interessierte und Betroffene ausgelegt, die sich mit dem Problem Narzissmus auseinandersetzen möchten.

Die meisten Betroffenen haben schlechte Erfahrungen in Beziehungen mit narzisstischen Personen gemacht, entweder in der eigenen Kindheit oder in Partnerschaften mit Narzissten. Es liegt zwar in der Persönlichkeit der Narzissten begründet, dass sie durch ihre Selbstbezogenheit weniger Rücksicht auf andere nehmen und insgesamt wenig Einfühlung in die Bedürfnisse anderer Menschen zeigen – auch weil Narzissten sich hauptsächlich für sich selbst interessieren. Bei Personen mit narzisstischer Persönlichkeitsstörung sind diese Züge aber viel stärker ausgeprägt. Es kommen unrealistische Größenvorstellungen hinzu sowie ein ausgeprägter Empathiemangel. Beides geht mit Ausbeutung und Entwertung anderer Menschen einher. Für alle Betroffenen von gescheiterten Beziehungen zu Narzissten ist es wichtig, über das Verhalten und den Umgang mit gestörten narzisstischen Personen mehr zu lernen, um die Dynamik der Manipulation und die daraus resultierende Ausnutzung besser zu verstehen und in Zukunft anders reagieren zu können (Hagemeyer 2021).

Den *pathologischen Narzissmus* besser zu verstehen ist auch deshalb wichtig, um sich letztlich aus einer »narzisstischen Beziehung« befreien zu können – wenn es in der Beziehung gar nicht mehr funktioniert und das Leiden zu groß geworden ist. Wenn die eigenen Bedürfnisse immer zurückgestellt werden müssen und wenn es immer nur Anpassungsleistungen an ein narzisstisches Gegenüber braucht oder wenn es in der Beziehung zu Übergriffen und Traumatisierungen gekommen ist.

Die Diagnose »Narzissmus« kommt in Therapien auch dann vor, wenn der Patient unter dem Verhalten eines Narzissten massiv leidet. Die Patienten sind Opfer von Narzissten geworden und brauchen eine Therapie, weil sie in dieser Beziehung depressiv geworden sind oder weil sie keine Möglichkeit sehen, die Konflikte in der Beziehung zu lösen. Leider kommt der Narzisst ja selbst zunächst nicht in Therapie. Natürlich gibt es einerseits selbst nicht erkannte narzisstische Probleme der Partner und Angehörigen, die nicht offen vorliegen (Wardetzki 2021). Es gibt andererseits aber auch berichtete Übergriffe und Traumatisierungen, bei denen eine klare Täter-Opfer-Konstellation vorliegt und sich komplexe Traumafolgestörungen entwickelt haben. Dann wird die Diagnose Narzissmus häufig während einer Traumatherapie von Partnern und Angehörigen selbst gebraucht, die während der Beziehung mit Narzissten zu Patienten geworden sind.

Es kann auch vorkommen, dass Personen von anderen in Therapie geschickt werden oder dass mehrere Personen zusammen bei narzisstischen Problemen in Therapie kommen. Wenn Personen gemeinsam in Therapie kommen, von denen jemand als Narzisst bezeichnet wird, ist eine Beratung zum Thema Narzissmus indiziert. Die selbst gestellte Diagnose Narzissmus deutet dann häufig auf einen Beziehungskonflikt hin, bei denen der Narzisst vermeintlich der Verantwortliche für den Konflikt ist – häufig weil er zu selbstbezogen und zu wenig einfühlend wahrgenommen wird.

> Eine Beratung narzisstischer Personen braucht es immer dann, wenn die Diagnose »Narzissmus« in Beziehungen auftaucht, entweder in der Paarbeziehung oder in der Familie.

Eine wichtige Grundüberlegung in der Beratung ist es, allen Beteiligten zunächst verständlich zu machen, dass erstens Narzissmus grundsätzlich normal sein kann und sich deutlich von einer narzisstischen Persönlichkeitsstörung unterscheidet und zweitens dass die Diagnose einer narzisstischen Persönlichkeitsstörung eindeutig definiert und gut zu diagnostizieren ist.

Werden narzisstische Personen von ihren Angehörigen geschickt, bietet es sich an, mit allen Beteiligten gemeinsam zu sprechen, um sich über das narzisstische System ein Bild zu verschaffen.

Danach kann eine *Ausschlussdiagnostik* durchgeführt werden, um eine Persönlichkeitsstörung im engeren Sinne auszuschließen. Wenn die Kriterien für eine Persönlichkeitsstörung (DSM-5) nach der standardisierten Diagnostik nicht erfüllt werden, kann gut von *narzisstischen Persönlichkeitszügen* gesprochen werden. »Narzisstische Persönlichkeitszüge« haben viele psychisch unauffällige Personen, und der Begriff ist weniger stigmatisierend als der einer narzisstischen Persönlichkeitsstörung (Fiedler und Herpertz 2023).

In Paarbeziehungen mit Konfikten sind die narzisstischen Probleme nicht selten bei beiden Partnern in unterschiedlichem Ausmaß vorhanden. Eine Psychotherapie bei komorbiden psychischen Störungen oder eine Paartherapie bei Problemen in einer »narzisstischen Beziehung« bietet sich in der Regel an.

8.4.2 Narzisstische Konflikte und Beziehungen

Beratungen bei narzisstischen Problemen beinhalten allgemein die Möglichkeit, besser zu lernen, mit dem eigenen Narzissmus anders umzugehen. Die Voraussetzung dafür ist, dass der Narzissmus nicht stark ausgeprägt ist, dass also keine Persönlichkeitsstörung vorliegt.

Die Beratungen haben den Umgang mit sich selbst und den Beziehungen zum Thema. Die Rückmeldungen sind immer positiv. Es geht darum, sich ganz auf die Lebenswelt des Klienten einzulassen.

Das *Setting* sollte sich ganz nach den Bedürfnissen des Klienten ausrichten. Es gibt keine festen Therapiezeiten. Der Klient kommt in Beratung, wenn er dies wünscht und wenn er davon profitiert. Therapie- und Beratungszeiten können aber auch gemeinsam vereinbart werden. Der beratende Therapeut ist wie ein Coach, der eine positive Entwicklung seines Klienten anstößt und unterstützt. Er versteht sich eher als Begleiter und weniger als Therapeut.

Aus den gemachten Erfahrungen mit anderen Menschen lassen sich die *narzisstischen Konflikte* herausarbeiten, die meist in Beziehungen entstehen und hier zu negativen Gefühlen und Kränkungen im Alltag führen. Die Reaktionen in den Beziehungen werden beschrieben und der Therapeut sieht die Beziehungen mit den Augen des Klienten. In dem Maße, in dem er die Reaktionen nachvollziehen kann und unterstützt, wird das Selbstwertgefühl des Klienten stärker. Es geht um ihn, und er fühlt sich aufgehoben und verstanden.

Wenn sich der Therapeut in die Welt des Klienten gut hineinversetzen kann, ist dies kein schwieriger Schritt. Mit der Unterstützung des Therapeuten fällt es einfacher, die narzisstischen Konflikte und die Herausforderungen im Alltag zu bewältigen. Tipps und Ratschläge sind möglich und sinnvoll, wenn der Klient danach fragt, ansonsten reicht die emotionale Unterstützung des Therapeuten aus.

Ein *narzisstischer Konflikt* ist die Hemmung in der direkten Auseinandersetzung mit anderen Menschen, dafür enstehen eine innerliche Entwertung und starke negative Gefühle im Anschluss an die jeweilige Situation. In der Beratung geht es um Unterstützung dabei, offener und authentischer die eigenen Gefühle und Anliegen äußern zu können. Dieser narzisstische Konflikt tritt regelmäßig beim vulnerablen Narzissmus auf. Das Ziel ist es, Grenzen gemeinsam zu reflektieren, die offener in Beziehungen kommuniziert werden sollen. Dadurch entsteht einerseits mehr Kontakt zu den eigenen Gefühlen, meist zu den Aggressionen, und anderseits ein authetischer Austausch von Gefühlen in Beziehungen. Interesanterweise haben narzisstische Personen, obwohl sie ständig mit der Außenwirkung ihrer Person beschäftigt sind, meist nur wenig Zugang zu ihren eigenen Gefühlen und ihrer Innenwelt (Lammers 2023).

> Das Ziehen von »roten Linien« in der Beziehung zu anderen Menschen hilft narzisstischen Personen mit unsicherem Selbstwert, mit den eigenen Aggressionen konstruktiver umzugehen und damit das Selbstgefühl zu stabilisieren.

Während es bei vulnerablen Narzissten vor allem um den Umgang mit Aggressionen im direkten Kontakt geht, ist bei grandiosen Narzissten diese Hemmung der Aggressionen nicht das Problem.

Ein weiterer *narzisstischer Konflikt* ist die Vernachlässigung anderer Menschen und damit der Beziehung zu ihnen. Dies ist besonders relevant bei grandios narzisstischen Personen, kann aber auch bei vulnerablen narzisstischen Personen wichtig sein. Das Ziel ist es hier, die Anerkennung der Gefühle und Bedürfnissen von anderen Menschen zu reflektieren und wieder zu erlernen. Wichtig dabei ist vor allem der Perspektivenwechsel, der geübt werden kann. Dieser Perspektivenwechsel fällt deshalb narzisstischen Personen besonders schwer, weil sie permanent auf sich selbst fokussiert sind und andere Menschen und die Beziehungen zu ihnen nur noch wenig Bedeutung haben.

> Das Lernen und Eingehen auf Gefühle von anderen Menschen hilft narzisstischen Personen mit starkem Selbstbezug, die Welt wieder mit anderen Augen zu sehen und damit die Beziehungen wieder zu stabilisieren.

Durch das gemeinsame Nachdenken über Gefühle werden die Bedürfnisse von anderen Menschen wieder besser verstanden.

Die *Beratungen* beziehen sich damit einerseits auf die Verbesserung des Selbstwertes und andererseits auf die Verbesserung der Beziehungen zu anderen Menschen. Dies gelingt, indem die eigenen Gefühle und die Gefühle anderer Menschen wieder bessser verstanden werden und in der Interaktion zu anderen Menschen geäußert werden können.

In einem weiteren Schritt der Beratung *narzisstischer Konflikte* werden die Schwierigkeiten mit sich selbst und mit anderen Menschen mit *biografischen Erfahrungen* in Verbindung gebracht. Dieser Schritt soll nicht forciert werden, sondern erst dann erfolgen, wenn der Klient nach den Gründen für seinen Narzissmus fragt oder selbst Vermutungen über mögliche Gründe äußert.

Das häufig schwache Selbstwertgefühl und der ausgeprägte Selbstbezug sowie die Empfindlichkeit für Zurückweisungen und Kränkungen haben bei narzisstischen Personen eine lange Geschichte. Meist werden im Verlauf der Therapien und Beratungen verschiedene Formen von Traumatisierungen und emotionaler Vernachlässigung aus der Kindheit berichtet. Narzisstische Personen haben zwar einen Mangel erlebt, diesen aber im Verlauf der Entwicklung in Kraft und Eigeninitiative umgemünzt. Die emotionale Vernachlässigung wird nicht wie ein Gefühl von Alleinsein erinnert, sondern war offenbar der Antrieb und Ausgangspunkt für eine narzisstische Entwicklung. Aus »Ich bin allein« wird im Verlauf ein »Ich habe es alleine geschafft!«. Dazu kommt meist eine starke Idealisierung als Kind – ein narzisstischer Missbrauch, wenn das Kind von den Eltern benutzt wird. Es gibt wenig Liebe, dafür aber umso mehr Bewunderung für bestimmte Leistungen (»Großartig, wie du das wieder gemacht hast!«). Das Kind wird durch die Bewunderung in seinem Narzissmus immer weiter befeuert und bestärkt.

> Die Bewunderung ist für Narzissten wie Nahrung, von der sie abhängig geworden sind.

Narzissten haben in ihrer Lebensgeschichte die Erfahrung gemacht, dass sie sich nur auf sich selbst verlassen können. Nur weil sie immer hart an sich gearbeitet haben, haben sie auch Erfolg gehabt. »Ich mache es mir selbst« ist ein zentraler Satz eines Narzissten, der für alle Lebensbereiche gilt.

Mit der Zeit lernen narzisstische Personen mit sich und anderen anders umzugehen und damit auch ihren Narzissmus wieder zu reduzieren. Durch das sich entwickelnde Vertrauen in den Therapeuten und in andere Beziehungen können narzisstische Personen neue korrigierende Beziehungserfahrungen machen. Sie lernen, dass andere Personen wichtig und bedeutsam und dass Beziehungen in ihrem Leben entscheidend sind. Vulnerable Narzissten werden wieder mutiger und selbstsicherer und grandiose Narzissten werden wieder umsichtiger und wertschätzender in Beziehungen. Ein Leben, das für einen Narzissten, trotz aller Erfolge, zunächst doch wieder nur ein leeres Leben ist, kann sich durch die Therapie- und Beratungsangebote nach und nach wieder verändern. Durch neue positive Beziehungserfahrungen wird es wieder reichhaltiger und zufriedener.

9 Ausblick

Gerade durch die Erweiterung des Spektrums um den vulnerablen narzisstischen Typus in den letzten Jahren (ICD-11: negative Affektivität) sowie durch die bekannte (grandios) narzisstische Persönlichkeitsstörung (DSM-5), die fließende Übergänge zur antisozialen Persönlichkeitsstörung (ICD-11: Dissozialität) zeigt, wird die zugrundeliegende narzisstische Psychopathologie die Kliniker, Psychotherapeuten und Wissenschaftler weiter motivieren, die Behandlungen der Persönlichkeitsstörungen zu verbessern, um Patientinnen und Patienten mit narzisstischen Störungen die notwendigen Hilfestellungen und Therapieoptionen anbieten zu können. Es kann zukünftig sehr wohl geschehen, dass der Begriff »narzisstisch« aus allen Kategoriesystemen der psychiatrischen Klassifikation herausfällt (aktuell schon ICD-11), die klinischen und sozialen Phänomene bleiben aber bestehen.

Die Persönlichkeitsstörung mit grandioser oder vulnerabler narzisstischer Ausprägung ist in der Regel gut zu behandeln. Vielleicht wird dann zukünftig auch die Therapie des Selbstwertes und der Selbstregulation von betroffenen Personen stärker betont werden.

In Anbetracht dieser Entwicklungen ist die komplexe klinische Problematik des Narzissmus je neu zu diskutieren, wobei sich gesellschaftliche Phänomene hiermit zunehmend verbinden. Während die weltweit einsetzbaren Klassifikationssysteme korrekter Weise die empirische Basis, die Abgrenzbarkeit und transparente Nachvollziehbarkeit von diagnostischen Entitäten, sprich Störungen in den Vordergrund stellen müssen, sind es weiterhin regionale und nationale gesellschaftliche Prozesse, die das Aufkommen narzisstisch getönter Verhaltensweisen wahrscheinlicher machen. Dies ist der Einfluss der Gesellschaft auf die heutzutage erhöht zu findenden narzisstischen Phänomene.

Unklar bleibt, ob durch diese sozialen Entwicklungen und die medialen Einflüsse neben den akzentuierten Persönlichkeitszügen dann auch narzisstische Störungen im engeren klinischen Sinne gehäuft in Erscheinung treten werden.

In diesem Spannungsfeld bewegen sich insbesondere Therapeuten, die mit Patienten in Übergangssituationen zu tun haben. Bei Adoleszenten und »rüstigen« Pensionären beispielsweise stellt sich aktuell und in Zukunft sicherlich noch mehr die Frage, was gesellschaftlich-medial akzeptiertes, scheinbar narzisstisches Verhalten ist, das von der breiten Masse geteilt bzw.

gepflegt wird und was eine einzelne hochgradig auffällige narzisstische Störung bzw. Persönlichkeit bedeutet.

Die in Wirtschaftskreisen und Ausbildungsstätten oft beklagte »fordernde« selbstbezogene »Wehleidigkeit und mangelnde Belastbarkeit« der »Generation Y« (Geburtsjahrgänge ab ca. 1980, auch »millennials« genannt) und insbesondere der »Generation Z« (auch »I-Generation« genannt, Geburtsjahrgänge nach 1995) bleibt ebenso zu beobachten wie die Auswirkungen der Industrie 4.0 und der neuen wirtschaftlichen Entwicklung in den Bereichen Automatisierung, Artificial Intelligence, large language models wie GPT4 und Robotik.

Twenge (2023) arbeitet für den Stand des Jahres 2023 eine Generationenabfolge heraus, die beginnend mit den späten Babyboomern (Geburtsjahrgänge bis 1965) und vor allem in der sogenannten »Generation X« (Geburtsjahrgänge 1965–1980) die Bedeutung des Individuums, des Selbstgefühls, aber vor allem das Selbstwertgefühls herausstellt. Seit etwa 1975 gilt für die kindliche Entwicklung, sei es nur im Kindergarten, in der Grundschule oder auf weiterführenden Schulen, das Prinzip der positiven Akzeptanz, der Unterstützung von (auch völlig unrealistischen) Erwartungen an die eigene Leistungsfähigkeit und ein gewisses Anspruchsdenken, welche Unterstützung und grundsätzliche Wertschätzung dem Kind und Jugendlichen »einfach zusteht«. Es ergibt sich laut den ausgesprochen umfangreichen empirischen Befunden von Twenge insbesondere im Übergang von den »Millennials« (sog. »Generation Y«) zur »Generation Z« (Geburtsjahrgänge 1995–2010) die Verbindung von hochgesteckten individuellen Leistungs- und gesellschaftlichen Positionserwartungen kombiniert mit hochgradiger Angst vor Versagen und sozialem Rückzug. Die sozialen Medien als »Vergleichsmedien« spielen eine hochgefährliche Rolle, da der dauernde, teilweise hundertfach pro Tag stattfindende Vergleich mit anderen vor allem körperlich und äußerlich, aber auch vom finanziellen Status her überlegenen Personen eine ungünstige Gesamtkonstellation schafft. Vermutlich dürfte dieses individualisierende und fragmentierende Dauervergleichen insbesondere für Mädchen und junge Frauen besonders belastend sein.

Die zunehmende Bedeutung von »Identität versus Leistung« als postkapitalistisches Bewertungsmerkmal lässt ebenfalls die Kränkungswahrscheinlichkeit steigen, so dass junge Menschen sich häufiger als Individuum und Person nicht gesehen und sogleich gekränkt fühlen, wenn beispielsweise Kritik an ihren konkreten akademischen oder beruflichen Leistungen geübt wird.

Diese Entwicklungen, die stark mit den gesellschaftlichen Entwicklungen zusammenhängen (▶ Kap. 3.4), sind auch unter psychotherapeutischem Kontext sicherlich zuküftig mehr zu beachten.

Wenn das menschliche Tun und Handeln im wirtschaftlich-industriellen Kreislauf eine weiter schwindende Bedeutung hat, sind als Gegenbewegung stärkerer Rückzug auf das Individuelle und das ästhetisiert Gestaltete zu erwarten (»Biedermeier 2.0«) und damit eine noch stärkere Besinnung auf die eigene Person, vor allem den eigenen Körper, dem letztlich immer jedem Verfügbaren.

Rosa (2018) benennt in der »Unverfügbarkeit« der Befriedigung bestimmter Bedürfnisse, aber auch der Selbstoptimierung und der Grandiositätsgefühle einen kulturell und individuell notwendigen gesunden Faktor. Dieser Faktor bedeutet im Kontext der Narzissmusdebatte aber die Unfähigkeit oder die Unmöglichkeit, bestimmte Dinge und Personen (jederzeit und überall) zu erreichen und damit die eigene Begrenztheit strukturell (wieder) zu erleben – die Corona-Pandemie zeigte das.

Das Erleben eigener Grenzen, eigener Unfähigkeiten und eigener Unverfügbarkeiten trägt insgesamt dazu bei, ein stabiles Selbst und eine kritische Selbstreflektion zu erreichen. In unserer heutigen Gesellschaft erscheint die permanente Verfügbarkeit von Wissen, Information, Daten und auch Personen selbstverständlich geworden zu sein, was ein grandioses »Gesellschaftsselbst« hervorbringen kann, aus dem allerdings immer mehr Bevölkerungsgruppen herausfallen. Insofern mag das Phänomen einer »narzisstischen Gesellschaft« für Mittel- und vor allem Oberschichtskonstellationen in wirtschaftlich gut funktionierenden und sicheren Ländern nützlich sein. Die narzisstische Kränkung von »Abgehängten«, Verbitterten und sozial seit Generationen isolierten Familien steht dabei auf der anderen Seite.

Man wird in der Zukunft nicht die »Narzisstifizierung« der Gesellschaft im Ganzen betrachten müssen, sondern einzelne besonders stark narzisstisch aufgeladene Milieus beobachten, die ihre eigenen selbstreferentiellen Rituale und Abläufe haben. Auch wenn sich bei sorgfältigen empirischen Aufarbeitungen z. B. in Deutschland keine wirkliche »Polarisierung« der Gesellschaft zu verzeichnen ist (Mau et al. 2022), so scheint es milieu- oder risikogruppenspezifische »Triggerpunkte« für Kränkungen und damit für narzisstische Krisen zu geben.

Es stellt sich damit die epidemiologisch und klinisch zu klärende Frage, ob in diesen Milieus und Subkulturen zukünftig narzisstische Krisen und deren pathologische Bewältigung bei vulnerablen Personen nach kritischen Lebensereignissen oder sozialen Kränkungen zunehmen. Hinter mancher depressiven Störung, einem sog. Burnout oder einem Kokain- bzw. Alkoholmissbrauch dürften narzisstische Störungen im klinisch relevanten Sinn zu finden sein.

Für den Kliniker und Therapeuten bleibt in jedem Fall entscheidend, welche Probleme, welche soziale Funktionseinschränkung und welche Entwicklungsrückschritte ein Patient zeigt. Letztlich geht es darum, welches klinische Leiden der Narzissmus beim Individuum und bei seinem Umfeld verursacht – und was wir tun können.

Literatur

Ackerman RA, Witt EA, Donnellan MB, Trzesniewski KH, Robins RW, Kashy DA. What does the Narcissistic Personality Inventory really measure? Assessment 2011; 18: 67–87.
Ackerman RA, Donnellan MB, Wright AGC. Current conceptualizations of narcissism. Current Opinion in Psychiatry 2019; 32: 32–37.
Agrawal HR, Gunderson J, Holmes BM, Lyons-Ruth K. Attachment studies with borderline patients: A review. Harvard Review of Psychiatry 2008; 12: 94–104.
Ainsworth MS, Blehar MC, Waters E, Wall S. Patterns of attachment: A psychological study of the strange situation. Hillsdale NJ, Erlbaum 1978.
Ansell EB, Wright AG, Markowitz JC, Sanislow CA, Hopwood CJ, Zanarini MC, Yen S, Pinto A, McGlashan TH, Grilo CM. Personality disorder risk factors for suicide attempts over 10 years of follow-up. Personality Disorders 2015; 6: 161–167.
APA – American Psychiatric Association. Diagnostic and Statistical Manual of Mental Disorders (DSM-5). Arlington, American Psychiatric Publishing 2013.
Arbeitskreis OPD (Hrsg). Die operationalisierte psychodynamische Diagnostik. Das Manual für Diagnostik und Therapieplanung. Göttingen, Hogrefe 2023.
Arbeitskreis OPD-KJ-2 (Hrsg). Operationalisierte psychodynamische Diagnostik im Kindes- und Jugendalter, 2. Auflage. Bern, Hogrefe 2013.
Bacal HA, Newmann KM. Objektbeziehungstheorien – Brücken zur Selbstpsychologie. Stuttgart, Frommann-Holzboog 1994.
Back MD, Küfner AC, Dufner M, Gerlach TM, Rauthmann JF, Denissen JJ. Narcissistic admiration and rivalry: disentangling the bright and dark sides of narcissism. Journal of Personality and Social Psychology 2013; 105: 1013–1037.
Back MD. Ich! Die Kraft des Narzissmus. München, Kösel 2023.
Barnicot K, Katsakou C, Bhatti N, Savill M, Fearns N, Priebe S. Factors predicting the outcome of psychotherapy for borderline personality disorder: a systematic review. Clinical Psychology Review 2012; 32: 400–412.
Bateman A, Fonagy P. Psychotherapy for Borderline Personality Disorder: Mentalization Based Treatment. London, Oxford University Press 2004.
Bateman AW, Fonagy P (Eds). Handbook of mentalizing in mental health practice. Washington, London, American Psychiatric Publishing 2012.
Bateman AW, Bolton R, Fonagy P: Antisocial personality disorder: A mentalizing framework. Focus 2013; 11: 178–186.
Battegay R. Narzissmus und Objektbeziehungen. Bern, Huber 1977.
Beck AT, Freeman A, Davis DD. Cognitive therapy of personality disorders, 2nd edn. New York, Guilford Press 2006.
Beck J. Praxis der kognitiven Verhaltenstherapie. Weinheim, Beltz 2013.
Beck U. Die Metamorphose der Welt. Frankfurt, Suhrkamp 2015.
Beesdo-Baum K, Zaudig M, Wittchen HU (Hrsg). SCID-5-PD. Strukturiertes Klinisches Interview für DSM-5 – Persönlichkeitsstörungen. Göttingen, Hogrefe 2019.

Bender DS, Morey LC, Skodol AE. Toward a model for assessing level of personality functioning in DSM-5, part I: a review of theory and methods. Journal of Personal Assessment 2011; 93: 332–346.

Berenz EC, Amstadter AB, Aggen SH, Knudsen GP, Reichborn-Kjennerud T, Gardner CO, Kendler KS. Childhood trauma and personality disorder criterion counts: a co-twin control analysis. Journal of Abnormal Psychology 2013; 122: 1070–1076.

Bilke O (Hrsg). Aggressivität und Impulsivität. Das Konzept der Modellstation. Somosa 2018.

Birbaumer N, Veit R, Lotze M, Erb M, Hermann C, Grodd W, Flor H. Deficient fear conditioning in psychopathy: a functional magnetic resonance imaging study. Archives of General Psychiatry 2005; 62: 799–805.

Blair RJ. The neurobiology of psychopathic traits in youths. Nature Reviews Neuroscience 2013; 14: 786–799.

Blair RJ, Leibenluft E, Pine DS. Conduct disorder and callous-unemotional traits in youth. New England Journal of Medicine 2014; 371: 2207–2216.

Blasco-Fontecilla H, Baca-Garcia E, Dervic K, Perez-Rodriguez MM, Lopez-Castroman J, Saiz-Ruiz J, Oquendo MA. Specific features of suicidal behavior in patients with narcissistic personality disorder. Journal of Clinical Psychiatry 2009; 70: 1583–1587.

Bleiberg E. Treating personality disorders in children and adolescents: a relational approach. Guilford Press, New York 2004.

Bohus M. Borderline-Störung. 2. Auflage. Göttingen, Hogrefe 2019.

Bohus M, Wolf-Arehult M. Interaktives Skillstraining für Borderline-Patienten. Das Therapeutenmanual. Stuttgart, Schattauer 2013.

Bowlby J. Bindung und Verlust. München, Ernst Reinhardt 2018.

Brähler E, Mohr I (Hrsg). 20 Jahre deutsche Einheit – Facetten einer geteilten Wirklichkeit. Gießen, Psychosozial-Verlag 2010.

Buchheim A. Borderline Persönlichkeitsstörung und Bindungserfahrung. In: Dulz B, Herpertz S, Kernberg OF, Sachsse U (Hrsg). Handbuch der Borderline-Störungen. 2. Auflage. Stuttgart, Schattauer 2011, 158–167.

Buchheim A, George C. Attachment disorganization in borderline personality disorder and anxiety disorder. In Solomon J, George V (Eds). Disorganization of Attachment and Caregiving. New York, Guilford Press 2011, 343–383.

Busmann M, Wrege J, Meyer AH, Ritzler F, Schmidlin M, Lang UE, Gaab J, Walter M, Euler S. Alternative model of personality disorders (DSM-5) predicts dropout in inpatient psychotherapy for patients with personality disorder. Frontiers in Psychology 2019; 10: 952.

Busmann M, Meyer AH, Wrege J, Lang UE, Gaab J, Walter M, Euler S. Vulnerable narcissism as beneficial factor for the therapeutic alliance in borderline personality disorder. Clinical Psychology and Psychotherapy 2021; 28: 1222–1229.

Cain NM, Pincus AL, Ansell EB. Narcissism at the crossroads: phenotypic description of pathological narcissism across clinical theory, social/personality psychology, and psychiatric diagnosis. Clinical Psychology Review 2008; 28: 638–656.

Cain S. Quiet. London, Penguin Press 2015.

Charim, I. Das Ich und die Anderen. Wien, Szolnay 2022.

Charim, I. Die Qualen des Narzissmus. Wien, Szolnay 2022.

Chavez JX. Assessing the incidence rates of substance use disorders among those with antisocial and borderline personality disorders in rural settings. International Journal of Psychology 2010; 6: 57–66.

Chua A, Rubenfeld J. The Triple Package: How three unlikely traits explain the rise and fall of cultural groups in America. London, Penguin Press 2014.

Clarkin JF, Yeomans FE, Kernberg OF. Psychotherapy for borderline personality disorder. New York, Wiley 1999.

Clarkin JF, Foelsch PA, Levy KN, Hull JW, Delaney JC, Kernberg OF. The development of a psychodynamic treatment for patients with borderline personality disorder: a preliminary study of behavioral change. Journal of Personality Disorders 2001; 15: 487–495.

Clarkin JF, Kernberg OF: Transference-focused psychotherapy for borderline personality disorder: a clinical guide. Washington DC, American Psychiatric Publication 2015.

Clemens V, Fegert JM, Allroggen M. Adverse childhood experiences and grandiose narcissism – Findings from a population-representative sample. Child Abuse and Neglect 2022; 127: 105545.

Cloninger CR. Genetics. In: J. Oldham JM, Skodol AE, Bender DS (Eds). Textbook of personality disorders. Washington, DC, American Psychiatric Publishing 2005, 143–154.

Coid J, Ullrich S. Antisocial personality disorder is on a continuum with psychopathy. Comprehensive Psychiatry 2010; 51: 426–433.

Coleman D, Lawrence R, Parekh A, Galfalvy H, Blasco-Fontecilla H, Brent DA, Mann JJ, Baca-Garcia E, Oquendo MA. Narcissistic Personality Disorder and suicidal behavior in mood disorders. Journal of Psychiatric Research 2017; 85: 24–28.

Compton WM, Conway KP, Stinson FS, Colliver JD, Grant BF. Prevalence, correlates, and comorbidity of DSM-IV antisocial personality syndromes and alcohol and specific drug use disorders in the United States: results from the national epidemiologic survey on alcohol and related conditions. Journal of Clinical Psychiatry 2005; 66: 677–685.

Cooper J, Maxwell N. Narcissistic wounds. London, Jason Aronson 1995.

Costa PT, McCrae RR. Personality disorders and the five-factor model of personality. Journal of Personality Disorders 1990; 4: 362–371.

Crawford M, Sahib H, Bratton P, Tyrer P, Davidson K. Service provision for men with antisocial personality disorder who make contact with mental health services. Personality and Mental Health 2009; 3:165–171.

Crawford MJ, Koldobsky N, Mulder R, Tyrer P. Classifying personality disorder according to severity. Journal of Personality Disorders 2011; 25: 321–330.

Cristea IA, Gentili C, Cotet CD, Palomba D, Barbui C, Cuijpers P. Efficacy of psychotherapies for borderline personality disorder: A systematic review and meta-analysis. JAMA Psychiatry 2017; 74: 319–328.

Czajkowski N, Aggen SH, Krueger RF, Kendler KS, Neale MC, Knudsen GP, Gillespie NA, Røysamb E, Tambs K, Reichborn-Kjennerud T. American Journal of Psychiatry 2018; 175: 649–656.

Dammann G, Janssen PL (Hrsg). Psychotherapie der Borderline-Störungen. Krankheitsmodelle und Therapiepraxis – störungsspezifisch und schulenübergreifend. Stuttgart, Thieme 2001, 232–257.

Literatur

Dammann G, Gerisch B. Narzisstische Persönlichkeitsstörungen und Suizidalität: Behandlungsschwierigkeiten aus psychodynamischer Perspektive. Schweizer Archiv für Neurologie und Psychiatrie 2005; 156: 299–309.

Dammann G, Walter M, Benecke C. Identität und Identitätsstörungen bei Borderline-Persönlichkeitsstörungen. In Dulz B, Herpertz SC, Kernberg OF, Sachsse U (Hrsg). Handbuch der Borderline-Störungen. 2. Auflage. Stuttgart, Schattauer 2011, 275–285.

Dammann G, Sammet I, Grimmer B (Hrsg). Narzissmus – Theorie, Diagnostik, Therapie. Stuttgart, Kohlhammer 2012.

Deneke FW, Hilgenstock B. Das Narzissmusinventar. Bern, Huber 1989.

DGPPN. S2-Praxisleitlinien in Psychiatrie und Psychotherapie. Bd. 1 Behandlungsleitlinie Persönlichkeitsstörungen. Darmstadt, Steinkopff 2009.

DGPPN. S3-Leitlinie Borderline-Persönlichkeitsstörung. https://register.awmf.org/de/leitlinien/detail/038-015, 2022.

Diamond D. Narzissmus als klinisches und gesellschaftliches Phänomen. In: Kernberg OF, Hartmann HP. Narzissmus: Grundlagen – Störungsbilder – Therapie. Stuttgart, Schattauer 2006.

Doering S. Phänomenologie und Diagnostik der narzisstischen Persönlichkeitsstörung. In Dammann G, Sammet I, Grimmer B (Hrsg). Narzissmus. Theorie, Diagnostik, Therapie. Stuttgart, Kohlhammer 2012, 51–67.

Doering S, Hartmann HP, Kernberg OF (Hrsg). Narzissmus. Grundlagen – Störungsbilder – Therapie. 2. Auflage. Stuttgart, Schattauer 2021.

Dornes M. Über Mentalisierung, Affektregulierung und die Entwicklung des Selbst. Forum der Psychoanalyse 2004; 20: 175–199.

Du TV, Miller JD, Lynam DR. The relation between narcissism and aggression: A meta-analysis. Journal of Personality 2022; 90 : 574–594.

Eifert GH. Akzeptanz- und Commitment-Therapie. Göttingen, Hogrefe 2011.

Ehlers W, Holder A. Psychoanalytische Verfahren. Stuttgart, Klett-Cotta 2009.

Erdheim M Die gesellschaftliche Produktion von Unbewußtheit. Eine Einführung in den ethnopsychoanalytischen Prozess. Frankfurt, Suhrkamp 1982.

Erkoreka L, Navarro B. Vulnerable narcissism is associated with severity of depressive symptoms in dysthymic patients. Psychiatry Research 2017; 257: 265–269.

Euler S, Walter M. Mentalisierungsbasierte Psychotherapie (MBT). 2. Auflage. Stuttgart, Kohlhammer 2020.

Euler S, Stöbi D, Sowislo J, Ritzler F, Huber CG, Lang UE, Wrege J, Walter M. Grandiose and vulnerable narcissism in borderline personality disorder. Psychopathology 2018; 51: 110–121.

Euler S, Dammann G, Endtner K, Leihener F, Perroud NA, Reisch T, Schmeck K, Sollberger D, Walter M, Kramer U. Borderline-Störung: Behandlungsempfehlungen der SGPP. Swiss Archives of Neurology, Psychiatry and Psychotherapy 2018; 169: 135–143.

Euler S. Mentalisieren bei Persönlichkeitsstörungen. Stuttgart, Klett-Cotta 2021.

Fazel S, Danesh J. Serious mental disorder in 23000 prisoners: a systematic review of 62 surveys. Lancet 2002; 359: 545–550.

Feenstra DJ, Busschbach JJV, Verheul R, Hutsebaut J. Prevalence and comorbidity of axis I and axis II disorders among treatment refractory adolescents admitted for specialized psychotherapy. Journal of Personality Disorders 2011; 25: 842–850.

Fenton MC, Keyes K, Geier T, Greenstein E, Skodol A, Krueger B, Grant BF, Hasin DS. Psychiatric comorbidity and the persistence of drug use disorders in the United States. Addiction 2012; 107: 599–609.

Ferenczi S. Versuch einer Genitaltheorie. Schriften zur Psychoanalyse, Bd. II. Frankfurt am Main, Fischer 1982.

Fiedler P, Herpertz S. Persönlichkeitsstörungen. 8. Auflage. Weinheim, Beltz 2023.

First MB, Spitzer RL, Gibbon M, Williams JBW, Benjamin L. The Structured Clinical Interview for DSM-IV Personality Disorders (SCID-II). Washington, American Psychiatric Press 1996.

Fischer G, Riedesser P. Lehrbuch der Psychotraumatologie. 2. Auflage. München, Ernst Reinhardt 1999.

Fischer-Kern M, Doering S, Taubner S, Hörz S, Zimmermann J, Rentrop M, Schuster P, Buchheim P, Buchheim A. Transference-focused psychotherapy for borderline personality disorder: change in reflective function. British Journal of Psychiatry 2015; 207: 173–174.

Fonagy P, Gergely G, Jurist EL, Target M. Affektregulierung, Mentalisierung und die Entwicklung des Selbst. Stuttgart, Klett-Cotta 2004.

Fonagy P, Bateman AW. Mechanisms of change in mentalization-based treatment of borderline personality disorder. Journal of Clinical Psychology 2006; 62: 411–430.

Fonagy P, Bateman AW. The development of borderline personality disorder – a mentalizing model. Journal of Personality Disorders 2008; 22: 4–21.

Freud S. Einführung des Narzissmus. Gesammelte Werke X. Frankfurt am Main, Fischer 1914.

Freud S. Kurzer Abriss der Psychoanalyse. Gesammelte Werke XIII. Frankfurt am Main, Fischer 1928.

Freud S. Über Libidinöse Typen. Gesammelte Werke XIV. Frankfurt am Main, Fischer 1931.

Fromm E. Gesamtausgabe. Bd. VII. Aggressionstheorie. Stuttgart, Deutsche Verlags GmbH 1980.

Frommer F. Psychische Störungen durch globale gesellschaftliche Veränderungen. Zur politischen Traumatisierung der Bevölkerung in den neuen Bundesländern. Fortschritte Neurologie Psychiatrie 2002; 70: 418–428.

Gabbard GO. Übertragung und Gegenübertragung in der Behandlung von Patienten mit Narzisstischer Persönlichkeitsstörung. In: Kernberg OF, Hartmann HP. Narzissmus: Grundlagen – Störungsbilder – Therapie. Stuttgart, Schattauer 2006.

Gabbard GO. Psychodynamische Psychiatrie. Ein Lehrbuch. Giessen, Psychosozial-Verlag 2010.

Gabbard GO. Die Borderline-Persönlichkeitsstörung als Schnittstelle zwischen Psychoanalyse und Neurobiologie. In Dulz B, Herpertz SC, Kernberg OF, Sachsse U (Hrsg). Handbuch der Borderline-Störungen. 2. Auflage. Stuttgart, Schattauer 2011, 123–133.

Galen LW, Brower KJ, Gillespie BW, Zucker RA. Sociopathy, gender, and treatment outcome among outpatient substance abusers. Drug and Alcohol Dependence 2000; 61: 23–33.

Gast L. Metamorphosen des Narzissmus. Ein Beitrag zur psychoanalytischen Ideen und Begriffsgeschichte. Psyche 1997; 46–75.

Giesen-Bloo J, Van Dyck R, Spinhoven P, Van Tilburg W, Dirksen C, Van Asselt T, Kremers I, Nadort M, Arntz A. Outpatient psychotherapy for borderline personality disorder:

randomized trial of schema-focused therapy vs transference-focused psychotherapy. Archives of General Psychiatry 2006; 63: 649–658.

Giner L, Blasco-Fontecilla H, Mercedes Perez-Rodriguez M, Garcia-Nieto R, Giner J, Guija JA, Rico A, Barrero E, Luna MA, de Leon J, Oquendo MA, Baca-Garcia E. Personality disorders and health problems distinguish suicide attempters from completers in a direct comparison. Journal of Affective Disorders 2013; 151: 474–483.

Glenn AL, Johnson AK, Raine A. Antisocial personality disorder: a current review. Current Psychiatry Reports 2013; 15: 427.

Glover N, Miller JD, Lynam DR, Crego C, Widiger TA. The Five-Factor Narcissism Inventory. A five-factor measure of narcissistic personality traits. Journal of Personality Assessment 2012; 94: 500–512.

Goldstein RB, Grant BF. Three-year follow-up of syndromal antisocial behavior in adults: results from the Wave 2 National Epidemiologic Survey on Alcohol and Related Conditions. Journal of Clinical Psychiatry 2009; 70: 1237–1249.

Graefe, S. Resilienz im Krisenkapitalismus. Wider das Lob der Anpassungsfähigkeit. Bielefeld, Transcript 2019.

Grijalva E, Harms PD, Newman DA, Gaddis BH, Fraley RC. Narcissism and leadership: A meta-analytic review of linear and nonlinear relationships. Personnel Psychology 2015a; 68: 1–47.

Grijalva E, Newman DA, Tay L, Donnellan MB, Harms PD, Robins RW, Yan T. Gender differences in narcissism: a meta-analytic review. Psychological Bulletin 2015b; 141: 261–310.

Grüttefien S Wie erkenne ich einen Narzissten? Norderstedt, Books on demand 2018.

Gunderson J, Ronningstam E, Smith L. Narcissistic personality disorder: A review of data on DSM-III-R descriptions. Journal of Personality Disorders 1991; 5: 167–177.

Gunderson JG. Borderline Personality Disorder: A Clinical Guide. Washington, DC: American Psychiatric Press 2000.

Gunderson JG, Ronningstam E. Differentiating antisocial and narcissistic personality disorders. Journal of Personality Disorders 2001; 15: 103–109.

Gunderson JG, Daversa MT, Grilo CM, McGlashan TH, Zanarini MC, Shea MT, Skodol AE, Yen S, Sanislow CA, Bender DS, Dyck IR, Morey LC, Stout RL. Predictors of 2-year outcome for patients with borderline personality disorder. American Journal of Psychiatry 2006; 163: 822–826.

Gunderson JG. Borderline Personality Disorder: Ontogeny of a Diagnosis. American Journal of Psychiatry 2009; 166: 530–539.

Gunderson JG. Clinical practice. Borderline personality disorder. The New England Journal of Medicine 2011; 364: 2037–2042.

Gunderson JG, Herpertz SC, Skodol AE, Torgersen S, Zanarini MC. Borderline personality disorder. Nature Reviews Disease Primers 2018; 24; 4: 18029.

Grupps JB, Exline JJ. Trait entitlement: A cognitive-personality source of vulnerability to psychological distress. Psychological Bulletin 2016; 142: 1204–1226.

Hagemeyer P. Die perfiden Spiele der Narzissten. Berlin, Eden-Books 2021.

Haller R. Die Narzissmusfalle. Salzburg, ecowin 2013.

Haller R. Die Macht der Kränkung. Salzburg, ecowin 2022.

Hallquist MN, Lenzenweger MF. Identifying latent trajectories of personality disorder symptom change: growth mixture modeling in the Longitudinal Study of Personality Disorders. Journal of Abnormal Psychology 2013; 122: 138–155.

Hare RD. Manual for the Revised Psychopathy Checklist. Toronto, Multi-Health Systems 1991.

Hartmann HP. Narzissmus und narzisstische Persönlichkeitsstörungen. Göttingen, Vandenhoeck & Ruprecht 2018.

Hasin D, Fenton MC, Skodol A, Krueger R, Keyes K, Geier T, Greenstein E, Blanco C, Grant B. Personality disorders and the 3-year course of alcohol, drug, and nicotine use disorders. Archives of General Psychiatry 2011; 68: 1158–1167.

Hasin DS, Grant BF. The National Epidemiologic Survey on Alcohol and Related Conditions (NESARC) Waves 1 and 2: review and summary of findings. Social Psychiatry and Psychiatric Epidemiology 2015; 50: 1609–1640.

Hasselhorn M, Schneider W. Handbuch der Entwicklungspsychologie Götiingen, Hogrefe 2007.

Heinz A. A new understanding of mental disorders: computational models for dimensional psychiatry. Boston, MIT Press 2017.

Hendin HM, Cheek JM. Assessing hypersensitive narcissism: A re-examination of Murray's Narcissism Scale. Journal of Research in Personality 1997; 31: 588–599.

Henseler H. Narzisstische Krisen. Zur Psychodynamik des Selbstmordes. Reinbek bei Hamburg, Rowohlt 1974.

Herndon RW, Iacono WG. Psychiatric disorder in the children of antisocial parents. Psychological Medicine 2005; 35: 1815–1824.

Herpertz SC, Werth U, Lukas G, Qunaibi M, Schuerkens A, Kunert HJ, Freese R, Flesch M, Mueller-Isberner R, Osterheider M, Sass H. Emotion in criminal offenders with psychopathy and borderline personality disorder. Archives of General Psychiatry 2001; 58: 737–745.

Herpertz SC, Habermeyer E. »Psychopathy« als Subtyp der antisozialen Persönlichkeit. Persönlichkeitsstörungen – Theorie und Therapie 2004; 8: 73–84.

Herpertz SC, Zanarini M, Schulz CS, Siever L, Lieb K, Möller HJ; WFSBP Task Force on Personality Disorders; World Federation of Societies of Biological Psychiatry (WFSBP). WFSBP guidelines for biological treatment of personality disorders. World Journal of Biological Psychiatry 2007; 8: 212–244.

Herpertz SC. Was bringt das DSM-V Neues zur Klassifikation der Persönlichkeitsstörungen? Zeitschrift für Psychiatrie, Psychologie und Psychotherapie 2011; 59: 261–266.

Herpertz SC. Neue Wege in der Klassifikation von Persönlichkeitsstörungen in ICD-11. Fortschritte Neurologie Psychiatrie 2018; 86: 150–155.

Herpertz SC, Schneider I, Renneberg B, Schneider A. Patients with personality disorders in everyday clinical practice. Deutsches Ärzteblatt International 2022; 119: 1–7.

Hirsch M. Psychoanalytische Traumatologie – das Trauma in der Familie: Psychoanalytische Theorie und Therapie schwerer Persönlichkeitsstörungen. Stuttgart, Schattauer 2004.

Hoertel N, Peyre H, Lavaud P, Blanco C, Guerin-Langlois C, René M, Schuster JP, Lemogne C, Delorme R, Limosin F. Examining sex differences in DSM-IV-TR narcissistic personality disorder symptom expression using Item Response Theory (IRT). Psychiatry Research 2018; 260: 500–507.

Horney K. Neue Wege in der Psychoanalyse. München, Kindler 1977.

Ingenhoven TJ, Lafay P, Rinne T, Passchier J, Duivenvoorden HJ. Effectiveness of pharmacotherapy for severe personality disorders: meta-analyses of randomized controlled trials. Journal of Psychiatric Practice 2010; 17: 21–34.

Ingenhoven TJ: Pharmacotherapy for borderline patients: business as usual or by default? Journal of Clinical Psychiatry 2015; 76: e522–523.

Jacob G, Arntz A. Schematherapie. Göttingen, Hogrefe 2014.

Jauk E, Kaufman SB. The higher the score, the darker the core: the nonlinear association between grandiose and vulnerable narcissism. Frontiers in Psychology 2018; 9: 1305.

Jeung-Maarse H, Herpertz SC. Neues zur Diagnostik und Therapie von Persönlichkeirtsstörungen – Änderungen in ICD-11. Nervenarzt 2020; 91: 863–871.

Johnson JG, Cohen P, Kasen S, Skodol AE, Oldham JM. Cumulative prevalence of personality disorders between adolescence and adulthood. Acta Psychiatrica Scandinavica 2008; 118: 410–413.

Kaess M, Brunner R. Borderline-Persönlichkeitsstörung im Kindes- und Jugendalter. Stuttgart, Kohlhammer 2012.

Karterud S, Øien M, Pedersen G. Validity aspects of the Diagnostic and Statistical Manual of Mental Disorders, Fourth Edition, narcissistic personality disorder construct. Comprehensive Psychiatry 2011; 52: 517–526.

Kealy D, Tsai M, Ogrodniczuk JS. Depressive tendencies and pathological narcissism among psychiatric outpatients. Psychiatry Research 2012; 196: 157–159.

Kendler KS, Aggen SH, Czajkowski N, Røysamb E, Tambs K, Torgersen S, Neale MC, Reichborn-Kjennerud T. The structure of genetic and environmental risk factors for DSM-IV personality disorders: a multivariate twin study. Archives of General Psychiatry 2008; 65: 1438–1446.

Kernberg OF. Borderline-Störungen und pathologischer Narzissmus. Frankfurt, Suhrkamp 1978.

Kernberg OF. Structural Interviewing. Psychiatric Clinics of North America 1981; 4: 169–195.

Kernberg OF. Schwere Persönlichkeitsstörungen. Stuttgart, Klett-Cotta 1985.

Kernberg OF. Wut und Hass. Stuttgart, Klett-Cotta 1997.

Kernberg OF. Narzisstische Persönlichkeitsstörungen. Stuttgart, Schattauer 1996.

Kernberg OF. Narzissmus, Aggression und Selbstzerstörung. Stuttgart, Klett-Cotta 2006.

Kernberg OF. Hass, Wut, Gewalt und Narzissmus. 2. Auflage. Stuttgart, Kohlhammer 2016.

Kernberg P, Weiner AS; Bardenstein A. Personality disorders in children and adolescents. New York, Basis Books 2007.

Kets de Vries M. Führer, Narren und Hochstapler. Stuttgart, Klett-Cotta 1998.

Khalifa NR, Gibbon S, Völlm BA, Cheung NH, McCarthy L. Pharmacological interventions for antisocial personality disorder Cochrane Database Syst Rev 2020; 9: CD007667.

Koch S. Narzissmus verstehen – Narzisstischen Missbrauch erkennen. Norderstedt, Books on demand 2019.

Köhler L. Neue Ergebnisse der Kleinkindforschung – Ihre Bedeutung für die Psychoanalyse. Forum der Psychoanalyse 1990; 6: 32–51.

Kohut H. The psychoanalytic treatment of narcissistic personality disorders: Outline of a systematic approach. The Psychoanalytic Study of the Child 1968; 23: 86–113.

Kohut H. Narzissmus. Eine Theorie zur psychoanalytischen Behandlung narzisstischer Persönlichkeitsstörungen. Frankfurt, Suhrkamp 1976.

Kohut H. Die Heilung des Selbst. Frankfurt, Suhrkamp 1979.

Kohut H. Wie heilt die Psychoanalyse? Frankfurt, Suhrkamp 1989.

Kopp D, Spitzer C, Kuwert P, Barnow S, Orlob S, Lüth H, Freyberger HJ, Dudeck M. Psychische Störungen und Kindheitstrauma bei Strafgefangenen mit antisozialer Persönlichkeitsstörung. Fortschritte Neurologie Psychiatrie 2009; 77: 152–159.

Kotov R, Ruggero CJ, Krueger RF, Watson D, Yuan Q, Zimmerman M. New dimensions in the quantitative classification of mental illness. Archives of General Psychiatry 2011; 68: 1003–1011.

Kramer U, PascualoLeone A, Berthoud L, Roten Y, Marquet P, Kolly S, Despland JN, Page D. Assertive anger mediates effects of dialectical behaviour-informed skills training for borderline personality disorder: a randomized controlled trial. Clinical Psychology and Psychotherapy 2016; 23: 189–202.

Krasnova A, Eaton WW, Samuels JF. Antisocial personality and risks of cause-specific mortality: results from the Epidemiologic Catchment Area study with 27 years of follow-up. Social Psychiatry and Psychiatric Epidemiology 2019; 54: 617–625.

Krausz M, Schäfer I. Trauma und Sucht. Konzepte – Diagnostik – Behandlung. Stuttgart, Klett-Cotta 2006.

Krizan Z, Johar O. Envy divides the two faces of narcissism. Journal of Personality 2012; 80: 1415–1451.

Krizan Z, Herlache AD. The narcissism spectrum model: A synthetic view of narcissistic personality. Personality and Social Psychology Review 2018; 22: 3–31.

Krusemark EA, Campbell WK, Crowe ML, Miller JD. Comparing self-report measures of grandiose narcissism, vulnerable narcissism, and narcissistic personality disorder in a male offender sample. Psychological Assessment 2018; 30: 984–990.

Küchenhoff J. Psychodynamische Kurz- und Fokaltherapie. Theorie und Praxis. Stuttgart, Schattauer 2005.

Küchenhoff J (Hrsg). Psychoanalyse und Psychopharmakologie. Grundlagen, Klinik, Forschung. Stuttgart, Kohlhammer 2016.

Lackinger F, Dammann G, Wittmann B. Psychodynamische Psychotherapie bei Delinquenz. Praxis der übertragungsfokussierten Psychotherapie. Stuttgart, Schattauer 2006.

Lammers CH, Vater A, Roepke S. Narzisstische Persönlichkeitsstörung. Nervenarzt 2013; 84: 879–886.

Lammers CH. Psychotherapie narzisstisch gestörter Patienten. Stuttgart, Schattauer 2015.

Lammers CH, Doering S. Narzissmus und die narzisstische Persönlichkeitsstörung. PSYCH up2date 2018; 12: 331–345.

Lammers CH. Narzisstische Störung. Göttingen, Hogrefe 2023.

Lavner J, Lamkin J, Miller JD, Campbell WK, Carney B. Narcissism and newlywed marriage: partner characteristics and marital trajectories. Personality Disorder: Theory, Research and Treatment 2016; 7: 169–179.

Lee B. The dangerous case of Donald Trump. New York, Thomas Dunne 2017.

Literatur

Leichsenring F, Rabung S. Long-term psychodynamic psychotherapy in complex mental disorders: update of a meta-analysis. British Journal of Psychiatry 2011; 199: 15-22.

Leichsenring F, Leibing E, Kruse J, New AS, Leweke F. Borderline personality disorders. Lancet 2011; 377: 74-84.

Lenzenweger MF, Lane MC, Loranger AW, Kessler RC. DSM-IV personality disorders in the National Comorbidity Survey Replication. Biological Psychiatry 2007; 62: 553-564.

Livesley WJ, Jang K. Behavioral genetics of personality disorder. Annual Review of Clinical Psychology 2008; 4: 247-274.

Levy KN. The implications of attachment theory and research for understanding borderline personality disorder. Development and Psychopathology 2005; 17: 959-986.

Levy KN, Meehan KB, Kelly KM, Reynoso JS, Weber M, Clarkin JF, Kernberg OF. Change in attachment patterns and reflective function in a randomized control trial of transference-focused psychotherapy for borderline personality disorder. Journal of Consulting and Clinical Psychology 2006; 74: 1027-1040.

Levy KN. Subtypes, Dimensions, Levels, and Mental States in Narcissism and Narcissistic Personality Disorder. Journal of Clinical Psychology 2012; 68: 886-897.

Lindner R, Fiedler G. Studien zur Suizidalität Älterer. Psychotherapie im Alter 2013; 11: 83-100.

Linehan MM. Cognitive-behavioral treatment in borderline personality disorder. New York, Guilford Press 1993.

Links PS. Pathological narcissism and the risk of suicide. In: Ogrodniczuk JS (Hrsg). Understanding and treating pathological narcissism. Baltimore, United Books 2013.

Lorenzini N, Fonagy P. Attachment and Personality Disorders: A Short Review Focus 2013; 11: 155-166.

Lukianoff G Haidt J. The Coddling of the American Mind. New York, Penguin 2018.

Marsh AA, Finger EC, Fowler KA, Adalio CJ, Jurkowitz IT, Schechter JC, Pine DS, Decety J, Blair RJ. Empathic responsiveness in amygdala and anterior cingulate cortex in youths with psychopathic traits. Journal of Child Psychology and Psychiatry 2013; 54: 900-910.

Marcia JE. The Ego identity status approach to Ego identity. In: Marcia JE, Waterman AS, Matteson DR, Archer SL, Orlofsky JL, editors. Ego identity. A handbook for psychosocial research. New York, Springer 1993, 3-41.

Masterson J. Search for the real self. New York, The Free Press 1993.

Mattia JI, Zimmerman M. Epidemiology. In Livesley WJ (Ed). Handbook of Personality Disorders: Theory, Research, and Treatment. New York, Guilford 2001.

Mau, S. Triggerpunkte. Frankfurt, Suhrkamp 2023.

McCullogh D. Ihr seid nichts Besonderes. Hamburg, Mosaik 2014.

McMain SF, Links PS, Gnam WH, Guimond T, Cardish RJ, Korman L, Streiner DL. A randomized trial of dialectical behavior therapy versus general psychiatric management for borderline personality disorder. American Journal of Psychiatry 2009; 166: 1365-1374.

McMain SF, Links PS, Guimond T, Wnuk S, Eynan R, Bergmans Y, Warwar S. An exploratory study of the relationship between changes in emotion and cognitive processes and treatment outcome in borderline personality disorder. Psychotherapy Research 2013; 23: 658-673.

Miller JD, Price J, Gentile B, Lynam DR, Campbell WK. Grandiose and vulnerable narcissism from the perspective of the interpersonal circumplex. Personality and Individual Differences 2012; 53: 507–512.

Miller JD, Lynam DR, Hyatt CS, Campbell WK. Controversies in Narcissism. Annual Review of Clinical Psychology 2017; 13: 291–315.

Miller WR, Rollnick S. Motivierende Gesprächsführung: Motivational Interviewing. 4. Auflage. Freiburg, Lambertus 2015.

Minder J, Harbauer G Suizid im Alter. Swiss Archives of Neurology, Psychiatry and Psychotherapy 2015; 166: 67–77.

Moore BE, Fine D (eds). A Glossary of Psychoanalytic Terms and Concepts. New York, American Psychoanalytic Association 1967.

Morf CC, Rhodewalt F. Übertragung und Gegenübertragung in der Behandlung von Patienten mit Narzisstischer Persönlichkeitsstörung. In: Kernberg OF, Hartmann HP. Narzissmus: Grundlagen – Störungsbilder – Therapie. Stuttgart, Schattauer 2006, 308–347.

Narayan VM, Narr KL, Kumari V, Woods RP, Thompson PM, Toga AW, Sharma T. Regional cortical thinning in subjects with violent antisocial personality disorder or schizophrenia. American Journal of Psychiatry 2007; 164: 1418–1427.

Myers DG, Diener E. The Scientific Pursuit of Happiness. Perspectives on Psychological Science 2018; 13: 218–225.

Nenadić I, Lorenz C, Gaser C. Narcissistic personality traits and prefrontal brain structure. Scientic Reports 2021; 11: 15707.

Neumann E. Offener und verdeckter Narzissmus. Psychotherapeut 2010; 55: 21–28.

Ovidius PN. Metamorphoses. Verwandlungen. München, dtv 1982.

Paris J. Modernity and narcissitic personality disorder. Personality disorders: Theory, research and treatment 2014; 5: 220–226.

Patrick CJ, Fowles DC, Krueger RF. Triarchic conceptualization of psychopathy: developmental origins of disinhibition, boldness, and meanness. Development and Psychopathology 2009; 21: 913–938.

Paulhus DL. Normal narcissim: Two minimal accounts. Psychological Inquiry 2001; 12: 228–230.

Pincus AL, Ansell EB, Pimentel CA, Cain NM, Wright AGC, Levy KN. Initial construction and validation of the Pathological Narcissism Inventory. Psychological Assessment 2009; 21: 365–379.

Pincus AL, Lukowitsky MR. Pathological narcissism and narcissistic personality disorder. Annual Review of Clinical Psychology 2010; 6: 421–446.

Pincus AL, Roche MJ. Narcissistic grandiosity and narcissistic vulnerability. In: Campbell WK, Miller JA (Hrsg). The handbook of narcissism and narcissistic personality disorder. Hoboken, Wiley 2011.

Poythress NG, Edens JF, Skeem JL, Lilienfeld SO, Douglas KS, Frick PJ, Patrick CJ, Epstein M, Wang T. Identifying Subtypes among Offenders with Antisocial Personality Disorder: A Cluster-Analytic Study. Journal of Abnormal Psychology 2010; 119: 389–400.

Preuss UW, Johann M, Fehr C, Koller G, Wodarz N, Hesselbrock V, Wong WM, Soyka M. Personality disorders in alcohol-dependent individuals: relationship with alcohol dependence severity. European Addiction Research 2009; 15: 188–195.

Pritzel M. Neurobiologische Korrelate emotionalen Verhaltens/Wissenschaftliche Ansätze innerhalb der Neurowissenschaft. In: Barnow S (Hrsg). Persönlichkeitsstörungen: Ursachen und Behandlung. Bern, Huber 2008, 122–126.

Quirk SE, El-Gabalawy R, Brennan SL, Bolton JM, Sareen J, Berk M, Chanen AM, Pasco JA, Williams LJ. Personality disorders and physical comorbidities in adults from the United States: data from the National Epidemiologic Survey on Alcohol and Related Conditions. Social Psychiatry and Psychiatric Epidemiology 2015; 50: 807–820.

Raine A, Yang Y, Narr KL, Toga AW. Sex differences in orbitofrontal gray as a partial explanation for sex differences in antisocial personality. Molecular Psychiatry 2011; 16: 227–236.

Raskin RN, Hall CS. A narcissistic personality inventory. Psychological Reports 1979; 45: 590.

Rauchfleisch U, Nil R, Perini C. Zur Validität des Narzissmusinventars (Deneke u. Hilgenstock). Zeitschrift für Psychosomatische Medizin 1995; 41: 268–278.

Regier DA, Narrow WE, Clarke DE, Kraemer HC, Kuramoto SJ, Kuhl EA, Kupfer DJ. DSM-5 field trials in the United States and Canada, Part II: test-retest reliability of selected categorical diagnoses. American Journal of Psychiatry 2013; 170: 59–70.

Reich W. Charakteranalyse. 6. Auflage. Köln, Kiepenheuer & Witsch 1999.

Reichborn-Kjennerud T, Krueger RF, Ystrom E, Torvik FA, Rosenström TH, Aggen SH, South SC, Neale MC, Knudsen GP, Kendler KS, Czajkowski NO. Do DSM-5 Section II personality disorders and Section III personality trait domains reflect the same genetic and environmental risk factors? Psychological Medicine 2017; 47: 2205–2215.

Reimer S, Rüger U. Psychodynamische Psychotherapien. Lehrbuch der tiefenpsychologisch orientierten Psychotherapieverfahren. Berlin, Springer 2012.

Rifkin J. The Age of Access. London, Tarcher Perigree 2001.

Ritter K, Lammers CH. Narzissmus – Persönlichkeitsvariable und Persönlichkeitsstörung. Psychotherapie Psychosomatik Medizinische Psychologie 2007; 57: 53–60.

Ritter K, Roepke S, Merkl A, Heuser I, Fydrich T, Lammers CH. Comorbidity in patients with narcissistic personality disorder in comparison to patients with borderline personality disorder. Psychotherapie Psychosomatik Medizinische Psychologie 2010; 60: 14–24.

Ritter K, Dziobek I, Preissler S, Rüter A, Vater A, Fydrich T, Lammers CH, Heekeren HR, Roepke S. Lack of empathy in patients with narcissistic personality disorder. Psychiatry Research 2011; 187: 241–247.

Roepke S, Vater A. Narcissistic personality disorder: An integrative review of recent empirical data and current definitions. Current Psychiatry Reports 2014; 16: 445.

Rogers JC, De Brito SA. Cortical and subcortical gray matter volume in youths with conduct problems: A meta-analysis. JAMA Psychiatry 2016; 73: 64–72.

Ronningstam EF, Maltsberger JT. Pathological narcissism and sudden suicide-related collapse. Suicide and Life Threatening Behavior 1998; 28: 261–271.

Ronningstam E. Identifying and understanding the narcissistic personality. New York, Oxford University Press 2005.

Ronningstam E. An update on narcissistic personality disorder. Current Opinion in Psychiatry 2013; 26: 102–106.

Rosa H. Resonanz. Eine Soziologie der Weltbeziehung. Frankfurt, DVA 2016.

Rosa H. Unverfügbarkeit. Wien-Salzburg, Residenz 2018.

Rosenfeld HA. Zur Psychoanalyse psychotischer Zustände. Giessen, Psychosozial-Verlag 2002.
Rosling H, Rosling O, Rosling Rönnlund. Factfulness. London, Sceptre 2018.
Rudolf G. Strukturbezogene Psychotherapie. 2. Auflage. Stuttgart, Schattauer 2006.
Rudolf G. Das Subjekt in Zeiten der Vernetzung: selbstreflexiv oder oder fremdgesteuert. In: Fuchs T, Iwer L, Micali S (Hrsg). Das überforderte Subjekt. Frankfurt, Suhrkamp 2018.
Russ E, Shedler J, Bradley R, Westen D. Refining the construct narcissistic personality disorder: diagnostic criteria and subtypes. American Journal of Psychiatry 2008; 165: 1473–1481.
Sachse R. Histrionische und narzisstische Persönlichkeitsstörungen. Göttingen, Hogrefe 2002.
Sachse R, Sachse M, Fasbender J. Klärungsorientierte Psychotherapie der narzisstischen Persönlichkeitsstörung. Göttingen, Hogrefe 2011.
Saez-Abad C, Bertolin-Guillen JM. Personality traits and disorders in pathological gamblers versus normal controls. Journal of Addictive Diseases 2008; 27: 33–40.
Schäfer I, Hopchet M, Vandamme N, Ajdukovic D, El-Hage W, Egreteau L, Javakhishvili LD, Makhashvili N, Lampe A, Ardino V, Kazlauskas E, Mouthaan J, Sijbrandij M, Dragan M, Lis-Turlejska M, Figueiredo-Braga M, Sales L, Arnberg F, Nazarenko, Nalyvaiko TN, Armour C, Murphy D. Trauma and trauma care in Europe. European Journal of Psychotraumatology 2018; 9: 1556553.
Schoeneich F, Rose M, Danzer G, Thier P, Weber C, Klapp BF. Narzissmusinventar-90 (NI-90). Psychotherapie Psychosomatik Medizinische Psychologie 2000; 50: 396–405.
Schultz-Venrath U. Lehrbuch Mentalisieren. Stuttgart, Klett-Cotta 2013.
Schulze L, Dziobek I, Vater A, Heekeren HR, Bajbouj M, Renneberg B, Heuser I, Roepke S. Gray matter abnormalities in patients with narcissistic personality disorder. Journal of Psychiatric Research 2013; 47: 1363–1369.
Schmeck K, Schlüter-Müller S, Foelsch P, Doering S. The role of identity in the DSM-5 classification of personality disorders. Child and Adolescent Psychiatry and Mental Health 2013; 7: 27.
Sedikides C, Rudich EA, Gregg AP, Kumashiro M, Rusbult C. Are normal narcissists psychologically healthy?: self-esteem matters. Journal of Personality and Social Psychology 2004; 87: 400–416.
Seiffge-Krenke I. Gesundheitspsychologie des Mädchens. Bern, Hogrefe 1994.
Seiffge-Krenke I. Die Psychoanalyse des Mädchens. Frankfurt, Klett-Cotta 2017.
Sevecke K, Krischer M. Psychopathy. In: Bilke-Hentsch O und Sevecke K. Aggressivität und Impulsivität. Stuttgart, Thieme 2016.
Sher L, Siever LJ, Goodman M, McNamara M, Hazlett EA, Koenigsberg HW, New AS. Psychiatry Research 2015; 229: 685–689.
Shi Z, Bureau JF, Easterbrooks MA, Zhao X, Lyons-Ruth K. Childhood Maltreatment and Prospectively Observed Quality of Early Care as Predictors of Antisocial Personality Disorder Features. Infant Mental Health Journal 2012; 33: 55–96.
Siegler R, Eisenberg N, deLoache J, Saffran J. Entwicklungspychologie im Kindes- und Jugendalter. Heidelberg, Springer 2016.
Simonsen S, Bateman A, Bohus M, Dalewijk HJ, Doering S, Kaera A, Moran P, Renneberg B, Ribaudi JS, Taubner S, Wilberg T, Mehlum L. European guidelines for personality dis-

orders: past, present and future. Borderline Personality Disorder Emotional Dysregulation 2019; 6: 9.
Sollberger D. Beziehung und Beziehungsarbeit aus der Sicht der in der Psychiatrie tätigen Berufsgruppen. In: Küchenhoff J, Mahrer Klemperer R (Hrsg). Beziehungsarbeit im psychiatrischen Alltag. Stuttgart, Schattauer, 42–69.
Sollberger D, Walter M. Psychotherapie der Borderline-Persönlichkeitsstörung: Gemeinsamkeiten und Differenzen evidenzbasierter störungs-spezifischer Behandlungen. Fortschritte Neurologie und Psychiatrie 2010; 78: 698–708.
Spangenberg L, Romppel M, Bormann B, Hofmeister D, Brähler E, Strauß B. Psychometrische Überprüfung einer Kurzform des Narcissistic Personality Inventory (NPI-15): Dimensionalität und psychometrische Eigenschaften des NPI-15 in einer repräsentativen Bevölkerungsstichprobe. Psychotherapie Psychosomatik Medizinische Psychologie 2013; 63: 341–347.
Spitzer M. Narzissmus rauf, Empathie runter. Nervenheilkunde 2017; 36: 550–556.
Steele H, Siever L. Current Attachment Perspective on Borderline Personality Disorder: Advances in Gene-Environment Considerations. Psychiatry Reports 2010; 12: 61–67.
Steiner J. Orte des seelischen Rückzugs. Pathologische Organisationen bei psychotischen, neurotischen und Borderline-Patienten. 3. Auflage. Stuttgart, Klett-Cotta 2006.
Stinson FS, Dawson DA, Goldstein RB, Chou SP, Huang B, Smith SM, Ruan WJ, Pulay AJ, Saha TD, Pickering RP, Grant BF. Prevalence, correlates, disability, and comorbidity of DSM-IV narcissistic personality disorder: results from the wave 2 national epidemiologic survey on alcohol and related conditions. Journal of Clinical Psychiatry 2008; 69: 1033–1045.
Stone MH. Serial sexual homicide. Biological, psychological & sociological aspects. Journal of Personality Disorders 2001; 15: 1–19.
Stone MH. Narzissmus und Kriminalität. In: Kernberg OF, Hartmann HP. Narzissmus: Grundlagen – Störungsbilder – Therapie. Stuttgart, Schattauer 2006. In: Kernberg OF, Hartmann HP. Narzissmus: Grundlagen – Störungsbilder – Therapie. Stuttgart, Schattauer 2006.
Stoffers JM, Vollm BA, Rucker G, Timmer A, Huband N, Lieb K. Pharmacological interventions for borderline personality disorder. Cochrane Database Syst Rev 2010; 6: CD005653.
Stoffers JM, Vollm BA, Rucker G, Timmer A, Huband N, Lieb K. Psychological therapies for people with borderline personality disorder. Cochrane Database Syst Rev 2012; 15: CD005652.
Strohschein B. Die gekränkte Gesellschaft. München, Riemann 2015.
Sylvers P, Landfield KE, Lilienfeld SO. Heavy episodic drinking in college students: associations with features of psychopathy and antisocial personality disorder. Journal of American College Health 2011; 59: 367–372.
Teising M. Selbstbestimmung zwischen Wunsch und Illusion: Eine psychoanalytische Sicht. Göttingen, Vandenhoeck & Ruprecht 2016.
Torgersen S, Kringlen E, Cramer V. The prevalence of personality disorders in a community sample. Archives of General Psychiatry 2001; 58: 590–596.
Torgersen S. Genetics of borderline personality disorder. In: Zanarini M (Ed). Borderline personality disorder. New York, Taylor & Francis 2005.

Traynor JM, Wrege JS, Walter M, Ruocco AC. Dimensional personality impairment is associated with disruptions in intrinsic intralimbic functional connectivity. Psychological Medicine 2023; 53: 1323–1333.

Tritt SM, Ryder AG, Ring AJ, Pincus AL. Pathological narcissism and the depressive temperament. Journal of Affective Disorders 2010; 122: 280–284.

Trull TJ, Jahng S, Tomko RL, Wood PK, Sher KJ. Revised NESARC personality disorder diagnoses: gender, prevalence, and comorbidity with substance dependence disorders. Journal of Personality Disorders 2010; 24: 412–426.

Trull TJ, Distel MA, Carpenter RW. DSM-5 Borderline personality disorder: At the border between a dimensional and a categorical view. Current Psychiatry Reports 2011; 13: 43–49.

Twenge JM, Campbell WK. The Narcissism epidemic: Living in the age of entitlement. New York, Atria 2009.

Twenge JM. iGen. New York, Atria 2017.

Twenge JM. Generations. New York, Atria 2023.

Tyrka AR, Wyche MC, Kelly MM, Price LH, Carpenter LL. Childhood maltreatment and adult personality disorder symptoms: influence of maltreatment type. Psychiatry Research 2009; 165: 281–287.

Vater A, Röpke S, Ritter K, Lammers CH. Narzisstische Persönlichkeitsstörung. Forschung, Diagnose, Psychotherapie. Psychotherapeut 2013; 58: 599–615.

Verheul R, Kranzler HR, Poling J, Tennen H, Ball S, Rounsaville BJ. Axis I and Axis II disorders in alcoholics and drug addicts: fact or artifact? Journal of Studies on Alcohol 2000; 61: 101–110.

Verheul R. Co-morbidity of personality disorders in individuals with substance use disorders. European Psychiatry 2001; 16: 274–282.

Viding E, Sebastian CL, Dadds MR, Lockwood PL, Cecil CA, De Brito SA, McCrory EJ. Amygdala response to preattentive masked fear in children with conduct problems: the role of callous-unemotional traits. American Journal of Psychiatry 2012; 169: 1109–1116.

Vita A, De Peri L, Sacchetti E. Antipsychotics, antidepressants, anticonvulsants, and placebo on the symptom dimensions of borderline personality disorder: a meta-analysis of randomized controlled and open-label trials. Journal of Clinical Psychopharmacology 2011; 31: 613–624.

Walter M, Dammann G, Küchenhoff J, Frommer J, Neuhaus P, Danzer G, Klapp BF. Psychosocial situation of living donors: Findings of mood, complaints and self-regulation before and after liver transplantation. Medical Science Monitor 2005; 11: 503–509.

Walter M, Dammann G. Beziehungen bei Persönlichkeitsstörungen: Empirische Forschungsergebnisse in Diagnostik und Therapie aus interpersoneller Perspektive. Persönlichkeitsstörungen: Theorie und Therapie 2006; 10: 121–131.

Walter M, Gunderson JG, Zanarini MC, Sanislow CA, Grilo CM, McGlashan TH, Morey LC, Yen S, Stout RL, Skodol AE. New onsets of substance use disorders in borderline personality disorder over 7 years of follow-ups: findings from the Collaborative Longitudinal Personality Disorders Study. Addiction 2009; 104: 97–103.

Walter M, Wiesbeck GA, Dittmann V, Graf M. Criminal recidivism in offenders with personality disorders and substance use disorders over 8 years of time at risk. Psychiatry Research 2011; 186: 443–445.

Literatur

Walter M, Degen B, Treugut C, Albrich J, Oppel M, Schulz A, Schächinger H, Dürsteler-MacFarland KM, Wiesbeck GA. Affective reactivity in heroin-dependent patients with antisocial personality disorder. Psychiatry Research 2011; 187: 210-213.

Walter M. Sucht und Narzissmus. In: Dammann G, Sammet I, Grimmer B (Hrsg). Narzissmus. Theorie, Diagnostik, Therapie. Stuttgart, Kohlhammer 2012, 159-173.

Walter M, Sollberger D, Euler S. Persönlichkeitsstörungen und Sucht. 2. Auflage. Stuttgart, Kohlhammer 2022.

Walter M, Lang UE. Psychiatrische Notfälle. 3. Auflage. München, Ecomed 2022.

Walter M, Gouzoulis-Mayfrank E (Hrsg). Psychische Störungen und Suchterkrankungen. 2. Auflage. Stuttgart, Kohlhammer 2019.

Wardetzki B. Weiblicher Narzissmus. Der Hunger nach Anerkennung. München, Kösel 2021.

Weidmann R, Chopik WJ, Ackerman RA, Allroggen M, Bianchi EC, Brecheen C, Campbell WK, Gerlach TM, Geukes K, Grijalva E, Grossmann I, Hopwood CJ, Hutteman R, Konrath S, Küfner ACP, Leckelt M, Miller JD, Penke L, Pincus AL, Renner KH, Richter D, Roberts BW, Sibley CG, Simms LJ, Wetzel E, Wright AGC, Back MD. Age and gender differences in narcissism: A comprehensive study across eight measures and over 250,000 participants. Journal of Personality and Social Psychology 2023; 124: 1277-1298.

Weinberg I, Ronningstam E. Dos and don'ts in treatments of patients with narcisstic personality disorder. Journal of Personality Disorders 2020; 34: 122-124.

Weinberg I, Ronningstam E. Narcisstic personality disorder: progress in understanding and treatment. Focus 2022; 20: 368-377.

Widiger TA, Simonsen E, Sirovatka PJ, Regier DA (Eds.). Dimensional models of personality disorders. Refining the research agenda for DSM-V. Arlington, American Psychiatric Association 2006.

Wittchen HU, Zaudig M, Fydrich T: SKID. Strukturiertes Klinisches Interview für DSM-IV. Göttingen, Hogrefe 1997.

Wrege JS, Ruocco AC, Euler S, Preller KH, Busmann M, Meya L, Schmidt A, Lang UE, Borgwardt S, Walter M. Negative affect moderates the effect of social rejection on frontal and anterior cingulate cortex activation in borderline personality disorder. Cognitive, Affective, & Behavioral Neuroscience 2019; 19: 1273-1285.

Wrege JS, Ruocco AC, Carcone D, Lang UE, Lee ACH, Walter M. Facial emotion perception in borderline personality disorder: differential neural activation to ambiguous and threatening expressions and links to impairments in self and interpersonal functioning. Journal of Affective Disorders 2021; 284: 126-135.

Wright AG, Lukowitsky MR, Pincus AL, Conroy DE. The higher order factor structure and gender invariance of the Pathological Narcissism Inventory. Assessment 2010; 17: 467-483.

Wurmser L Die Maske der Scham. Heidelberg, Springer 2007.

Yen S, Shea MT, Sanislow CA, Grilo CM, Skodol AE, Gunderson JG, McGlashan TH, Zanarini MC, Morey LC. Borderline personality disorder criteria associated with prospectively observed suicidal behavior. American Journal of Psychiatry 2004; 161: 1296-1298.

Yeomans FE. Questions concerning the randomized trial of schema-focused therapy vs transference-focused psychotherapy. Archives of General Psychiatry 2007; 64: 609-610.

Young JE, Klosko JS, Weishaar ME: Schema therapy: a practitioner's guide. New York, Guilford 2003.

Young SM, Pinsky D. Narcissim and celebrity. Journal of Research in Personality 2006; 40: 463–471.

Yu R, Geddes JR, Fazel S. Personality disorders, violence, and antisocial behavior: a systematic review and meta-regression analysis. Journal of Personality Disorders 2012; 26: 775–792.

Zanarini MC, Frankenburg FR, Vujanovic AA, Hennen J, Reich DB, Silk KR. Axis II comorbidity of borderline personality disorder: description of 6-year course and prediction to time-toremission. Acta Psychiatrica Scandinavica 2004; 110: 416–420.

Zanarini MC, Frankenburg FR, Reich DB, Fitzmaurice G. Time to attainment of recovery from borderline personality disorder and stability of recovery: a 10-year prospective follow-up study. American Journal of Psychiatry 2010; 167: 663–667.

Zanarini MC, Frankenburg FR, Weingeroff JL, Reich DB, Fitzmaurice GM, Weiss RD. The course of substance use disorders in patients with borderline personality disorder and Axis II comparison subjects: a 10-year follow-up study. Addiction 2011; 106: 342–348.

Zeigler-Hill V, Green BA, Arnau RC, Sisemore TB, Myers EM. Trouble ahead, trouble behind: Narcissism and early maladaptive schemas. Journal of Behavior Therapy and Experimental Psychiatry 2011; 42: 96–103.

Zimmerman M, Rothschild L, Chelminski I. The prevalence of DSM-IV personality disorders in psychiatric outpatients. American Journal of Psychiatry 2005; 162: 1911–1918.

Zimmermann J, Benecke C, Bender DS, Skodol AE, Krueger RF, Leising D. Persönlichkeitsdiagnostik im DSM-5. Psychotherapeut 2013; 58: 455–465.

Stichwortverzeichnis

A

Abhängigkeit 38, 44, 45, 57, 102, 117
- Alkohol 117
- Drogen 118, 142
- Opiate 142

Abwehr 31, 150, 157
Abwehrmechanismen 46, 123, 129, 135, 156
achtsamkeitsbasierte Techniken 138
ADHS 123, 126
Affekte 83
Aggressivität 25, 37, 45, 65, 100, 102, 110, 142, 161, 168
akzentuierte narzisstische Persönlichkeitszüge 147
Alterungsprozess 131
Ambivalenz 66
Angst 25, 40, 45, 118
ängstlich-depressive Symptomatik 55, 60, 98, 110
Angsttoleranz 146
Anspruchshaltung 25, 87, 99, 102
Antagonismus 109, 119
Antidepressiva 141
antisoziale Persönlichkeitsstörung 21, 23, 26, 30, 35, 48, 49, 54, 55, 88, 143, 151
antisoziales Verhalten 37, 65, 74, 101, 102
Ärger 25, 83
Ätiologie 23, 79, 86
atypische Antipsychotika 142
Ausschlussdiagnostik 167

B

Balance 157
Beratung 33, 164, 169
berufliche Stabilität 129

Bewunderung 50, 95, 169
Beziehungen 31, 33, 101, 158, 165, 170
Beziehungsabbrüche 102
Beziehungsfähigkeit 150, 158
Beziehungsgestaltung 28, 101
- dysfunktionale 136
Beziehungsschwierigkeiten 96
Bildgebung 88
Bindungs- und Beziehungstraumatisierungen 85
Bindungsforschung 81
Bindungsmuster 81, 130
- desorganisiert 82, 88
- unsicher 81
- vermeidend 81
Borderline-Persönlichkeitsorganisation (BPO) 46
Borderline-Persönlichkeitsstörung 29, 50, 86, 101, 117, 140

C

Cluster-B-Persönlichkeitsstörungen 30, 80, 117, 118, 121

D

Depressionen 40, 118
Deutungen 138
Diagnostik 74, 104, 114, 147
Dialektisch-Behaviorale Therapie (DBT) 29, 137, 138
dimensionales Modell der Persönlichkeitsstörungen 26
Dissozialität 18, 26, 87, 112, 119, 159, 171
Distanziertheit 112
Drogen- und Substanzmissbrauch 135
DSM-5 18, 49, 95, 104, 108

DSM-IV 18, 105
dysfunktionale elterliche Einfühlung 41
dysfunktionale Verhaltensmuster 139
dysfunktionaler Bewältigungsmodus 145

E

Egozentrismus 64
Einfühlungsvermögen 50, 95
Einsamkeitsgefühle 131
Emerging Adulthood 128
emotionale Stressoren 89
Emotionen 80, 88
Emotionsregulation 80, 86, 87, 138
Empathie 25, 36, 88, 99, 109
– emotionale 101
– kognitive 101
– prosoziale 55
Empathiemangel 18, 25, 26, 87, 90, 110
empathische Konfrontation 158
Enthemmtheit 109
Entspannungsverfahren 136
Entwertung 25, 32, 98, 155, 160
Epidemiologie 23
Epigenetik 80
Ereignistraumata 85
Exposition 136

F

Familienberatung 133
Familienmodelle 129
Familientherapie 133
Feindseligkeit 98
fremdes Selbst 83
Frustrationen 128
Funktionseinschränkungen 35
Funktionsniveau der Persönlichkeit 108

G

Gefühl der chronischen Leere 31
Gegenübertragung 151

Generation Y 172
Generation Z 172
Generativität 129
genetische Disposition 23, 87, 88
genetische Varianz 87
Geschlechtsunterschiede 91
Gesellschaft 64, 73, 171
gesellschaftliche Phänomene 77
Gewalterfahrungen 86
grandios narzisstischer Typus 96, 99, 100, 106, 119, 152
grandioses Selbst 24, 97, 102, 155
Grandiosität 87, 98, 102, 155, 157
Größen-Selbst 36, 41, 43, 94
Größenideen 107

H

Heritabilität 80
Hilflosigkeit 99
Hyperindividualisierung 122
Hypermentalisierung 56
Hypersensitive Narcissim Scale (HNS) 115

I

ICD-10 105
ICD-11 18, 49, 110, 171
»ideales Gegenüber« 32, 154
Idealisierung 32, 155, 160
Identität 26, 47, 109
Identitätsdiffusion 46, 48, 139, 151
Identitätsintegration 46
impulsives Verhalten 145
Impulskontrolle 146
Indikation 152
Internetkonsum 64
Intervention 74, 157
Irritabilität 26

J

»Job-Hopping« 128

K

Klassifikation von Persönlichkeitsstörungen 34, 110, 171
kognitive Verhaltenstherapie 138, 147
kohärentes Selbst 40
komorbider Substanzkonsum 54
Komorbidität 116, 121, 162
komplexe posttraumatische Belastungsstörung 86
Konfrontation 31, 156, 157
Kränkbarkeit 23, 26, 123
Kränkung 25, 43, 103, 110, 156, 165, 173
- »kränkbare Gesellschaft« 68
- »Mini-Kränkungen« 32, 154
Kriminalität 59, 66, 102

L

leichte narzisstische Persönlichkeitsstörung 151
leichte Persönlichkeitsstörung 30, 147
Leistungsstreben 32
Level of Personality Functioning Scale (LPFS) 108

M

Mentalisieren 82, 85, 139
Mentalisierungsbasierte Therapie (MBT) 29, 137, 139, 144
Mentalisierungsfähigkeit 82, 86
Mentalisierungskonzept 82
Mentalisierungsstörungen 23, 85, 97
Mentalisierungstheorie 56
Missbrauch 86
Misstrauen 154
Mood-Stabilizer 142

N

Nachbeelterung 140, 145
Narcissistic Personality Inventory (NPI) 114, 116
Narziss 62
Narzissmus 17, 36, 59, 71, 113, 174
- antisozialer 73
- maligner 48, 53, 144
- normaler 19, 36, 37, 60, 122
- pathologischer 27, 28, 36, 43, 73, 166
- primärer 37
- prosozialer 72
- sekundärer 37
Narzissmusinventar (NI) 115, 116
»narzisstische Bühne« 131
»narzisstische Epidemie« 34
»narzisstische Gesellschaft« 173
narzisstische Identität 76
narzisstische Konflikte 167, 169
narzisstische Krise 31
»narzisstische Maske« 149
narzisstische Persönlichkeitsakzentuierung 21, 164
narzisstische Persönlichkeitsstörung 18–20, 23, 25, 36, 41, 49, 50, 59, 90, 94, 101, 113, 118, 130, 171
narzisstische Persönlichkeitszüge 67, 143, 148
narzisstische Probleme 167
narzisstische Psychopathologie 24, 30, 50, 55, 94, 102, 144, 146, 150, 171
narzisstische Störungen 19, 21, 23, 25, 29, 30, 32, 60, 65, 98, 101, 119, 135, 142, 148, 165, 171
narzisstische Vulnerabilität 148, 157, 158
»narzisstische Wunde« 100, 149
narzisstischer Missbrauch 20
narzisstisches Milieu 27
negative Affektivität 18, 26, 30, 87
negative Emotionen 138
nicht-wissende Grundhaltung 153
normale Persönlichkeitseigenschaft 36

O

Objektverlustängste 72
Ohnmachts- und Hilflosigkeitsgefühle 32
oppositionelle Verhaltensstörung 26
orale Aggression 44

P

Pathological Narcissism Inventory (PNI) 114, 116
pathologisches Selbstkonzept 44
Persönlichkeitsinventar PID-5 109
Persönlichkeitsmerkmal 59, 94
Persönlichkeitsstörungen 79, 85, 117, 121, 134
Perspektivwechsel 156
Pharmakotherapie 125, 141
präfrontaler Kortex 88
Prävalenzraten 90, 92
Prognose 35, 144, 145
Psychoanalyse 37
psychodynamische Psychotherapie 30, 147
Psychoedukation 135
Psychologie des Selbst 41
Psychopathie 57
psychopathische Persönlichkeitszüge 89
psychosoziale Funktionsfähigkeit 140
Psychotherapie 32, 140, 142
Psychotizismus 109
pubertäre Kränkbarkeit 27

R

Rachegefühle 25, 100
Realitätsprüfieg 46
Retraumatisierungen 42
Rollenspiele 136
Rücksichtslosigkeit 37

S

Scham 25, 40, 119
Scheidung 130
Schematherapie 29, 137, 140, 144
Schuldgefühle 48, 146
schwere Persönlichkeitsstörungen 29, 46
Schwergrad der Persönlichkeitsstörung 111
SCID-5-PD 25, 33, 106, 114
Selbst 40, 139
Selbst- oder Fremdgefährdung 134
Selbst-Schema
– doppeltes 52
– negatives 52
Selbstbezogenheit 22
Selbsterleben 44
Selbstliebe 62
Selbstobjekte 41, 42, 130
Selbstoptimierung 64, 173
Selbstregulation 24, 97, 100, 103, 148
Selbstregulationsstörung 24, 25, 35, 97, 100, 106, 110, 119
selbstschädigende Verhaltensweisen 138
selbstunsichere Persönlichkeitsstörung 53
Selbstunsicherheit 40
Selbstverliebtheit 22, 36
Selbstwertgefühl 31, 44, 47, 59, 104, 124, 128, 129, 165, 169
– fragiles 154, 157
– negatives 52
– stabiles 20, 36, 97
Selbstwertprobleme 18, 87, 97, 128, 149
SKID-II 25, 95, 106
soziale Funktionseinschränkung 174
soziale Regeln 73
sozialer Aufstieg 129
sozialer Rückzug 100, 132
Störung des Sozialverhaltens 92
störungsspezifische Psychotherapie 29, 30, 140
strukturiertes Interview 33, 106, 145
Substanzkonsum 129
Suchterkrankungen *siehe* Abhängigkeit

Suizidalität 29, 100, 119, 120, 127, 128, 131, 132

T

Testverfahren, psychologische 25, 115
theory of mind 82
therapeutische Beziehung 30, 31, 136, 137, 139, 152, 154
Therapieabbruch 163
Therapiebeginn 30
Therapieende 162
Therapiefokus 31, 148
Therapiemotivation 148
Therapiephasen 152, 158
Therapierahmen 150, 152
Therapievereinbarungen 30, 31, 135, 150, 151
Therapieziele 30, 135, 148, 150
Transference Focused Psychotherapy (TFP) 137
transkulturelle Unterschiede 125
Traumatisierungen 20, 23, 24, 52, 86, 97, 99, 166
Trennung 130

U

Übergang 171
Übertragung 40
– idealisierende 42
– Spiegelübertragung 42
Übertragungs-/Gegenübertragungssituation 160, 162
Übertragungsfokussierte Psychotherapie (TFP) 29, 137, 139, 144

V

Validierung 157
Verhaltenstherapie 52, 156
Verletzbarkeit 31, 149
verletzlicher Kindsmodus 145
Verlusterlebnisse 122
Vernachlässigung 86
Verschlossenheit 109
vertrauensvolle Beziehungen 44
Vulnerabilität 98, 157
vulnerabler narzisstischer Typus 24, 90, 96, 99, 100, 106

W

Wut 25, 98, 100, 110

Z

Zwanghaftigkeit 112